# 精油大全

## 圖說&運用 新修版

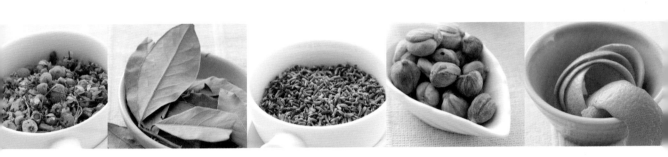

*Essential Oils Handbook*

# 作者序
## Preface

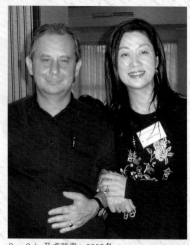

Ron Guba及卓芷聿  2005冬

## 廣泛密集地應用芳香治療
### 英式芳療 VS 法式芳療

許多年前,當我仍以英式芳香療法來服務客戶並教育消費者時,曾深受法國芳療醫生Dr. Daniel Pénoël的紫色書〈Natural Home Health Care Using Essential Oils〉的內容所吸引;書中的小故事,深印在我心坎,促使我對法式芳療充滿期待、興趣,更期盼未來有機會和這位國際芳療大師面對面地接觸。

過去12年來,我所學習的芳療屬於英式,講究使用低劑量的植物精油,透過塗抹於皮膚或嗅吸、泡澡的途徑來進行。由於我的先天體質並非很好,常生小病,故對植物精油效能的敏感度很高,對於一個有效處方,常在2～3天內便能察覺效果;如嗅吸薰衣草可讓我的偏頭痛在2小時後即緩解,而用茶樹精油漱口,每次2滴,連續3回,感冒就Bye Bye了!還有水腫、潰瘍、肥胖、青春痘、凍瘡、發燒、脹氣,都是很容易藉精油來改善的小毛病。

至於法式芳療,則主要透過內服精油達到療癒效果,偶爾輔以高劑量的精油外用。例如:喉嚨痛方面,英式芳療以茶樹精油漱口治療,法式芳療則以內服芳枸葉蘋果,治療感冒初期的喉嚨症狀。安眠方面,英式以2.5%精油搭配芳療按摩手法,有時合併薰香、泡澡;法式則以25滴純精油抹在脊椎兩側,並2滴純劑滴於枕頭上。

究竟在什麼情況下,適合內服精油的療癒方式呢?若是腸胃消化道的問題,內服效果大於外用;選用醫療級內服用精油,飲用入腸,可抑制壞菌(效果更快於益生菌),讓腸道恢復健康,你也會感覺舒適。也可選擇英式芳療—以2.5%的精油按摩在肚臍四周,或用純精油2～3滴在肚臍周圍,幫助排氣、消脹氣。

那麼,何者效果較佳呢?其實並無定論,需根據客戶的狀況、使用方便性及預算而定。若無預算的限制,在按部就班的療程下,經過3個月內的醫病協力合作,則足以讓病人的身心脫胎換骨,達到全方位的身心靈平衡。

芳香療法的運用重心,自然在於植物萃取物—精油(Essential oil)。精油本身是藥性植物不溶於水的小分子結構(10個碳或15個碳),易透過呼吸、消化道及皮膚進入人體;其中最直接、快速影響身體的使用法,便是內服法。不過,精油內服首先必須考慮其安全性,包括內服的接觸面,內服的頻率、期限、劑量,及精油的選擇。

2005年，AAMA（芳香植物內科醫學會）的精油研討會，於雪梨、墨爾本及博斯舉行，我應會長Ron Guba之邀出席。在雪梨的三天研討會中，共有約160位來自紐西蘭、香港、韓國、日本、印度、布里斯本、阿德雷德及台灣的芳療師、自然療法師，皆慕Dr. Daniel Pénoël之名而來；當中至少有5位在澳洲頗具盛名的芳療師兼作家。

Dr. Pénoël在過去30年間，與Pierre Franchomme 共同研究精油化學，並找出化學模型（芳香化學分子的四象限圖），普遍受到國際芳療、自然醫學肯定與接受。

他發展出獨樹一幟的芳療內科醫學的應用，而他30年的理論、臨床經驗，更吸引病人遠自美國、紐西蘭至其家鄉法國求診。Dr. Pénoël善於處理嚴重的慢性病，如癌症、嚴重溼疹、鼻竇炎、手掌感染發炎如大饅頭，或情緒崩潰者如一位澳洲的母親眼見兒子被火焚身，和狗狗的腳潰爛，及節段性結腸炎的患者。

Dr. Pénoël的療法以精油內服為主，外用為輔，使有些症狀因此紓緩，有些得以治癒，另外有些個案的心靈層面受到轉化；凡此完全符合了精油照護的四個層面：

1. **治療的：**不只使症狀緩解，還可治癒；例如感染、發炎的問題。
2. **預防的：**西醫著重有病治病，沒病少來醫院；精油治療則著重於重建身心靈的平衡，預防疾病的發生。
3. **安寧的：**當精油無法給予病人進一步的身體療癒時，仍可照顧病人的心靈，陪伴他直到生命最後一刻，而心靈的照顧與身體照顧其實同樣重要。
4. **享福的：**使用芳香植物的目的，在於追求生命中更美好的感覺，亦即："I'm fine，but I want to feel better."。

Dr. Pénoël的研討會，不但讓我一償親炙大師的宿願，更受益匪淺，深感精油的無窮潛力及力量，可謂「與君一席話，勝讀十年書」。會後感恩話別之際，Dr. Pénoël告訴我，期許我成為他的芳療大將，為他鋪直日後到台灣演講的道路。

大師的期許言猶在耳，我也持續地在芳療之路上前行；此番透過撰寫本書，無形之中，幫助自己重新認識精油，更能掌握其內涵與力量。非常感謝Dr. Daniel Pénoël的鼓舞及啟發。謹將本書完成的喜悅，與Ron Guba分享，他提供了許多珍貴資料及不吝指導。更感謝一起參與精油研討會的芳療師兼自然療法醫師Jennifer Jefferies，與我分享她的創作－精油洞悉卡（Aromatherapy Insight Cards）；她對直覺式芳療的獨到見解及教我使用洞悉卡，使精油能與情緒產生更深刻的連結，讓我重拾使用精油的熱情與樂趣。

最後，必須向台北護理學院運動保健系的師生，說一聲謝謝；本書撰寫的動機及持續力，乃是來自學生們在我的芳療課程中表現出的熱情和高度參與。更感謝運保系主任黃奕清、護理系主任蔡秀鸞的支持，因為他們的遠見，將民間風行的芳香療法正式引入學術教學單位，方使我有機會為台灣的芳療教育貢獻心力，也讓學生得以學習到最正統的芳療。

衷心地期待，這本書能提供精油的愛好者，關於自學精油的脈絡；進而得以輕鬆有效地體驗精油的各種效果，在生活中廣泛、密集地運用芳香治療，一起為自己及他人的身心安康而努力！

Many Warm Aromatic Blessings,

# 精油熱情分享

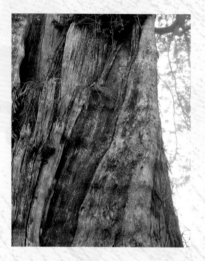

## 發現台灣檜木精油

　　幸福，是有母親的孩子，健康，是接近自然的人們。為了健康沒有任何理由不接近大自然，鴻海王國郭台銘先生曾說：「阿里山神木成其大，四千年前種子掉到土裡就決定了！」，Formosan Hinoki第四世紀冰河時期大量裸子植物遭逢滅絕的命運，這些六、七千萬年歷史的古老物種，只剩分布在東亞及北美濕潤溫暖地區的族群，僥倖的存活下來成為珍稀的活化石，Formosan Hinoki檜木便是其中之一。

　　人和生物都有共同的特質，越是艱苦惡劣的環境長成的品質越好。檜木形成的森林，世界公認以台灣的檜木森林最為蓬勃發達，堪稱世界一流。而日本人是最早發現台灣檜木的好，民國前13年台南縣政府日籍技手小池三九進入深山探險，在十字路附近發現一片密林即是今日的阿里山森林開始，日本人就計劃鋪設嘉義至兩萬坪間的森林鐵道。民國元年小火車從阿里山載運滿滿兩車廂的檜木抵達北門車站，從此小火車進進出出運出台灣得天獨厚的寶藏，寫下人與檜木間血淚故事的第一章。

　　檜木是森林裡的老大，目前所知台灣最長壽的植物--紅檜，樹齡大約四千年。台灣的地母孕育了紅檜與扁柏兩種檜木，兩者生長緩慢、木質細緻且紋色優美，是高級的優良建材。

　　其枝葉、幹、花在1936年被發現含有「檜木精醇，HINOKITIOL」、「洛定酸，RHODINIC ACID」、精油等自然成分，這些都是天然抗生素，具有鎮定自律神經，消炎、治療肺結核、利尿消毒等作用，在日本普遍用於化妝品、藥品、養生劑、安定性情、促進內分泌、調整感覺系統、集中精神的健腦作用。

　　俄國學者杜金於1930年就曾發表論文證實有效，日本神山慧山1980年在百日咳病患的地板散置精油，發現可將空氣中的病菌減剩至1/10；在混有結核菌和大腸桿菌的水滴旁放置精油，4分鐘內水滴中的菌就死絕；日本醫學家源準之助1983年研究發表，台灣檜木所提煉的精油對人體大有助益，諸如消除失眠、頭痛焦慮、治癒呼吸器官及肺機能，增進血液循環與心臟活力，減輕高血壓及血管硬化，促進全身細胞新陳代謝活絡，美顏又延壽等。

　　日本醫學教授大和政利於1989年以老鼠實驗，研究發現檜木精油抗癌的醫療效果，具有不可思議的功能及效果，從此備受矚目。

## 消除疲勞的效果：

●比較運動後消除疲勞速度的實驗：在都市及森林內的人恢復的速度較快。作氧氣濃度測定時，都市與森林內都在20.8%左右的狀況，可見森林內恢復體力的速度較快，是因為樹的精油所致。

●靠沐浴劑消除疲勞效果的實驗：用同溫度的熱水分別裝滿兩個浴槽，其中一浴槽內加入含有精油的沐浴劑，再個別測量入浴前後的閃光值（一種測量疲勞及注意力的試驗指數）。結果使用沐浴劑的閃光指數上升幅度較高，顯現出疲勞明顯消除。同時腦波產生很多α波，這表示精神狀態相當平靜。

|  | 都市內 | 森林內 |
|---|---|---|
| 剛運動的心跳數 | 160 /分鐘 | 157 /分鐘 |
| 休息五分鐘後的心跳數 | 99～100 /分鐘 | 74～75 /分鐘 |

●對運動機能影響的實驗：將老鼠放入迴轉式運動量記錄裝置，分別測定在72小時自運動量。可知檜木精油精油散發的場所運動量增加，運動機能提高。

|  | 迴轉次數 |
|---|---|
| 無味狀態的室內 | 11,387 |
| 具有0.01ppm檜木精油的室內 | 20,154 |

●老鼠加速反射的效果測定：測定老鼠遭電擊後奔逃，跳到沒有通電流的木棒上所需時間。發現當在欄杆下鋪置杉葉時，條件反射變快，這是大腦皮質活性化的緣故。

日本、俄國科學家公認台灣森林的紅檜、扁柏生長於高山、千年壯大而不枯，終究有不朽的奧秘精油保護。日本人有鑒於檜木精油對人體的益處，以檜木建造房子、做成浴槽，或次檜木精油沐浴，洗後全身溫暖舒暢、疲勞盡消。也有人以檜木珠作為枕頭填充物，在睡眠中可聞樹木香氣穩定心神。

除了空氣和水，沒有什麼比健康和快樂重要。本書的作者，在精油對身體療效的研究和熱情，絕不亞於我對檜木的情感。這次她將多年心得整理成書，與讀者分享，無非就是希望讓史多的人真正去了解、運用精油，藉此達到一個身心靈平和的健康生活。

台灣檜木精油萃取商

賴水清

# 目錄
# Table of Contents

# 如何使用本書
## User Guide

本書的章節以精油的化學成分，作為分類的基礎，先論述精油化學的由來，並區分為12類別，每一類別給予同類精油相似的特質、作用及臨床效應。

分別為：酯、苯基酯、單萜醛、酮、倍半萜醇、倍半萜烯、內酯與香豆素、氧化物、單萜烯、單萜醇、酚及酚醚。

根據Dr. Daniel Pénoël及Rosemary Caddy的教學資料，將彩虹顏色，按照精油化學成分的激勵、平衡、鎮定的特質，給予不同的顏色，如紅色是提振，綠色代表平衡，藍色給予鎮定感受。在這三色中，再細分為不同層級的紅、橙、黃色。紅色最為刺激，例如酚的刺激效果，較氧化物為強，因此酚以紅色為代表，而氧化物則用黃色作為代表。依此原理，將這12類別的化學，都按上顏色。

每一種精油都可以找出其化學成分及比例，再根據上述顏色的設定，即可形成精油化學派圖。

若派圖中，以紅橙黃比例居多，那麼可推估此精油的刺激效能較高，若以藍靛紫的比例為高，那麼此精油有較明顯的鎮定、安撫效果。綠色是平衡的顏色，對身心能產生平衡的效果。透過顏色分布的視覺化效果，讓精油的特質更明白的攤在眼前，也就更能把握精油的運用了。

植物的中英文名稱

植物圖鑑，幫助我們更認識精油的內涵，百聞不如一見。

主要的化學成分，深度影響此精油的生理效能。

# 岩玫瑰
## Cistus, Labdanum
## European Rockrose

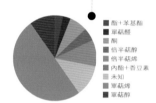

- 酯＋苯基酯
- 單萜醛
- 酮
- 倍半萜醇
- 倍半萜烯
- 內酯＋香豆素
- 未知
- 單萜烯
- 單萜醇

主要的3大化學成份 Major 3 active constituents

| Camphene | <10% |
| --- | --- |
| Alpha- pinene | <6% |
| Menthatriene | <4% |

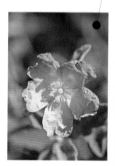

### Cistus (Rock Rose), "Holy Ointment"
### 聖經中的玫瑰

| | |
| --- | --- |
| 拉丁學名 | Citus ladanifer |
| 萃取部位 | 葉片會流出如黏黏的膠狀樹脂 |
| 香　　調 | 主調至基調，溫暖強烈的酸甜香脂味 |
| 香氣濃度 | 9 |
| 精油顏色 | 深黃色 |
| 速配香氣 | 柑桔、永久花、乳香、絲柏、松 |
| 藥學特質 | 滋補、抗病毒、抗感染、抗菌、溫暖、陽性、收斂 |
| 脈輪相合 | 第三隻眼 |

## Get to Know Me

- 原產於中東及地中海區的山邊，目前主要產地在西班牙。

- 岩玫瑰的葉片會自動流出如橡膠似的汁，常附著在靠近岩玫瑰的山羊身上，人們自羊毛上收集岩玫瑰樹脂，再以水蒸汽蒸餾取得精油。

- 在夏日時，只要星星之火，即可使整個岩玫瑰灌木林焚燒。火焰的溫度迫使岩玫瑰種子蹦開，開始萌芽，新生。

- 岩玫瑰的香氣及療癒價值，自古深受古文明國家所重視。在聖經中也多次提及岩玫瑰的神聖香調，用於撫慰傷的心靈。

精油故事

精油正式名稱，每一精油，只有一拉丁學名，卻可擁有許多俗名。

香調帶來調香原則及揮發速度、心情感受。

萃取後的精油原色

產生生理效用的成果

精油的著名之處，一言以蔽之。

萃取的部位，將影響精油的香氣、效能。

數字越高、香氣越重

香氣搭配的精油

作用在人體的脈輪區

---

**Cistus (Rock Rose), "Holy Ointment"**
聖經中的玫瑰

拉丁學名　Citus ladanifer
萃取部位　葉片會流出如黏黏的膠狀樹脂
香　　調　主調至基調，溫暖強烈的酸甜香脂味
香氣濃度　9
精油顏色　深黃色
速配香氣　柑桔、永久花、乳香、絲柏、松
藥學特質　滋補、抗病毒、抗感染、抗菌、溫暖、陽性、收斂
脈輪相合　第三隻眼

---

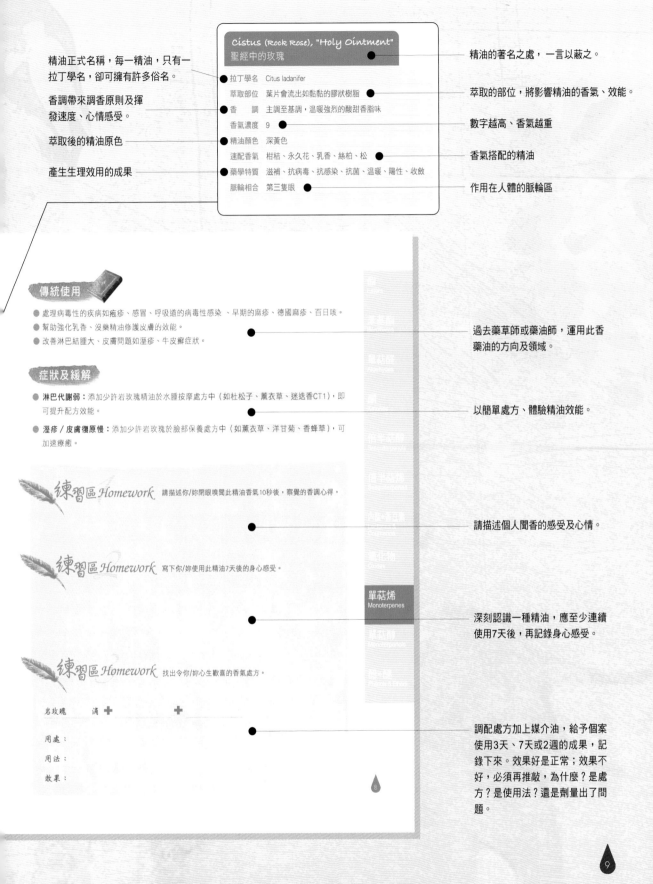

**傳統使用**

● 處理病毒性的疾病如疱疹、感冒、呼吸道的病毒性感染、早期的麻疹、德國麻疹、百日咳。
● 幫助強化乳香、沒藥精油修護皮膚的效能。
● 改善淋巴結腫大、皮膚問題如溼疹、牛皮癬症狀。

過去藥草師或藥油師，運用此香藥油的方向及領域。

**症狀及緩解**

● 淋巴代謝弱：添加少許岩玫瑰精油於水腫按摩處方中（如杜松子、薰衣草、迷迭香CT1），即可提升配方效能。
● 溼疹／皮膚復原慢：添加少許岩玫瑰於臉部保養處方中（如薰衣草、洋甘菊、香蜂草），可加速療癒。

以簡單處方、體驗精油效能。

*練習區 Homework*　請描述你/妳閉眼嗅聞此精油香氣10秒後，察覺的香調心得。

請描述個人聞香的感受及心情。

*練習區 Homework*　寫下你/妳使用此精油7天後的身心感受。

深刻認識一種精油，應至少連續使用7天後，再記錄身心感受。

單萜烯
Monoterpenes

*練習區 Homework*　找出令你/妳心生歡喜的香氣處方。

岩玫瑰　　滴　＋　　　　　＋

用處：
用法：
效果：

調配處方加上媒介油，給予個案使用3天、7天或2週的成果，記錄下來。效果好是正常；效果不好，必須再推敲，為什麼？是處方？是使用法？還是劑量出了問題。

# 芳香療法發展史概要

## 芳香療法的"再發現"

### 芳療初史—源自藥草的運用

　　精油的始祖—藥草，人類出自對動物及生態環境的觀察及直覺運用藥草。動物如狗、貓的毛色不均，失色時，會自動找藥草咬食，也會在泥漿中打滾。

### 古老的歷史

　　✤根據考古學家研究指出，最早出現藥草的運用，是在尼安德塔人的時代。1975年，考古學家在伊拉克的Shanidar挖掘出距今約六萬年的骨骸，周圍有藥草植物的蹤跡，而某些藥草還依然被現今的伊拉克人民所種植使用。

　　✤巫醫：原始部落的巫醫焚香，以超自然能力與神靈溝通驅趕病魔。透過鬼面、咒語、出竅舞蹈及毆打以驅除體內魔鬼。

### 澳洲原住民 Australia Aborigines

　　✤4萬年前的澳洲原住民會將尤加利搓在身上，趨蚊或掩蓋體味。澳大利亞的原住民運用藥草包括尤加利、茶樹在一般性的疾病如感冒、咳嗽、發燒、瘡傷、咬傷、及各種疼痛；婦女在生產時也常使用到藥草。原住民的"灌木醫學"見於不同的部落，使用方法會因為季節及區域的不同而有所差異。他們將藥草搓葉聞香，煮來喝或浸煮成藥草水而用之於體表，或搗碎與動物脂肪製成軟膏。

　　在歐洲人進入澳洲大陸之前，澳洲原住民就相當熟悉藥草的使用，歐洲人來了以後，原住民喪失了藥草的傳統。然而還是有少部分的原住民堅持使用藥草，因為除了藥草的藥理性外，藥草尚有神祕學的涵意及效能。原住民婦女生產後，會蹲坐在燃燒草藥而

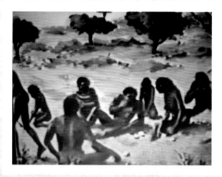

澳洲原住民

成煙的凹坑上，作為淨化陰部的消毒用，預防產後的感染。苦而辛辣的藥草煙薰染乳房，以增加乳汁來哺乳，並以藥草的蒸氣強化嬰兒的體質。

### 埃及 Egypt

　　✤埃及的神職醫生（祭司）：透過祈禱、獻祭和贖罪向「遭到冒犯」的神靈請求寬恕。受訓過的"世俗醫生"會支援"神職醫生"為病患檢查、備藥、洗藥浴、抹藥膏、按摩、洗腸與灌腸。

　　✤埃及人被認為是最懂得運用香藥草植物的民族之一。藥草出現在祭祀典禮、製作木乃伊及美化身體用。埃及人發現香柏木的抗菌防腐效果，便利用香柏木的精華製作木乃伊，更相信它有很好的回春效果，運用於護膚保養。取香柏木煙薰紙草葉，防蟲害。因而保存了紙草書，進而使寫在紙草葉的文字歷史流傳下來。

　　太陽王Akhenaton的時代（1370～1352BC），每日都在公共場合燃燒芳香藥草以淨化空氣。祭司及醫生可以焚香獻祭。最高祭司也會在神廟的實驗室中，製作香藥酒，並在典禮中與會眾分享飲用。

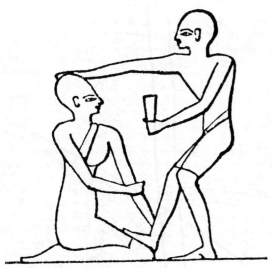

埃及的神職醫生

太陽城的祭司一日焚香3次，以迎接太陽神─RA的臨城。早晨以樹脂焚香，中午焚燒沒藥樹脂，傍晚時再以16種香料混合後焚香，祭司也會在祭祀祈禱時，以此作為提振靈性用。16種香料包括，沒藥、杜松子、肉桂、薄荷、乳香、番紅花、穗甘松、絲柏、白昌蒲及中國肉桂（cassia）。

埃及祭司善用香料對情緒的影響，以振奮的香料，啟發士兵好戰高昂的情緒齊赴戰場；當祭祀神靈時，則以鎮定的香料讓心靈安祥。

古埃及的木乃伊製作，是為了將屍體保存不受時空的影響而毀壞，具有5200年以上的歷史。取松柏科的樹脂保存法老王、權貴之人、朱鷺、貓、及猴子等。首先將內臟取出；將亞麻布浸泡在有防腐效果

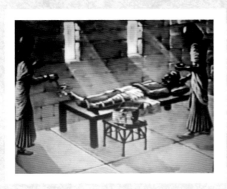

製作木乃伊

的香藥酒中，再將之纏繞包覆屍體。木乃伊的藥材來源遠自於印度、中國及東南亞，其材料包括了沒藥、香柏、中國肉桂。

新王朝的木乃伊製作分為三等，最便宜的是將藥酒自肛門注入腹中，或只是將屍體清洗後塗抹藥油。最高級的木乃伊是將內臟取出，分別放在4個不同的甕中（肝、肺、胃、腸），將身體浸泡在碳酸鈉中40天，待乾了後，再以香料加棕櫚酒塗抹身體，並將含有藥酒的亞麻布填入內臟的位置。

埃及人製作木乃伊，是因相信神是散發香氣的，人死後必須有足夠的香料，才會被神及靈界所喜悅及接納。因此再窮困的人瀕死時，也要將5g的香藥油塗在嘴部、眼部、手部，才能合宜的抵達往生世界。此傳統，一直流傳到耶穌世紀，後來由於宗教信仰的改變，加上阿拉伯回教徒入侵，才使製作木乃伊的傳統停止。

埃及豔后─克麗奧帕德拉（69～30BC），對美麗與香料相當講究，當她第一次與馬克·安東尼會面時，便將所坐的船的帆浸入香料，以香迎接安東尼，自此為之神魂顛倒，安東尼更是購買最昂貴的沒藥贈給他的愛人─克麗奧帕德拉女王。

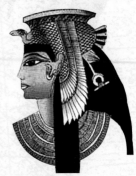

埃及豔后─克麗奧帕德拉

乳香、沒藥、黃金及香料，在埃及一直享有獨特的傳統，流傳至今，在埃及首都的開羅街上，還是販賣著乳香、白松香、沒藥、檀香的樹脂及香藥油。

## 巴比倫 Babylon

巴比倫的國王，早在1770BC年，便有大量使用藥油的記錄，在石碑上記載買入香柏木、沒藥、絲柏。香柏木在埃及及巴比倫是最高價及受歡迎的，大部分高級的美容保養品，都有添加香柏木藥油。巴比倫愛用藥油的習性，給予阿拉伯南方很好的經濟基礎，也為印度帶來用香藥油的傳統。

## 希臘 Greece

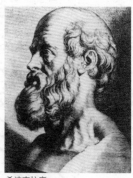

✛希臘的醫生原在埃及的醫校習醫,後來在本國科斯島(Cos)開辦醫學校,希波克拉底(460~377BC)就在此學習醫學與研究300種藥草的用途,並經常以沒藥、百里香作為瘡傷治療的處方用油。

希波克拉底

希波克拉底以人為本的醫療思想,被西方尊為「醫學之父」,相信「每日芳香藥油浴及按摩可重拾健康」並建議以焚香來淨化空氣品質,杜絕傳染。希臘的名醫,也是羅馬王的御醫—葛倫(129~199AD)的醫學觀念及方法,影響西方醫學傳統將近1500年,也盛讚「焚香淨化」的效果。

---

### ※ 希波克拉底的醫家誓言 ※

我向醫神艾斯卡拉皮爾斯發誓……
遵守為病家謀利益之信條並檢束
一切害人和墮落的行為。

### ※ 醫事行為的黃金準則 ※

·做為真正的醫生,絕不允許在重症病人對生命
絕望而求死時,給與病人致命的藥物。

·醫生不應施行自己沒有把握的手術。

·醫生對職業祕密保持絕對的沉默。

---

✛艾斯卡拉畢爾斯,受尊為希臘醫神,出生在安碧多羅斯城,後來此城成為以醫療健康為主的SPA城市,是希臘芳香療法的聖殿。希臘的有錢人對抹香藥油在身體,是非常講究。

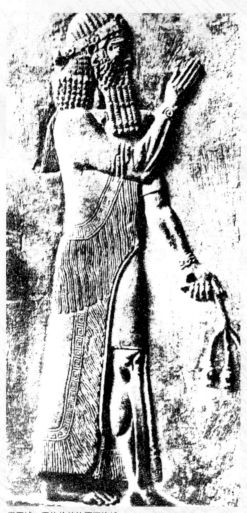

繼亞述,巴比倫統治兩河流域

## 亞述 Assyria

亞述王時代(688~626BC)已懂得使用多達250種藥草,包括八角茴香、芫荽、蒔蘿、百里香、小茴香……等。亞述運用藥油,多以享樂為主,而非如埃及人以祭祀及醫治為目的;與埃及、希臘、羅馬一樣在公共場合,會大量使用油。尤其每年太陽神(Baal)的崇拜節慶時,都會燒上60頓的香料。

### 希臘醫神廟的醫療活動

✣ 艾斯卡拉皮爾斯的神廟接受公民朝拜，醫治各種病痛及心理治療，需治療者必須先滌清罪孽，以齋戒、獻祭及經過宗教儀式後，於神廟留宿，進行水療、氣療、抹膏藥、按摩、灌腸、運動及食療。恢復健康後，需獻祭及以貴重物品還願。

✣ 希臘香藥油醫學文化綜合神學、哲學及醫學技術，兼具醫治及享樂價值。

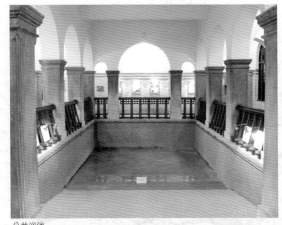
公共浴池

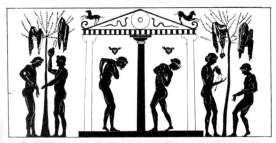
瓦罐上的圖案

藥醫學近千年，史上第1本有關香草藥油學，其他3本是關於運用草藥的根、汁、種子，治療疾病。

✣ 羅馬抹香傳統源於希臘，且非常講究。迪奧斯科瑞迪建議以百里香抹在頸上及膝蓋，薄荷在手臂，馬鬱蘭抹頭，其他身體部位以混合油塗抹，奧林比克運動員以百里香及野馬鬱蘭激發勇氣及鬥志。

✣ 尼祿王有特製的銀管，用於噴灑香氣。且必須要睡在玫瑰花瓣上，否則會失眠，在3AD時羅馬即以公共浴池聞名成為全世的繁榮都市，擁有超過1000個的芳香浴池。

✣ 羅馬人的藥油以3種型態呈現：香藥膏、香藥油、香藥粉，不僅在公共澡堂沐浴時使用，也運用在油、燈、酒、食物、香水、床單、衣服上。

✣ 傳承自埃及與希臘醫學技術的羅馬，將藥草學及香藥油，提升到享樂的層面。

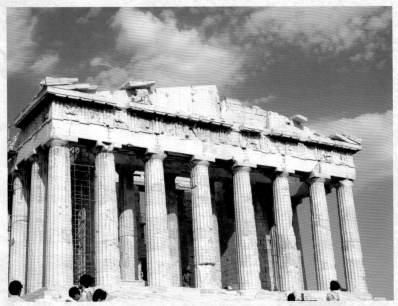
雅典娜神廟

## 羅馬 Rome

✣ 羅馬時代的軍醫迪奧斯科瑞迪大約在78AD，寫了5本醫學草藥書，於1478年出版，並翻譯成波斯語、希伯來語、阿拉伯語、盎格魯撒克斯語，影響草

✣ 當羅馬王國崩落時，許多的羅馬醫生遷移至現今的伊斯坦堡，而逐漸將醫學傳承至阿拉伯世界。在歐洲的黑暗時代（641～1096AD）少有香料油使用的歷史，一直到十字軍東征時，才又重新將阿拉伯世界的香料油、玫瑰花水，帶回歐洲。

✤十字軍東征意外帶來商旅的盛行，東方印度及阿拉伯將香料帶到歐洲，阿拉伯的樹脂香料大受歐洲仕女歡迎，加上歐洲仕女對香的喜愛，商人在12世紀，開始設廠專門生產植物性香水。

## 阿拉伯 Arabia

✤穆罕默德先知（570～632AD）原先是駱駝商旅販賣香料，相當熟悉香料的優點與美感，後來創立回教，使阿拉伯如散沙的世界，組織起來，並要求回教徒應愛乾淨、抹香油，以便與不愛清潔沐浴，身體發臭的基督教徒及希伯來人有所區別。

✤阿拉伯人善於經商貿易，自印度引進東方香料如肉豆蔻、丁香、黑楜椒、肉桂，自宗教聖地－耶路撒冷引進穗甘松、乳香、沒藥給阿拉伯醫生。

✤阿拉伯由於氣候乾燥盛產香樹脂，且有多種香料生產。香料商旅由阿拉伯南方，一直到敘利亞及埃及。後來因以色列對鄰國的排擠及不友善，香料運送改自紅海的水路送至埃及。

✤阿維西納（980～1037AD）是阿拉伯盛世的名醫，精通星象、哲學、宗教、玄學，曾記載800種藥草對人的醫治的效能，據稱研發了香藥油萃取技術。自此，精油便脫離藥草醫學傳統，自成獨特醫治的臨床經驗醫學。

✤阿拉伯沿習埃及塗香藥油風俗，以椰子油或棕櫚油為基底，再添加香料或樹脂油。

✤在印度，五千年前就有以陶瓦為材料萃取藥油的設備，後來失傳。所以阿維西納是發展香藥油水蒸氣萃取技術的人，但並不是人類歷史上的第一發明人。

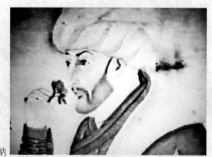

阿維西納

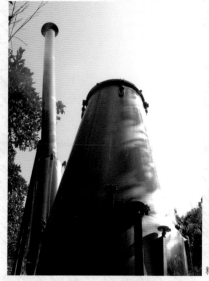

精油萃取的設備

## 中古世紀的黑死病（1346～1351AD）Europe

✤中古世紀歐洲黑死病盛行。香氣主要的武器，是對抗身體及環境的「污染」。燻蒸消毒法被認為可以消除空氣中的致病源。為了趕走黑死病，人們使用植物香水、香草、乾燥香花、香木頭，以抹的、吸的或燒的各種方式。黑死病促成人們對香料醫學、藥用的興趣。

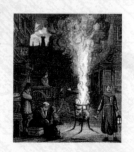

### ※ 防治黑死病的方法 ※

‧每隔12小時（晚上8點至次日的8點）在大街上焚香，杜松子、月桂被認為效果佳。

‧丁香、橙果及香料包（肉豆蔻、甜橙、快樂鼠尾草）掛在身上，以預防黑死病的傳染。

‧當生活正常後，香水、香藥油成為生活的必需品。香品需求增加，致使價格上漲，香品成為有錢人的專用品。

## 文藝復興（14～16世紀）的香料觀

✤ 豐富文化的新歐洲，提倡恢復古羅馬時代的輝煌璀璨的成就。十字軍東征促成新香料及新路線的發展。大航海家如哥倫布、冠帝斯、皮拉羅，為尋找新的香料供應，因而發現新航線，並帶給歐洲新的植物及香料。

✤ 德國人巴拉賽蘇斯（1493～1541）闡述了「記號的學說」（The Doctrine of Signatures），主要探討植物的形體與人體及疾病之間的相關性，他認為每個植物有獨特形態、記號，能治癒相呼應的疾病。巴拉賽蘇斯曾說：「成為醫生之前應先成為天文學家。"相關星體"解說了某種疾病的性質與類型，也說明自然界有那些資源可治療這些疾病。」

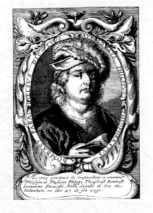

✤ Eyebright的花與明亮的眼有關。Lungwort的藥草與肺形狀相似。Walnuts & Nutmeg與腦的外形相似，對腦有益。紅色植物如肉桂、丁香、安息香，有激勵效果。藍色植物如纈草、薰衣草可鎮定。

✤ 巴瑞（1520～1590AD）是外科軍醫生，曾在家鄉向理髮師學習放血、灌腸、拔火罐、包紮、脫臼復位、骨折治療及外傷治療，後至巴黎市立醫院擔任3年的助理醫生。曾以自製的軟膏（蛋黃、玫瑰油、松香油）為傷兵治療火藥傷、止痛，終止流傳500年的阿拉伯燒灼法（或熱油）治療身體的創傷。

✤ 香蜂草Melissa為生活的萬靈藥（elixir）。

## 16世紀，藥草書的普及

✤ 16世紀前，藥草書、醫書皆以手稿方式，為有錢人貴族所保存。印刷術自1475年開始，第1本草藥書始自法國馬賽，在1477年，有90個藥草的介紹，但由於是以拉丁文書寫，並不普及。

✤ 16世紀，英國植物學之父一威連·透納，出版英文《新草藥》受到人民接受與喜愛，香草花園因此盛行。

✤ 傑拉得在1597年，書寫"藥草"，收集各國藥草如東方的"薑"，美洲的"煙草"，並引用前人一"草藥醫生"的成就，包括迪奧斯科瑞迪的資料。

✤ 逐漸地，香料植物廣泛地進入家庭，舉凡芳香地板、各種驅老鼠、驅蟲、噴灑在衣服上、書寫的紙、糖果、保養品，都會運用香料植物。甚至幾乎每一家庭都有香料"實驗室"（Still Room）的配備。

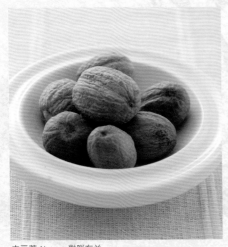

肉豆蔻 Nutmeg對腦有益

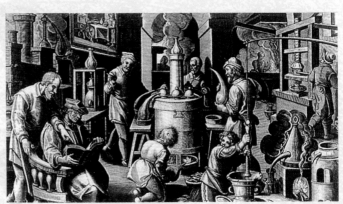

香料實驗室

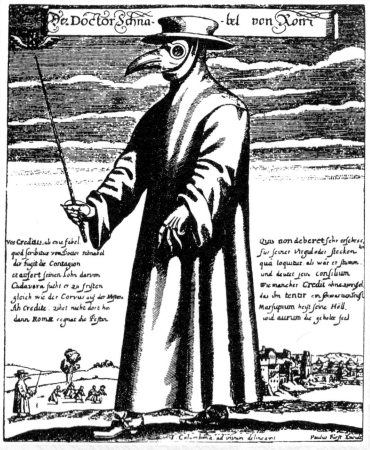

Pe. Doctor Schna- bel von Rom

黑死病時期的鳥嘴醫生

✠英王查理十一世在位時，大量使用香水及香藥草，更勝於前，可能與他擁有法國血統有關。直到19世紀，醫生們在手拐的上端會藏一些精油，作為個人消毒殺菌劑用，當拜訪傳染性疾病的患者時，可以隨時舉放在鼻尖嗅吸，杜絕感染的可能。

✠19世紀，精油有更科學性的研究，因而產生人工合成的香料，而促成香水產業另一波的發展。

## 現代醫學
## Modern Medicine

人們依賴抗生素的藥，卻經常帶來不適的過敏或副作用，而香水也被人工合成取代。雖然這神奇的人工合成藥帶來無可比擬的好處，卻也促使人們逐漸遠離植物、藥油的自然世界，終斷了療治者有益於病人康復的塗抹"撫觸"。幸而仍有許多自然療法醫生，堅持使用無毒的少副作用的藥草、精油，作為身心療癒的基礎。

## 17、18及19世紀的歐洲

✠卡培波是英國著名的藥草學家，於1653年完成《英國醫生及藥草全書》。幫助家庭及個人掌握自己的健康，減少醫療的成本，由於他所提供的藥草知識也包含星象學，因此被譏為庸醫，假裝懂。卡培波同時將拉丁文的《倫敦藥典》翻譯為英文，使得藥草知識更為普及。庸醫、江湖術士也因而利用藥草大發利市，卻使得醫學專業人士不願使用"藥草治療"。

✠英王查理一世被處死後，英國國教派治理國家，認為使用香水是無神的行為。香皂不管有無香料的成分都扣稅。人們衛生習慣變差，在1665年英國爆發黑死病。

## 20世紀～21世紀

✠法國人蓋提佛斯（1881～1950AD）在一場化學實驗灼傷手，立即以薰衣草精油浸泡。他非常驚訝薰衣草藥油對皮膚的療癒力，自1928年提出"芳香療法"一詞，重新詮釋藥油的殺菌及藥效。在1937年出版法文《芳香療法》一書，探討精油對於問題皮膚的效用。蓋提佛斯深信

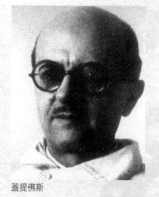

蓋提佛斯

精油的效用，大力支援並推廣法國薰衣草及薄荷。更在1918～1935流感肆虐時，提出含有薰衣草及百里香的液態皂，作為消毒殺菌及淨化傷口用。

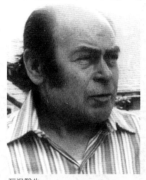

✠瓦涅醫生在第二次世界大戰，於中南半島執行醫務（1950～1952），他以精油治療傷兵，降低感染風險，並研究精油的使用及劑量，以獲得最大醫治效果。

瓦涅醫生

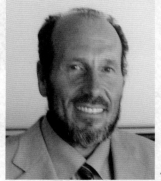

✠法國摩莉夫人將原本精油在醫療的用途，引導精油用於美容回春保養上，使精油使用層面更廣、更普及化，在1961年出版《摩莉夫人的芳香療法》，她認為精油的使用及影響，相當獨特及個人化。複製的處方未必能適合每一個人。

摩莉夫人

✠Daniel Pénoël（包若威醫生）是法國醫生，同時專研醫學、自然療法、芳香療法及針灸，他與同事皮耶、佛朗秀姆，於1981年發表研究四年的芳療成果—植物醫學。在1985年舉家遷至澳洲與Ron Guba一齊創辦"Essential Therapeutic"的精油品牌，作為內服用，並提出芳療是最美的事業，包括心、手、油、知四元素的獨到看法，也認為人的心靈可藉簡約、純美的自然事物所感動與改變。

✠英國人Robert Tissrand在1969年開始芳療執業，1977年出版《芳療的藝術》，並著有《精油安全守則》，創辦"芳療學校"。

✠英國人Shirley Price的名著是《Aromatherapy for Health Professionals》，1978並開辦"芳療學校"。

✠Dr. Vivian Lunny芳療醫生，擁有另類醫療博士學位，發表多篇臨床研究。

✠英國人Dr. Valerie Ann Worwood將精油引入醫療體系，並作有系統的臨床研究，發表論文，著有《芳療配方寶典》、《情緒芳療》、《芳香物質》。

## 法、英、德、澳大利亞國發展現況

✠法國的芳香醫療臨床資料豐富、在精油內服多有研究。

✠英國擅長美容美髮、日常生活應用。

✠德國特別重視科學理論、精油成分分析能力。

✠澳洲天候及地理環境優勢、植物栽培成本低。農業及萃取技術高。Therapeutic Goods Administration（TGA，澳洲治療物品管理局）：設定品質、醫療、保險、補助及生活應用的標準。

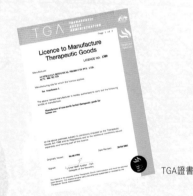

TGA證書

精油效用的研究主題更趨於廣泛，不再侷限於消毒殺菌的效能證實，對於舒壓、健康促進的特質，吸引眾多消費者及研究者的關注，使芳香療法在20世紀末期，重新又回到人們的生活中，繼續發揮千年來的影響力。

包若威醫生

# 芳香療法與芳療師

## Aromatherapy and Aromatherapist

### 芳香療法與藥草治療
### Aromatherapy & Herbal Medicine

✥廣泛説，芳療屬於植物療法一支。但是芳療的藥油治療仍有別於整株植物內服或外用治療。藥油是植物不溶於水的部分；草藥飲是植物溶於水的部分。

例如洋甘菊茶可幫助消化，其精油用於處理過敏、發炎。辣薄荷茶助消化，其精油除了可以助消化，並紓緩呼吸道症狀及關節、肌肉的疼痛。

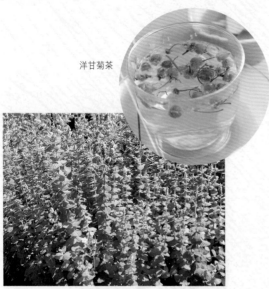

洋甘菊茶

辣薄荷

### 芳香療法的定義
### Definition of Aromatherapy

✥芳香療法是一項關於健康的另類療法，以具有特殊香氣的植物萃取物---精油來療癒或照護身心失調的症狀。

✥芳香療法是整體的另類療法，以全人照護為特色，包括身體、心理及靈性。因此整體芳療的用途：

> ・改善身體不適症如頭痛、感冒、疲勞、脹氣、關節炎……
>
> ・紓緩情緒、心理問題如焦慮、憂鬱、及各種壓力症候群。
>
> ・調和靈性，尋求天人合一。

✥芳香療法不只（More than）聞香。香只是開始。精油的香氣也是香水的原料，作為單純藝術美學的欣賞。芳香療法所用的精油，透過香氣嗅聞，影響大腦的活動，改變情緒、心識及行為。透過精油的化學性塗抹皮膚，作為具活性的藥物，改變細胞、組織、神經及內分泌。

### Dr. Gerhard Buchbauer的省思：

✥Aromatherapy源於法文：aroma therapie，由法國化學家Gattefosse（蓋提佛斯）所命名。

✥Buchbauer指出 "芳香療法"。易被誤導為以香氣作為治療。

✥芳香療法無法完整表達精油治療的概念。你如何將 "香氣" 按摩到皮膚內呢？

✥芳香療法應稱為 " essence therapy" 或 "essential oil therapy"。精油透過醫療性按摩，可以比吸入精油法，超過1000倍的進入人體。

Aroma-therapy可能被誤導為香氣療法，然而芳療是以植物精油作為療癒的主體，因此更貼切的名詞應

是 "Essence Therapy" 或 "Essential Oil Therapy"。我認為精油是香藥油,因為只提精油這名詞,感覺是香香、不甚專業的產品。

### 廣意的芳療定義:

"使用純植物精油,以影響、改變或調整心理、身體或靈性。",這廣義的定義適用於香水業、化妝保養品業、西醫、自然醫學、心理治療、芳療醫學。但是各行業對芳療有著不同的認知、形式。

芳療師用精油,不只是追求"香"的美,更重視精油化學的療癒能力,因此精油的純度及品質要求,遠超過其他相關行業。

芳療學習的重點在熟習整體性的芳療學(Holistic Aromatherapy), 也就是:全人的芳香療法。

## 嗅與抹的芳療藝術(Healing Art)

✤芳香分子可穿過血腦障壁(blood-brain barrier),經由嗅聞及塗抹,進入微血管,主要影響情緒、大腦活動、記憶、邊緣系統及荷爾蒙反應。

### 嗅覺與腦的關係(Smell and Brain):

鼻腔頂端,左右各一嗅黏膜,共有600～1000萬個嗅覺神經細胞,被非常薄的黏膜覆蓋,大約28天更新,每個細胞排列6～8根纖毛細胞束,表面有接收器,有如拼圖一般,可接收特定的香氣。足以補捉龐大的氣味訊息。嗅黏膜是體內唯一與外界直接接觸的神經細胞。

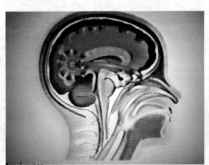

嗅香引起腦神經及情緒的變化

✤芳香精油分子,透過按摩,滲透皮膚,進入組織器官,產生身心療癒的效果。

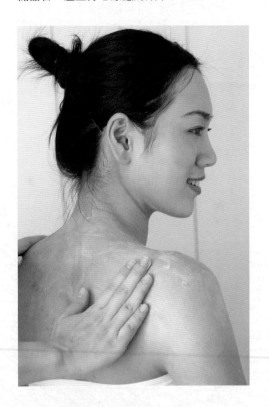

### 接觸/按摩(Touch/Massage):

身體接觸是動物的基本需求,如同動物需要呼吸一樣自然。嬰兒透過接觸、擁抱獲得安全感,並以區分母親及陌生人。動物實驗說明:早期發展,少了身體的接觸,生存率下降,神經生理成長也較緩慢。

在澳洲的醫療院所,引進按摩,給予患者舒適的照護,包括肌肉緊繃、促進睡眠、舒緩疼痛及降低血壓。

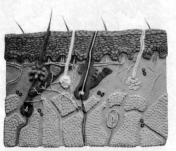

按摩促使精油高效滲入皮膚內的組織。

## 芳療的盛行

五千年前的芳療，再次回到我們的生活，並蓬勃發展。近年芳療盛行的原因，我將之歸於神的愛與祝福：

舊約聖經的以賽亞書61章1～3節提到耶和華的恩年：

> 主耶和華的靈在我身上，
> 因為耶和華用油膏立我，
> 叫我傳好信息給謙卑的人，
> 差遣我醫好傷心的人，
> ……以喜樂油代替悲哀。

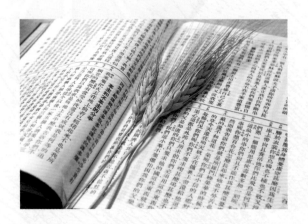

## 整體性芳療師的養成
## Holistic Aromatherapist

✠熟悉多種按摩技法、自然療法、生理解剖，以智性及直覺的整合運用芳療。全方位的看待病人，非只看疾病本身，關懷病人的身心靈健康，加入專業協會、組織，擔任芳療精油代言人。

整體性芳療師應以平等的醫病關係取代上下關係；以輔助病人的角色取代指導的態度；重視病人身心靈的幸福安適取代只重視治療疾病。以醫術＋醫德＋信心作為成功療癒的基礎。

## 芳療師使用精油的態度：

理性：認識疾病治療的方法。
感性：看待病人的情緒。
直覺性：以直覺面對未知。

## 芳療師的禱告：

希望芳療可以被認定為專業的自然療法，為大眾及地球上的生物，謀求身心靈的健康與安適。阿們。

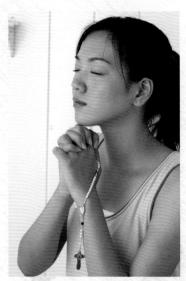

Dr. Sapira醫生認為健康照護者對病人應有的態度：

✠ "A physician should appear to be pleased to see the patient；
✠ to think nothing but the complaint；
✠ to be sympathetic and understanding；
✠ to be confident of effecting a cure, and if Not,
✠ to take a cheerful note and inspire hope；
✠ to feel privileged to treat the patient；
✠ to be courteous and considerate；
✠ and be glad to take the time to hear the Patient's problems"

以上8句箴言，供芳療師執業時，建立良善的醫病關係。

練習區 *Homework* 　以你／妳的語言，為芳香療法（Aromatherapy）下一註
解。

練習區 *Homework* 　請以一句話簡要的詮釋芳療（定義）。

練習區 *Homework* 　你／妳如何向他人解釋芳療師與按摩師的不同。

# 精油的共通問題

## The General Questions of Essential oils

### 精油的來源及形成：

✤ 精油萃取部位來自植物的根、莖、葉、草、木心、樹脂、花、果皮、果實、種子等。同一株植物產精油的位置不同，有時同一株植物的花、果、葉都會蘊藏精油，例如苦橙樹可得苦橙葉精油，又名回青橙；苦橙花精油，又名橙花精油；苦橙果實的皮可得苦橙精油，香氣較甜橙精油精緻、靈秀。

✤ 光合作用間接產生精油，因此精油是植物二次代謝的產物。

光合作用（Photosynthesis）

$$6CO_2 + 6H_2O \xrightarrow[光+葉綠素]{} C_6H_{12}O_6 + 6O_2$$

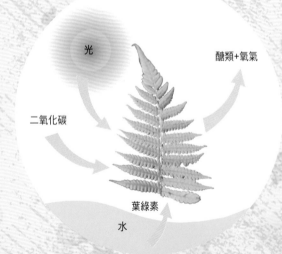

光

二氧化碳

醣類+氧氣

葉綠素

水

### 精油對植物的作用？

🍃 預防食草性動物的侵犯
🍃 預防水分過度蒸發
🍃 驅除蚊蟲
🍃 療癒受傷的部位
🍃 預防細菌、真菌及微生物的危害
🍃 維護自己的生存空間
🍃 吸引傳粉者，進行授粉繁衍的目的

### 精油特質：

不同植物產生不同香氣的精油，每一種精油都有獨特的化學組成，並以其獨特的化學形式與人體身心產生交互作用。過去的臨床經驗及近代的科學化研究，發現精油的醫療特質可歸納如下：

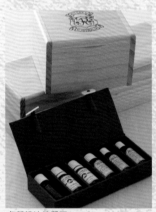

各種精油特質不一

🍃 抗感染、抗菌、抗真菌、抗病毒、消毒殺菌，如茶樹。
🍃 抗炎、抗組織胺，如德國甘菊。
🍃 提高免疫力，如羅文莎葉。
🍃 抗卡他、祛痰、溶解黏液，如尤加利。
🍃 利神經、抗痙攣、安眠劑、鎮定劑、快樂感、催情、抗心律不整，如香水樹。
🍃 平衡內分泌，如絲柏。

- 發紅劑、抗血拴、抗纖維化、調整血壓、淋巴補劑，如天竺葵。
- 利消化、清肝解毒、細胞再生，如迷迭香。
- 提高細胞新陳代謝、自癒力，如薰衣草。
- 療癒疤痕組織、改善橘皮組織，如橘子。
- 退燒、調整體温，如辣薄荷。
- 抗腫瘤、預防癌症，如檸檬。
- 驅蟲，如岩蘭草。

> 精油不是「薰香精油」
> （在台灣，所謂的薰香精油是指含有95%～97%異丙醇的芳香異丙醇）；精油不是標示不明的「香料油」（精油不能含有人工香料）。
> 精油不會有爆炸的危險，從不會直接點火於精油上。

## 精油的效能比：

✠抗感染……95%
✠平衡情緒困擾及神經、內分泌失調……70%
✠抗發炎、抗過敏、調順自體免疫失調……50%
✠促進新陳代謝、減緩老化失調……25%

## 精油的命名：

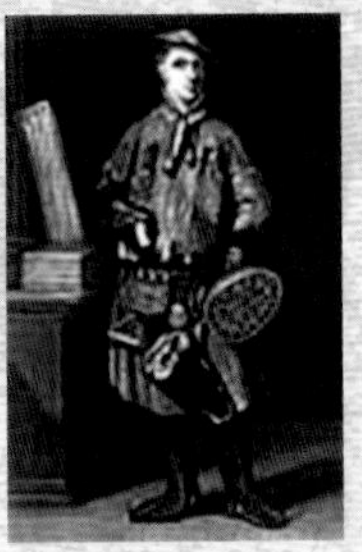

✠精油的學名，是根據瑞典人林奈（Linnaeu）的植物二名法（the Latin binomial system）：界Kingdom、門Division、綱Class、目Order、科Family、屬Genus、種Species 及亞界（Sub-kingdom），亞門（Sub-species）。如沉香醇精油的學名是採用拉丁文（Latin）或希臘文（Greek words）的單一學名。

沉香醇的英文名是Thyme，學名是Thymus vulgaris，沉香醇在不同的國家，有不同的名字，但行遍全世界，沉香醇百里香只會有一個拉丁學名。

除了學名之外，有些精油必須有更細的精油分類，因為同一種精油有時因為產地緯度不同，而使原品種的化學組態，明顯改變，效能也就改變了。如：Thymus vulgaris CT Linalool，意思是以化學沉香醇成分為主的百里香。常見的更細的精油分類如下：

✠變種（縮寫var.）
✠人工栽培（縮寫cv.）
✠雜交（縮寫 x）
✠產地 Geotype
✠化學型態 Chemotype（縮寫CT）

## 精油香調：

精油的香氣揮發速度不一，一般可分為三個速度，快、中、慢，借用音樂家的習慣用語高音、中音、低音來形容；更常用香水調香師的調香用語前味、中味、後味或者用前調、主調、底調來形容精油的「厚度」與香氣給人的感受。有些精油會介於高音及中音之間，如茴香，匯整如下：

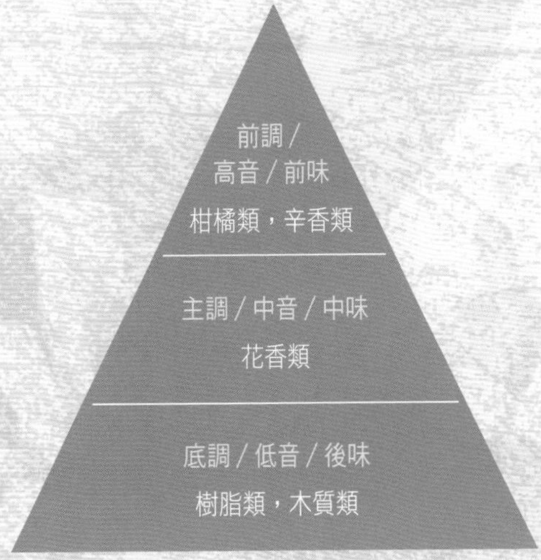

前調／
高音／前味
柑橘類，辛香類
主調／中音／中味
花香類
底調／低音／後味
樹脂類，木質類


## 精油香調的意義：

✠高音階通常有提振心靈或腦部的效果，發揮藥效快，具有激勵（Stimulating）的特質。

✠中音階通常有影響身體臟腑及消化吸收的能力，具有平衡（Balancing）的特質。

✠低音階適用在自律神經及老化問題（如皮膚），具有放鬆（Relaxing）的特質。

## 精油香氣濃度：

✤精油的香氣濃厚度指數4～9，數字越大，香氣越濃；如香蜂草的香氣濃度是4，香氣不甚明顯，摩洛哥玫瑰的香氣濃度是8，也就是香氣明顯。香氣濃度高的精油在一般情況下，使用的滴數應少些，以免一個含有3～5種的複方精油中，只聞到單一香氣，缺少了和諧的香氣，因此香氣濃度指數可作為調香的基礎。

4　5　6　7　8　9

## 精油與脈輪：

chakras是一個印度的字源，意思是輪子。有如漩渦狀的能量輪。有7個主要的脈輪，分布在脊椎柱上，掌控身心靈的健康。

理想的脈輪是平衡及順暢的旋轉，它打開或關閉，除了會受到身體創傷影響外，也會受到情緒的狀況及壓力影響。當脈輪平衡時，我們感到安康幸福與充滿活力。

當脈輪緊閉或太開放時，我們會感到怪怪的，不舒坦，可取精油1～3滴抹於對應的脈輪上，調順脈輪的能量。或將精油滲入，送至特定的脈輪區。

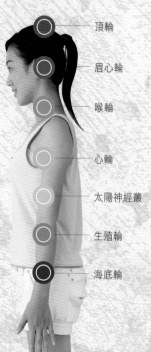

頂輪

眉心輪

喉輪

心輪

太陽神經叢

生殖輪

海底輪

## ◉ 海底輪 The Root chakra

從最底層開始，底層及根部的脈輪，與人類的本能及基本生存需求有關，它與紅色有關，振動頻率最低。海底輪與尾椎骨相呼應。平衡及沈穩住海底輪是我們連結所有脈輪的開始，與自己獲得族群認同的能量有關。

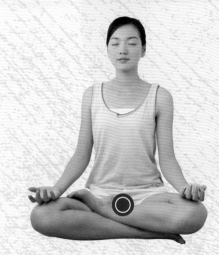

## ◉ 生殖輪 The Sacral chakra

脊輪與我們再生的器官相連，影響其功能。它是我們性的能量、性的衝動及基本人際互動。位置在肚臍以下與桔色共振。一對一，與他人和諧相處的能力。

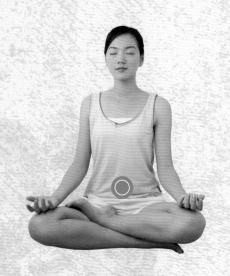

## 太陽神經叢 The Solar Plexus Chakra

太陽神經叢的能量輪與我們在世界中找到自己的位置有關，與情緒、感受力、驅動力聯結。它使我們有自尊，個人特質，創造獨立的個體。與黃色共振。與自己和平相處的能量。

## 喉輪 The Throat Chakra

喉輪是上三輪的第1個脈輪，是上下溝通的媒界。維護平衡的喉輪，幫助我們說出事實及感到自在及自信的溝通表達。喉輪與藍色共振。人際溝通及自我形象。

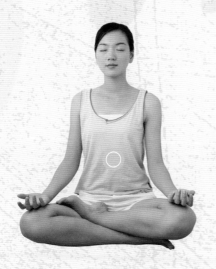

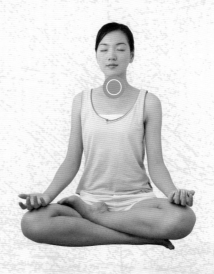

## 心輪 The Heart Chakra

心輪與軟性的情緒如原諒及悲憫之心相連。無條件的對自我及他人的愛。與綠色共振。心輪推動愛的修護能量，提高我們情緒的成長。情感的表達。

## 眉心輪 The Third Eye Chakra

位於兩眉之間，有關於直覺及肉眼，讓我們可看到物質的生活，然而眉心輪，讓我們可以瞭解事情。與靛色共振，眉心輪的能量幫助你集中心智，並且將邏輯、物質的世界轉化成直覺的世界。有關知覺的發展。

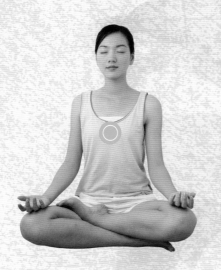

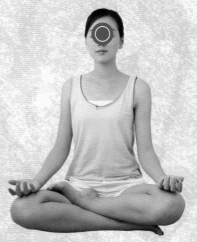

## ⬤ 頂輪 The Crown Chakra

頂輪是實現自我及靈性的覺醒，並且發展其他脈輪到達終極目標。一個平衡的頂輪幫助我們獲得神性的智慧，並與神性的高我連結，我們獲得身心靈合一的"完全"生活，與無窮的可能連結，頂輪與紫色共振。

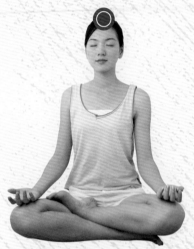

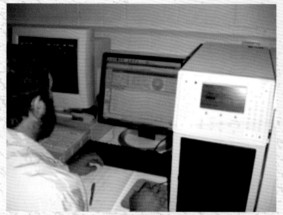

GC-MS，精油品質的判別儀器

## 如何判斷精油的品質：

我們重視精油的天然療癒效能，為了身心靈氣的療癒，為了拯救生命，不單單只愛那美妙的香氣。若考量成本因而只買到香氣，卻使用非天然的精油或香精在人體上，那麼與使用化學合成的藥品有何不同？選用完整生命能量的精油原則：

100%純淨，不以類似精油稀釋或調整；100%自然，不摻雜任何人工或天然的合成物；100%完整，只選用第一次萃取不做任何調整的精油。

### 1. 醫療等級精油包裝範例：

植物本身必須通過嚴格篩選，並清楚標示**學名、品種、產地、栽種方法、批號、有效日期**或其他重要資訊，如標示主要的天然化學成分，讓芳療師或芳療醫生做更正確的運用。醫療等級精油一定有經過GC-MS（氣相分析儀－質譜儀）及經驗豐富的聞香師或芳療師的鼻子鑑定。

### 2. 選擇有認證的精油：

目前澳洲政府的TGA（Therapeutic Goods Administration）是全國最高的認證管理機構，有認證的精油應領有獨一無二的身份證號，並登記在每一瓶精油的標籤上。

### 3. 有機證書的迷思：

精油的來源是遍佈世界各地，全世界無任何一品牌所擁有的精油全都領有"有機證書"。例如台灣本土產的檜木精油（Red Cedarwood, Yellow Cedarwood）皆是天生天養的檜木萃取，無人工有機栽培的檜木。更何況野生的精油品質、香氣、能量、效能更優於人工有機栽培。只有人工大量栽培的經濟作物，才需以有機生產較好。由於精油的來源自遍佈世界各地，因此有機證書的張數也應與精油的數量一樣多。若有業者出示其單張有機證書，便宣稱其經手的精油全是有機，品質最有保障；那麼你應合理懷疑其誠信及精油品質的可信度。

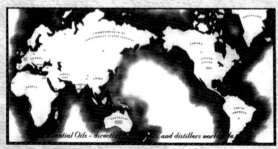

精油來源遍佈世界各地

**4. 感受精油的色、香、味、質：**

（1）色：每一精油都有其特有顏色，例如德國甘菊又稱藍甘，若是無色，則為假貨。

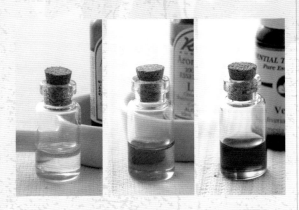

（2）香：辨認精油的香氣端賴嗅覺能力，透過精油香氣的品香及自動輸入記憶，下次再聞到同一品名的香氣，約略可判斷其優劣，重點是第一次聞到的精油並輸入大腦的氣味，必須是正確的天然精油。

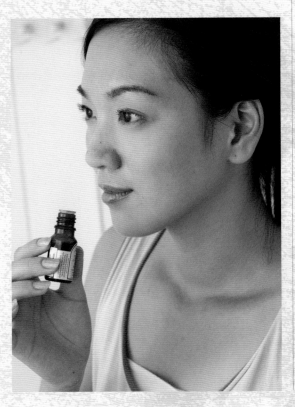

（3）味：精油在口腔的味道，也會幫助你判斷其品質，重點是你必須要有內服高品質精油的經驗，才有能力辨別（內服精油，須經合格芳療師指導）。

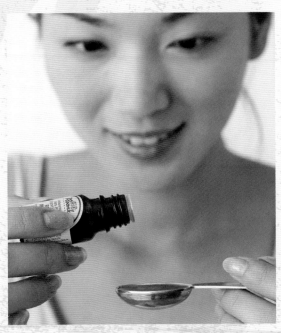

（4）質：測試精油的質地，最簡單的方式是塗抹摩擦於皮膚上，並嗅聞及感受質地。一手一種品牌，絕對可以容易的辨別出二者的不同及優劣。

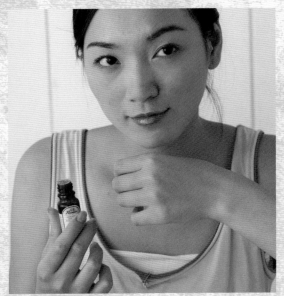

# 精油化學
## The Chemical Structures of Essential oils

### 物質的組成份子

✤原子可分為中子（neutrons，不帶電）＋質子（protons，帶正電）＋電子（electrons，帶負電），原子不單獨存在，2個以上原子結合，形成分子化合物。電子以超高速度圍繞在原子核周圍移動，有如手中甩動YOYO球，藉著線的連結，球不至於飛走。

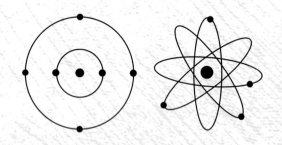

✤原子對物質而言，有如磚塊是蓋房子的基礎。1869年門得列夫（1834～1907）發現性質相近的元素（原子），具有週期性而制定了元素週期表，共有105個元素，可分為18族，同族化學性質相似。原子與原子之間的結合、分離或重新分配，即產生了化學變化。

|  | 1 | 2 | 13 | 14 | 15 | 16 | 17 | 18 |
|---|---|---|---|---|---|---|---|---|
| K 層 | H |  |  |  |  |  |  | He |
| L 層 | Li | Be | B | C | N | O | F | Ne |
| M 層 | Na | Mg | Al | Si | P | S | Cl | Ar |
| 離子價數 | +1 | +2 | +3 |  | -3 | -2 | -1 | 0 |
| 共價鍵數 | 1 | 2 | 3 1 | 4 2 | 5 3 1 | 6 4 2 | 7 5 3 1 | 0 |

### 基本化學觀念

✤精油的最小單位：碳氫氧（CHO），3原子。
H1氫，C6碳，O8氧（數字為原子序=電子數）。
H是1A族；C是4A族；O是 6A族。

✤價電子數（最外層電子數）等於其族數，IA族／氫有1個價電子，IV族／碳有4個價電子，VI族／氧有6個價電子。

✤非金屬原子間，例如精油，共用最外層電子數（價電子），使各原子達成鈍氣組態，即呈穩定狀態。例如He（氦）的最外層填滿2個電子，其它的鈍氣電子層（氖氬氪氙……）則最外層填滿8個電子。

✤鈍氣組態是能階穩定態的代表，也就是各層軌道最大的電子容納是2-8-18。

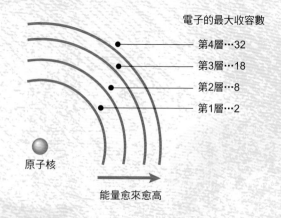

電子的最大收容數
第4層…32
第3層…18
第2層…8
第1層…2

原子核

能量愈來愈高

✤化學鍵（Bond）是原子與原子間之相互作用力，2個原子之間的結合，使彼此穩定地聚在一起。化學鍵可區分為金屬鍵、離子鍵及共價鍵。

✤共價鍵是非金屬物質，以陰離子與陰離子的形式結合，也就是原子間以電子為媒介相互結合。兩個

原子相互分享最外層電子，共有電子而形成的化學結合形式。

✤共價鍵的分類，依其共用電子對數目分類，可分為單鍵、雙鍵及參鍵。

1. 單鍵：兩原子間共用一對電子，如H—H
2. 雙鍵：兩原子間共用兩對電子，如O＝O，O＝C＝O
3. 參鍵：兩原子間共用三對電子，如C≡O

✤共價鍵的分類：極性共價鍵及非極性共價鍵。

✤陰電性大的原子對電子的吸引力較強，而產生極性，如O（氧原子）。

✤非極性：共價鍵兩端的原子相同（如$H_2$、$O_2$），共用電子對恰位於二原子中間。

✤極性：共價鍵兩端的原子不相同（例如$H_2O$、CO等），其共用電子，不平均分布於兩原子間，略為偏向於電負度較大的原子，則鍵的一端具部分負電性（δ-），另一端具部分正電性（δ＋）。

✤分子的形狀不對等，易會產生極性現象。

✤帶有氧原子（O）越多，越有極性現象。

✤極性分子具有較佳的親水性。

《水》

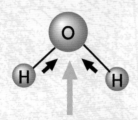

《氨》

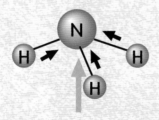

$H_2O$分子或$NH_3$分子，每回結合的極性被合成後，分子全體會產生極性

《二氧化碳》

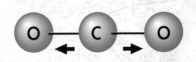

《甲烷》

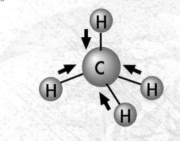

對稱性高的分子，就分子全體而言，極性並不存在

✤乙醇$C_2H_6O$（酒精），是極性分子，因此稍溶於水，也溶於油，乙醇可作為水與精油的調和介質（emusification）。

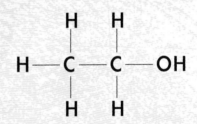

## 精油化學的組成

✤精油化學最小單位：異戊二烯（isoprene），具有5個碳原子，8個氫原子（$C_5H_8$）。

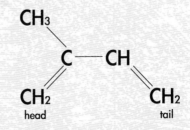

❧2個以上異戊二烯結合，形成萜烯類化合物，異戊二烯如原子般，不會單獨存在。

❧單萜烯（$C_{10}H_{16}$，檸檬烯／柑橘類）；倍半萜烯（$C_{15}H_{24}$，藍烴／德國洋甘菊）；雙萜烯（$C_{20}H_{32}$，維生素A／蛋黃，奶油）；三萜烯（$C_{30}H_{48}$，角鯊烯／橄欖油）；四萜烯（胡蘿蔔素／胡蘿蔔，杏桃）。

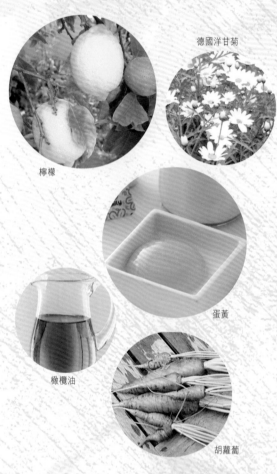

檸檬

德國洋甘菊

蛋黃

橄欖油

胡蘿蔔

## 精油化學的分類及命名

❧先骨架分類：單萜（10C），倍半萜（15C），雙萜（20C）

❧再以官能基（Function group）（C碳、H氫、O氧）來分類，官能基能引起共同之化學反應的原子或原子團，稱為官能基（Functional group）；A Function group is a chemical entity that gives a molecule its particular characteristics，or its function。官能基會影響精油分子的香氣、溶解度、毒性及療癒性。

❧不含氧，如：CH，萜烯類。

❧含氧，如：CHO，有醇類、酯類、醛類、酮類、酚類、醚類、氧化物類、內酯類、及香豆素。

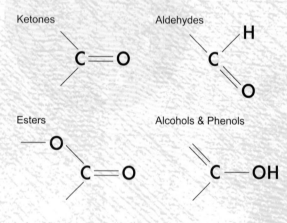

Ketones

Aldehydes

Esters

Alcohols & Phenols

**90%的精油化學是萜烯化合物，如：**

❧Monoterpene單萜烯；Sesquiterpene倍半萜烯；Monoterpenol單萜醇；Sesquiterpenol倍半萜醇；Oxide氧化物；Aldehyde醛；Ketone酮；Lactone內酯；Ester酯。

**10%的精油化學是苯環化合物、芳香族，如：**

❧Phenol酚；Ether醚；Coumarin香豆素。

檸檬烯
Limonene

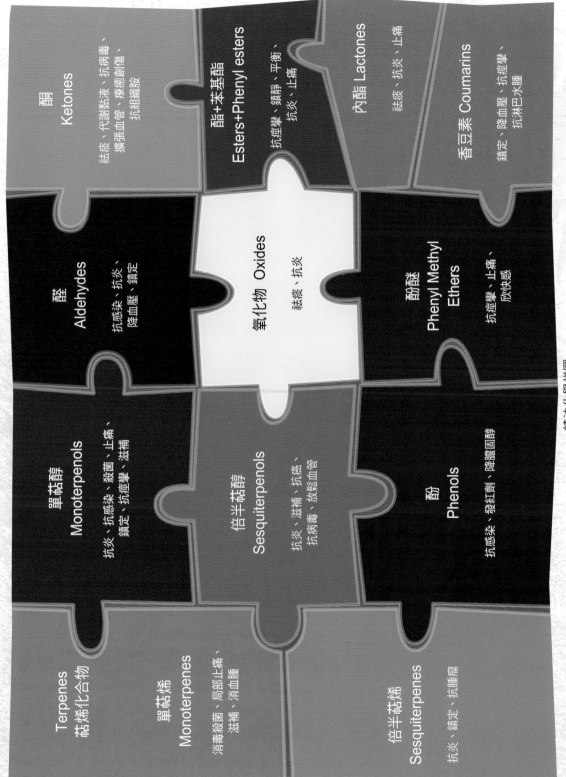

酮
Ketones
祛痰、代謝黏液、抗病毒、
擴張血管、療癒創傷、
抗組織胺

酯+苯基酯
Esters+Phenyl esters
抗痙攣、鎮靜、平衡、
抗炎、止痛

內酯 Lactones
祛痰、抗炎、止痛

香豆素 Coumarins
鎮定、降血壓、抗痙攣、
抗淋巴水腫

醛
Aldehydes
抗感染、抗炎、
降血壓、鎮定

氧化物 Oxides
祛痰、抗炎

酚醚
Phenyl Methyl
Ethers
抗痙攣、止痛、
欣快感

單帖醇
Monoterpenols
抗炎、抗感染、殺菌、止痛、
鎮定、抗痙攣、滋補

倍半帖醇
Sesquiterpenols
抗炎、滋補、抗癌、
抗病毒、放鬆血管

酚
Phenols
抗感染、發紅劑、降膽固醇

Terpenes
帖烯化合物
消毒殺菌、局部止痛、
滋補、消血腫

單帖烯
Monoterpenes

倍半帖烯
Sesquiterpenes
抗炎、鎮定、抗腫瘤

精油化學拼圖

## 四象限的化學成分分布圖

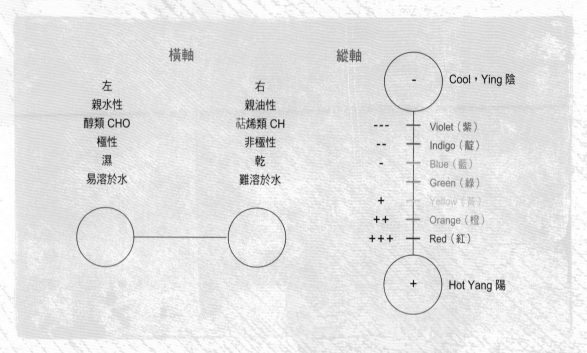

横軸

| 左 | 右 |
|---|---|
| 親水性 | 親油性 |
| 醇類 CHO | 萜烯類 CH |
| 極性 | 非極性 |
| 濕 | 乾 |
| 易溶於水 | 難溶於水 |

縱軸

- — Cool，Ying 陰
- --- — Violet（紫）
- -- — Indigo（靛）
- - — Blue（藍）
- — Green（綠）
- + — Yellow（黃）
- ++ — Orange（橙）
- +++ — Red（紅）
- + — Hot Yang 陽

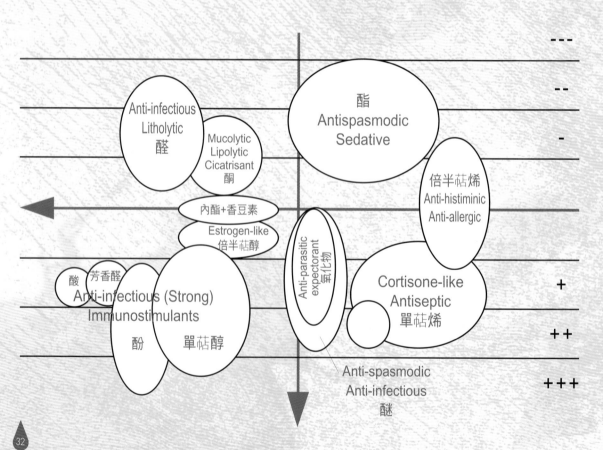

## 酯（Esters）
### ～字尾yl、ate

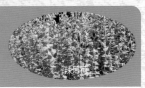
真正薰衣草

| 特　　色 | 不易溶於水，較穩定，帶有水果香氣 |
| --- | --- |
| 生理屬性 | 鎮定抗痙攣，平衡交感及副交感神經，促進新陳代謝，抗炎，止痛 |
| 心理屬性 | 鎮定，放鬆，清明 |
| 代表分子 | 乙酸沈香酯（Linalyl acetate）<br>苯甲酸苯甲酯（Benzly benzoate）<br>水揚酸甲酯（Methyl salicylate）<br>乙酸龍腦酯（Bornyl acetate）<br>乙酸苯甲酯（Benzyl acetate） |
| 代表精油 | 佛手柑、真正薰衣草、快樂鼠尾草、羅馬甘菊、桃金孃、回青橙、冬綠樹等 |

## 單萜醛（Aldehydes）
### ～字尾al
### （醇氧化成醛）

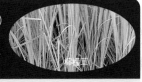
檸檬草

| 特　　色 | 揮發及作用快，易氧化，單萜醛具檸檬味 |
| --- | --- |
| 生理屬性 | 低劑量可鎮定中樞神經，抗感染，抗菌，抗真菌，抗病毒，消炎，降血壓，降低體溫，勵消化腺分泌等 |
| 心理屬性 | 抗焦慮，給予溫暖，方向 |
| 代表分子 | 檸檬醛（Citral），香茅醛（Citronellal）等<br>牻牛兒醛（Geranial），橙花醛（Neral）<br>肉桂醛（Cinnamaldehyde）等 |
| 代表精油 | 肉桂皮、山雞椒、檸檬草、香蜂草、薑、檸檬等 |
| 注　　意 | 刺激皮膚黏膜 |

## 酮（Ketones）
### ～字尾one

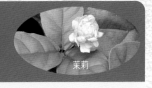
辣薄荷

| 特　　色 | 稍溶於水，中度揮發作用，易產生結晶狀（如樟腦），結構較穩定，在肝藏不易代謝，可分單萜酮及倍半萜酮。 |
| --- | --- |
| 生理屬性 | 促進皮膚再生，預防疤痕組織，分解黏液，祛痰，分解脂肪，促進血管及靜脈舒張，改善痔瘡，抗病毒如帶狀疱疹，抗血腫 |
| 心理屬性 | 使精神清澈，開啟靈性 |
| 代表分子 | 薄荷腦酮（Menthone），樟腦（Camphor）<br>側柏酮（Thujone），茴香酮（Fenchone）<br>香芹酮（Carvone）等 |
| 代表精油 | 樟腦迷迭香、大西洋香柏、永久花、松紅梅、鼠尾草、辣薄荷、穗狀薰衣草、牛膝草、西洋蓍草等 |
| 注　　意 | 單萜酮具潛在神經毒性，長期或高劑量使用可能傷害中樞神經，內服易引起肝毒 |

## 倍半萜醇
### （Sesquiterpenols）
### ～字尾ol

茉莉

| 特　　色 | 因長鍵結構不溶於水，親油，揮發慢 |
| --- | --- |
| 生理屬性 | 抗發炎，舒緩肌肉細胞／心血管，抗收縮，抗病毒，抗腫瘤 |
| 心理屬性 | 紓緩壓力，讓情緒平和 |
| 代表分子 | 檀香醇（Santalol），金合歡醇（Farnesol）<br>綠花白千層醇（Viridiflorol）<br>廣藿香醇（Patchoulol）<br>橙花醇（Nerol）<br>萜品醇（Terpineol）等 |
| 代表精油 | 檀香、茉莉、香水樹、玫瑰、綠花白千層、廣霍香、薑等 |

## 倍半萜烯（Sesquiterpenes）
～字尾ene

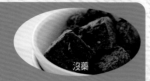
沒藥

| | |
|---|---|
| 特　　色 | 大部分木質類精油都含有較多的倍半萜烯，不溶於水及酒精 |
| 生理屬性 | 消炎，止癢，抗組織胺，鎮定安撫肌膚，抗腫瘤等 |
| 心理屬性 | 與自我連結，肯定自我 |
| 代表分子 | 藍烴（Azulene）<br>沒藥烯（Bisabolene）<br>杜松油烴（Cadinene）<br>香柏烯（Cedrene）等 |
| 代表精油 | 大部分的木質精油，但花梨木例外；沒藥、香柏、洋甘菊、薑等 |

## 內酯（Lactones）
～字尾in、ine

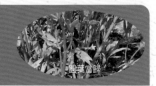
圓葉當歸

| | |
|---|---|
| 特　　色 | 分子大，不易氧化代謝，蒸餾萃取的精油無此成分 |
| 生理屬性 | 溶解黏液，祛痰效果更勝酮，適合慢性支氣管阻塞及鼻竇感染，抗發炎，止痛等 |
| 心理屬性 | 使人泰然自若 |
| 代表分子 | 土木香內酯（Alantolactone）<br>佛手柑腦（Bergapten）<br>香豆素（Coumarins）等 |
| 代表精油 | 土木香、圓葉當歸、山金車等 |
| 注　　意 | 易引起神經毒性及皮膚敏感 |

## 香豆素（Coumarins）
～字尾in、one

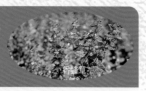
香蜂草

| | |
|---|---|
| 特　　色 | 不易溶於水及酒精，不易氧化，易於室溫下凝結，內酯的一種 |
| 生理屬性 | 抗痙攣，鎮定神經系統，退燒，降淋巴水腫，內服較佳，助眠等 |
| 心理屬性 | 鬆弛緊繃的神經，讓人平靜而愉悅 |
| 代表分子 | 香豆素（coumarins） |
| 代表精油 | 佛手柑、蒔蘿、中國肉桂、龍艾、香蜂草等（精油只含一點點的香豆素） |
| 注　　意 | 呋喃香豆素及佛手柑腦，具光敏性 |

## 氧化物（Oxides）
～字尾ole、oxide

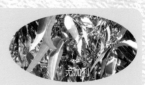
尤加利

| | |
|---|---|
| 特　　色 | 易溶於酒精，快板揮發，具有強烈香氣 |
| 生理屬性 | 活化纖毛，止咳祛痰，勵呼吸，消化，免疫系統，抗發炎，抗菌等 |
| 心理屬性 | 增進邏輯思考，打氣 |
| 代表分子 | 桉油醇（1,8-Cineole）<br>玫瑰氧化物（Rose oxide）<br>沒藥醇氧化物（Bisabolol oxide） |
| 代表精油 | 桉油醇迷迭香、紅桃金孃、白千層、綠花白千層、尤加利、穗狀薰衣草等 |
| 注　　意 | 神經毒性，肝代謝失調 |

## 單萜烯
（Monoterpenes）

～字尾ene

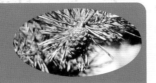
松

| 特 色 | 油質清澈，黏度低，非極性分子，最常見的精油分子 |
|---|---|
| 生理屬性 | 滋補，激勵，抗菌，清阻塞，排除黏液，溶解膽結石，激活腦下垂體－腎上腺機能，抗癌（刺激自體基因以阻斷癌細胞形成） |
| 心理屬性 | 激勵，消弭焦慮，給予力量，增進活力 |
| 代表分子 | 松油萜（α-Pinene），檸檬烯（Limonene）萜品烯（Terpinene），檜烯（Sabinene）香葉烯（Myrcene）等 |
| 代表精油 | 欖香脂、歐白芷根、針葉樹類、柑橘類等 |
| 注 意 | 較刺激黏膜，避免長時間及高劑量使用 |

## 單萜醇
（Monoterpenols）

～字尾ol

天竺葵

| 特 色 | 極性分子較親水，也溶於酒精，不安定，易起化學反應，安全，不易造成皮膚敏感，適合老人小孩及長期使用 |
|---|---|
| 生理屬性 | 抗感染，抗細菌，抗病毒，抗真菌佳、放鬆、止痛、抗痙攣、利神經、內分泌及免疫力等 |
| 心理屬性 | 親切溫暖，給予歡愉 |
| 代表分子 | 沈香醇（Linalool）、薄荷腦（Menthol）牻牛兒醇（Geraniol），香茅醇（Citronellol）沒藥醇（Bisalolol），龍腦醇（Borneol）香柏醇（Cedrol）等 |
| 代表精油 | 花梨木、芳樟、天竺葵、玫瑰、玫瑰草、馬鬱蘭、醒目薰衣草、橙花、辣薄荷等 |

## 酚（Phenols）

～字尾ol

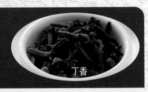
丁香

| 特 色 | 稍溶於水，中度揮發作用 |
|---|---|
| 生理屬性 | 殺菌，抗感染效果強，可抗病毒，殺黴菌、寄生蟲，激勵神經，免疫系統，提高血壓及體溫等，降低膽固醇 |
| 心理屬性 | 激勵，給予溫暖 |
| 代表分子 | 丁香酚（Eugenol），香芹酚（Carvacrol）蔞葉酚（Chavicol），百里香酚（Thymol）等 |
| 代表精油 | 丁香、肉桂葉、野馬鬱蘭、月桂、百里香等 |
| 注 意 | 易刺激黏膜，造成皮膚敏感，避免高劑量使用，內服易引起肝毒 |

## 醚（Ethers）

～字尾ole、ether

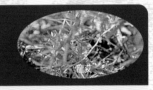
龍艾

| 特 色 | 不溶於水，但溶於酒精，精油中少見的分子，常僅以微量出現，但作用強勁 |
|---|---|
| 生理屬性 | 強效抗痙攣，鎮定，止痛，抗發炎，抗微生物，勵免疫系統，有麻醉效果等 |
| 心理屬性 | 抗沮喪 |
| 代表分子 | 甲基醚丁香酚（Eugenol methyl ether）甲基醚蔞葉酚（Chavicol methyl ether）大茴香腦（Trans-Anethole）肉豆蔻醚（Myristicin），黃樟腦（Safrole）雌激素腦（Estragole） |
| 代表精油 | 羅勒、龍艾、茴香、洋茴香、八角茴香 |
| 注 意 | 高劑量使用，讓人呆滯，抽慉，甚至死亡 |

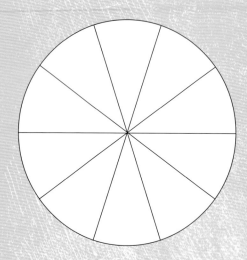

| Red | Green | Blue |
| --- | --- | --- |

精油：　　檸檬

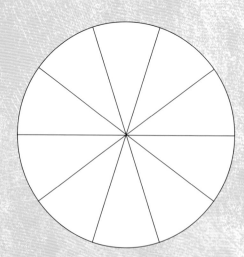

| Red | Green | Blue |
| --- | --- | --- |

精油：　　迷迭香

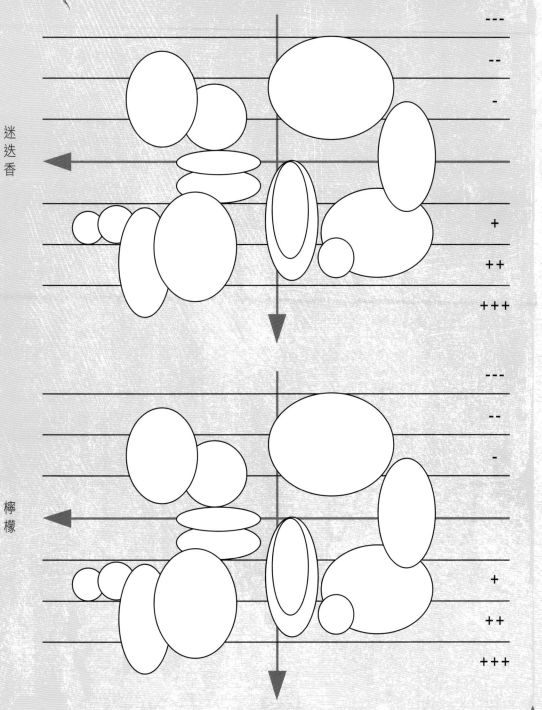

標示精油化學成分與生理效能圖，比較迷迭香精油與檸檬精油有何不同？

迷迭香

檸檬

---

--

-

+

++

+++

# 基礎的精油使用法
## Basic Applications of Essential Oils

## 一、薰香法 Vaporization

✤ 薰香法是最簡便有效的方式，利用特別的道具，將精油揮發至空氣中，使之持續擴散，影響空間的乾淨、氣氛及改變我們的情緒、呼吸的順暢度。對於驅趕、迷昏蚊蟲也有很大的幫助。

器具的選擇有薰台、薰燈、擴香石、壁燈、車用薰香器、陶罐、超音波水氧機及檜木香福袋（pot pourri）。每次大約6～8滴精油即可產生很好的散香效果。而陶罐只需1～2cc的精油；檜木香福袋，每月可倒入2～100滴左右的精油。置於鞋櫃或衣櫥內，可芳香衣物，又能避免蠹蟲危害珍貴的衣物。

每日的薰香次數早晚約一小時，也就是每12小時散香一次。根據房間的功能、季節、薰香器的效能、體質，來決定應該散香的時數，例如廁所、會議室，可以整日密集散香，臥室只需睡前1小時散香即可。並可根據個人的喜好，挑選精油：

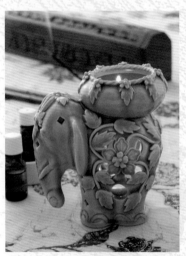
薰台

✤ 感冒、呼吸道、免疫力：蘇格蘭松、尤加利、桃金孃、茶樹、白千層、百里香、牛膝草、乳香、丁香。

✤ 放鬆紓壓：薰衣草、快樂鼠尾草、佛手柑、回青橙、苦橙、橙花、甜馬鬱蘭。

✤ 提振、活力：肉豆蔻、迷迭香、辣薄荷、羅勒、檸檬、天竺葵、山雞椒、野馬鬱蘭。

✤ 啟迪靈性的香氣：乳香、沒藥、穗甘松、牛膝草、檀香、檜木、肉桂、白松香。

春秋轉換季節，若有情緒不穩，可多薰香。冬季寒冷用燭光薰台，很溫暖。你也可以仿古，取焚香爐，放入檀香或沈香細粉，搭配艾草，點燃生煙。在傳統民間信仰認為：早晚點燃艾草，可令本尊及地祇神歡喜，消除日常的罪礙及疾病，破除小人傷害，言語中傷。

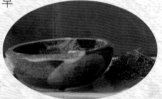
艾草焚香，除障避邪

過去，人類的文明歷史，依賴植物的力量，進行醫療及靈性的鍛鍊與昇華。在許多古老文化傳統，醫術與宗教是沒有區別的，因為醫術是不限於身體的疼痛治療，也包括靈性。中國的文字"醫"原寫為"毉"，也就是巫師兼具扮演醫療的功能。現今仍保存巫醫合一的傳統民族，諸如台灣、美洲、澳洲的原住民及紐西蘭的毛利人。

# 醫＝毉

當我們運用植物的香氣來療癒身心靈，那麼我們便與傳統巫醫、祭司所做的工作更近些了。柏拉圖是希臘三大哲人

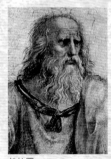
柏拉圖

之一，提及當時的醫學只重視身體的疾病，忽略性靈的重要，是很大的錯誤，而留下了一段話：

> 「當我們要治療身體的問題，更不能忽視靈魂的重要性。因此如果在你頭腦和身體都沒有問題，你就要開始治療心靈。而心靈才是最重要的事。目前對於人體治療普遍的一項錯誤，就是醫生會忽略靈魂的重要性。」

## 二、精油浴 Aromatic Baths

人們為了衛生或健康的理由，進行沐浴。考古學家在埃及、希臘、印度都有發現公共澡堂。羅馬人似乎是最早將香料放在沐浴水中，並另闢一間房，專門放置香膏、香油。在洗澡前，先用植物香膏塗抹全身，沐浴後，再由奴僕進行芳香按摩；土耳其人有獨特的烤箱室，出汗後，順利排出體內毒素，再澆水淨身；斯堪地那維亞人喜歡三溫暖；紐西蘭的風溼性關節患者，愛泡當地的溫泉；在日本泡湯是非常流行的社會文化；近年來，台灣的泡湯文化，也受到日本影響，大大普及。

泡湯禮儀是先將自己刷洗乾淨，才能入浴池。溫泉充滿礦物質及來自地心的特殊電磁能，可以穿透皮膚，與身體中的組織細胞產生共振，幫助活化細胞生命力，刺激各種分泌腺的器官，也刺激了病體器官，促進吸收、排泄的機能。泡湯（SPA）後，可以選擇清爽低負擔的膳食或按摩或純放鬆、休息。

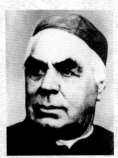

Kneipp 克耐普

在德國有位知名的水療之父：Sebastion Kneipp（1821～1897），年輕時，得了肺結核，沒有什麼醫藥可以醫治，有天，他吐了血，Kneipp（克耐普）的爸爸說：「所有的織工兒子都會吐血」，也就是說：「兒子，你

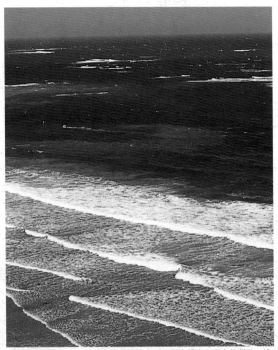

冷熱水交替浴，有如大海浪潮的進退作用，對身體產生深度的刺激、排毒效果。

認命吧！」然而Kneipp迫切地想要康復，長大後還想要成為一名神父。所以他喝許多新鮮的水，排除身體的不潔，也跑去河邊，浸泡在水裡，幾次之後，他發現水對他的健康幫助很大，後來翻閱古籍，照著做，竟然把不治之症一肺結核治好了。

Kneipp在1852年時，通過嚴格的醫療檢查，成為神職人員，為神服務，同時也以"水療"的技巧幫助向他尋求健康的人。經過許多的實驗後，他成功發展出水溫控制、浸泡方法、藥草、泥岩（Clay）的使用，形成一套完整的"水療"法，他被尊為水醫生Water Doctor。甚至獲得當時羅馬教宗的肯定與祝福，因此世界各地的人都到Father Kneipp的家鄉Wörishofen尋求醫治。

百年後，Kneipp的水療法，依然盛行於全世界，在德國，保險公司願意支付客戶進行Kneipp的水療，幫助保持健康及促進康復，特別是有進行手術、心血管疾病或神經失調的患者。澳洲的研究發現，保險公司對自我健康照護所支出的保險照顧金，遠低於一大筆保險理賠金便宜而划算。

水療不僅有益身心健康的功能，更可以消除累積在身上的負面能量、情緒，活水製造出的負離子，中和了我們身上過多的正離子，讓疲勞不見了。瀑布區、大雨過後或川流不息之處，如烏來山區，天祥太魯閣都有

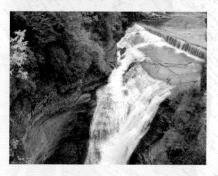

高量負離子，都足以立即消除身心的疲憊感。你未必需要進行土耳其浴、三溫暖或溫泉，才能享有水的放鬆療效，將植物精油加入沐浴之水中，精油浴成了更多樣的身心放鬆療法。

不同的藥草、精油，有不同的效能，芳香精油可以是放鬆、鎮定、刺激、滋補或催情的。用薰衣草精油8滴入浴，可以促進自律神經平衡、安眠、放鬆，對蚊蟲叮咬的腫飽、癢，也有顯著的改善功效。

在珍·瓦涅（Jean Valnet）醫師的著作《The Practice of Aromatherapy》，提到用不同的精油處方，幫助不同年齡的人，可作為促進健康的養生良方。處方如下：

> 成年人（Adults）：絲柏、薰衣草、迷迭香、真正鼠尾草及百里香。
>
> 兒童（Children）：薰衣草、迷迭香、野馬鬱蘭。
>
> 老年人（Elders）：薰衣草、百里香、杜松子、天竺葵。

芳香的精油浴，擁有植物的療癒力量，加上水的療癒力，給客戶及病患自我健康促進的最佳建議。

有效的運用精油浴，除了選對精油，也必須注意水溫。熱水能放鬆緊繃的肌肉、刺激周邊循環、還可清阻塞。高血壓、孕婦及靜脈曲張者，不應泡太高溫的人。冷水有助於血液回到身體的深層組織，有高血

壓、動脈硬化、疲勞及衰弱的人應避冷水及過高的水溫。冷水溫度介於25～35℃，熱水宜介於35～40℃，浸泡勿超過15分鐘，浴後通常會有排泄、發汗現象，休息5～10分鐘，再進行按摩，效果較好。

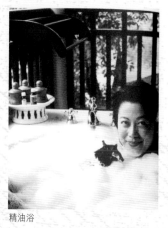

精油浴

### 準備精油浴（Home SPA DIY）：

大部分的精油會刺激皮膚，有些精油卻可直接滴入浴盆水中，雖然只是10滴的100%純精油在一大盆水中，也可能會使皮膚過敏。因此將精油先滴入媒介物中，再倒入浴盆是較安全的方法。浸泡休息15分鐘，若家人想要享用同一盆精油浴，15分鐘後，應再添加精油。

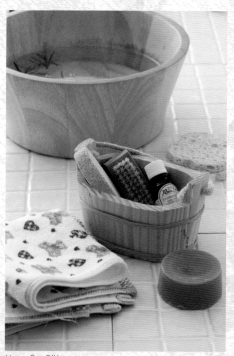

Home Spa DIY

✤ 100%純精油浴：最簡單的方法，就是直接滴入6～12滴的精油。

✤ 蛋黃精油浴：取1顆蛋黃，加入10滴精油，調勻後，倒入浴缸中。水色很"營養"，請自行體會吧！特別適合乾性肌膚。

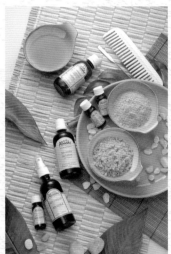
天然乳化劑

✤ 奶球精油浴：3個奶油球等於1杯250cc的全脂牛奶，是很棒的乳化調和劑。想像奶油球充分溶入香濃咖啡的效果，你能想像奶油球也會幫精油一起溶入水中的那種感動吧！比較看看奶油球、全脂牛奶還是蛋黃，那種效果好，令你感動多一些。

✤ 瀉鹽精油浴：瀉鹽是山中的礦物質結晶，正式名稱是硫酸鎂，產自澳洲的新南威爾斯的山區，傳統療法是用於緩解肌肉痛、痛風，用量從2滿手到500g，放入浴缸，若是要中和體內累積的電磁波，可以連續一週都泡250g的瀉鹽，一週後，改2天泡一次，2～3週後，即可消除電磁波引起的倦怠感。精油6～12滴先調入2滿手的瀉利鹽，想要緩解身心疲勞或肌肉關節痛，以杜松子8滴，加入瀉利鹽，浸泡1分鐘，浴後，補充300cc的礦泉水。

✤ 泥漿精油浴：泥岩（Clay）是法國及澳洲山區地層下的泥岩，經過太陽的"烘焙"，富含能量，可內服、外用、入浴。在澳洲的溫泉療養勝地，會將3湯匙的綠泥岩或紅泥岩混合精油，一起調入溫泉水

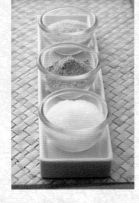

中，讓客人充分吸收大自然的溫泉礦物及植物的精微能量。透過按摩浴缸的"拌煮"成了活色生香的道地泥漿浴，沈浸其中，泥漿馬上會把人整個包覆住，會感到很安心、放鬆。

✤ 香油浴：對於嬌嫩的肌膚，如剛出生的嬰兒，最佳的選擇是將3滴的薰衣草與5cc的甜杏仁油調和，再倒入嬰兒浴盆中，避免沾到眼部。若是皮膚乾燥的大人，也可取10滴精油調入5cc的甜杏仁油，作為香油浴，不僅芳香宜人，還非常滋潤皮膚。

洗個"治療澡"，不僅讓身心放鬆，更是個人心靈對話的最佳時光，每日留下30分鐘與自己"坦然"相處，你會發現寵愛自己方式，就是把全身弄得香噴噴，然後拍乾，讓自己徹底放鬆。

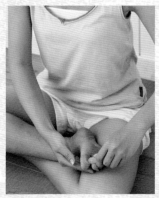
身心Spa常用的輔助品

# 三、精油按摩 Aromatic Massage

對整體性的芳香療法而言，按摩是一項很重要的一環，可幫助更多精油進入身體。你可以選擇用瑞典式按摩的手法，搭配合宜的精油處方，或用指壓法、推拿法或足底反射按摩及淋巴引流的按摩技法，搭配精油，只要按摩的技法及精油的處方，適合個案的身心靈狀況即可。

足底反射按摩

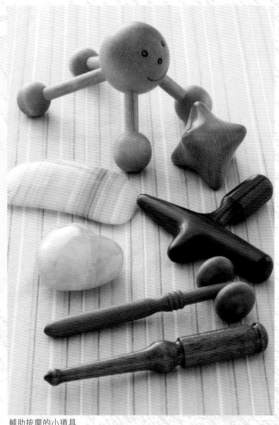

輔助按摩的小道具

精油按摩能給身心帶來三個層面的影響如：

✤ **香氣的**：按摩所產生的熱度，足以讓精油的香氣揮發至整個空間，也使精油更易滲入皮下組織、器官。香氣能令人愉悅、改變心情。同樣的按摩手法，不同的香氣，帶來不同的情感反應。

✤ **能量的**：精油及按摩足以挑動身體能量的變化，影響經絡、脈輪及身體的反射點。

✤ **身體的**：精油按摩直接釋放肌肉的緊繃、僵硬、促進血液循環及淋巴循環，除此之外，精油還能往下滲透至更深層的內臟組織。當你在胃的部位抹了2.5%辣薄荷，很快的，胃或肺的部位會感到清新、涼爽。

熟悉1～2種按摩的技法，幫助芳療師更能掌握放鬆身心的技巧。必須懂得判斷不同個案，不同身體的部位，不同的身心狀況條件，應採取不同的按摩技法、不同的力度及不同的精油處方。

按摩精油的劑量，會因人、身體的部位而有所改變。略述如下：

1cc＝20滴

$$\frac{精油}{媒介油} = X\%$$

X＝0.2%，2.5%，5%，10%，25%，50%

✤ **0.5%～2.5%**：適用於臉部或脈輪的塗抹，宜調入精油專用的基礎乳中。臉部用的劑量最好低於2.5%。

✤ **2.5%**：適用於全身性的放鬆按摩。小孩、孕婦及體虛者適用的劑量。

✤ **5%**：對於酸痛、疲勞的身體"障礙"，可用5%作為全身性的按摩。特別酸痛的位置如小腿、肩膀或經痛，可改用10%的劑量。

✤ **10%**：對於酸痛、疲勞處，例如肩頸、腰、臂、小腿，使用較高的劑量。偶而對於疲倦，疾病痊癒後的康復期如感冒，使用10%的劑量，效用明顯。

✤ **10%以上**：有時也會使用25%、50%，甚至100%的劑量，例如虎標萬金油是60%的劑量；荷柏園的活力四射隨身油是25%的精油加上75%的荷荷芭油，高劑量只做為局部使用。

劑量：（1cc＝20滴；1湯匙＝15cc；1茶匙＝5cc）

| 0.5% | 1滴的精油 | 10cc的植物油 |
|---|---|---|
| 1% | 2滴的精油 | 10cc的植物油 |
| 2.5% | 5滴的精油 | 10cc的植物油 |
| 5% | 10滴的精油 | 10cc的植物油 |
| 10% | 20滴的精油 | 10cc的植物油 |

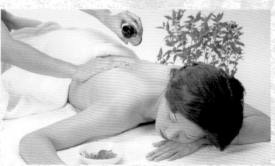

芳療按摩

## 注意：

1. 按摩油的劑量過高可能會引起皮膚敏感，紅、癢、刺的反應，對於脆弱敏感的膚質例如臉部、眼部、前頸、陰部，應小心警覺。

2. 有些易造成敏感的精油如肉桂、丁香、紅百里香最好避免使用在皮膚上，或低量1%以下使用在特定範圍及部位。

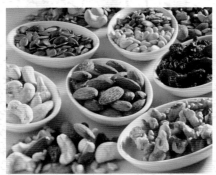

植物油萃取自植物的種籽

## 按摩用的媒介油：

最好的媒介油屬冷壓植物油，對皮膚的滋潤及修護不亞於最高級的面霜，因為依然保有植物種籽原來的營養成分。許多天然的高級面霜，也會選冷壓的植物作為基底，與藥草萃取液或精露乳化成面霜。

媒介油的選擇很多，第一條件是只用冷壓植物油，勿用礦物油（Mineral oil），包括嬰兒油（90%以上是礦物油的成分），礦物油分子較大，有如保鮮膜的效應，足以包覆毛孔，讓皮膚無法順暢呼吸，長久使用，易使皮膚過敏、溼疹。

冷壓植物油，保留種籽天然的脂溶性維生素A、D、E及礦物油如鈣、鎂、磷、硫、鋅。長期使用，皮膚可獲得營養，維持皮膚的健康與美麗。每一種植物油，都有不同的營養成分及觸感。根據其特性，可分類如下：

**基本油（Basic）**：清爽、無色、可當複方植物油的基底用，如芥花油、葵花油、椰子油（液態）。

**營養油（Richer）**：營養價值高，可調入20%～50%於基本油中，提升媒介油的護膚價值，如甜杏仁油、蓁果油、橄欖油（Extra Virgin），澳洲堅果油及芝麻油。

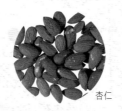
杏仁

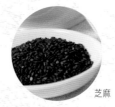
芝麻

**專業油（Specialist）**：營養高、效能佳，具有特殊風味，價格高，經常調入10%～20%於基本油中，作為護膚或身體按摩油。如酪梨油、杏桃仁（Apricot）、水蜜桃仁（Peach kernel）、豐潤回春油（Centella，又名老虎油）、小麥胚芽油。

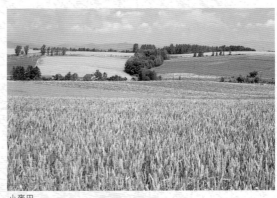
小麥田

**特殊油（Unique Healing Oil）**：給予皮膚營養，還兼具獨特的療癒價值。可單獨使用，亦可與上述的基本油，營養油、專業油混合使用。可以10%～50%的比例調入其他媒介油中。

（1）**荷荷芭油（jojoba）**：質地清爽又滋潤、觸感如絲、油質（正確的說法是流動的蠟質，放入冰箱會有凝結現象）不易酸化變質，適合作為昂貴精油如玫瑰、茉莉、橙花、洋甘菊、永久花……的媒介油。1～3%的精油與97～99%的荷荷芭油，可護膚、護髮或是作為護唇膏的媒介油。

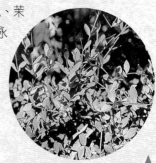

（2）玫瑰果油（Rosehip）：玫瑰果以療癒疤痕聞名全球。顏色偏紅、味美、對於新舊疤的復癒都有幫助。防治妊娠紋也有很大幫助。

（3）金盞花油（Calendula）：

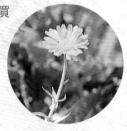

金盞花抗炎性佳，一般較易買到金盞花浸泡的藥草油，有些品牌如澳洲的Essential Theraputics也提供$CO_2$萃取的金盞花精油。對於壓瘡、潰瘍的改善幫助最大。

（4）月見草油（EPO）：氣味腥而令人不悅，常以內服，處理PMS、風溼關節炎、多發性硬化症、皮膚乾、糖尿病、心臟病。內含身體可直接運用的Omega 6，是建構細胞膜，維護神經健康，幫助人體生化反應的必要成分。一顆500mg的100%純月見草油，源自5000粒月見草種籽的生命力量。月見草油10%的劑量就可發揮效用，能改善溼疹、乾燥肌膚。開封後，置於冰箱冷藏，避免氧化變質。

（5）胡蘿蔔油（Carrot Root）：含有抗自由基的成分，是乾燥、老化、多日曬皮膚的最佳救星。5%的胡蘿蔔油，調入媒介油或入霜、乳、膏中。

（6）山金車藥草油（Arnica）：止痛、抗炎、處理肌肉酸痛，效果明顯，可單獨使用或與其他媒介油合用。

（7）聖約翰草油（St. John's Wort）：古羅馬人以此油處理焦慮，德國將之視為天然的百憂解，外用處理神經痛、神經炎。經常與山金車合用，紓緩肌肉、關節、神經的病症。

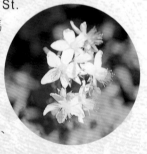

### 複方媒介油的調製範例：

**1. 防治妊娠紋的媒介油處方：**
50%玫瑰果油＋50%澳洲堅果油。這是盛行於澳洲芳療界的處方。

**2. 完美的護膚比例，各種膚質適用，不包括問題肌膚。** 30%荷荷芭油＋澳洲堅果油40%＋15%玫瑰果油＋15%月見草油。

### 練習區 Homework 1

你／妳是否可分辨不同的植物油，不同顏色、氣味、質地及效能。

### 練習區 Homework 2

將紓緩肌肉酸痛的精油如迷迭香5滴調入椰子油10ml的效能，與調入山金車藥草油10ml的效能，是否能區分二者的差別。

# 四、精油的其它使用法

## 膏（護唇膏、口紅膏、刮痧膏）Ointments or Balms：

精油香膏製法簡便、快速，利用植物油與蜂蠟相溶，凝固後，即成天然的基底膏，添加乳果木脂，即成非常滋潤的護唇膏，可用於乾粗的肌膚處；添加內服用天然的顏色如胭脂樹的種籽、甜菜根萃取液、可製成桔色系及粉紅色系的口紅；添加精油，即成香膏。

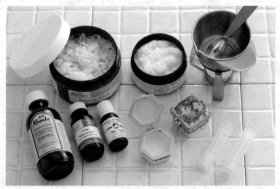

膏的製備材料

❧ **基礎膏**（100ml）

　　15～40% 蜂蠟

　　60～85% 植物油如荷荷芭油或椰子油

❧ **護唇膏**（50ml）

　　1等分 蜂蠟

　　1等分 乳果木脂

　　4等分 植物油

　　1～3% 精油（添加精油，則降低植物油的劑量）

❧ **口紅膏**（45ml）

　　1等分 蜂蠟

　　1等分 乳果木脂

　　1等分 天然顏料，如波斯橘色（胭脂樹籽萃取）

　　3等分 植物油

　　2% 精油

❧ **刮痧軟膏**（100ml）

　　10% 蜂蠟

　　10% 乳果木脂

　　70% 植物油

　　10% 精油

## 乳霜（Lotion and Cream）：

乳霜的效能決定於油、水乳化前的成分。過去常見的身體乳霜是以礦物油與純水為主，所乳化成的乳霜，對皮膚的滋養效能不佳，只有潤滑效果，優點是低單價。芳療講究療癒效能，因此會選擇品質佳的基底霜或乳，搭配精油。

霜的質地較"厚"，可再調入精露或藥草萃取液，稀釋成乳液。專業的乳霜可容納10%以下的外加成分，如精油、精露等，若是用於臉部，添加的精油，最好少於2.5%，精油乳霜可用於護膚、局部按摩、足底反射療法，較按摩油清爽，易吸收。

避免使用含礦物油的乳霜，選擇內含冷壓植物油，藥草浸泡油的乳霜，搭配珍貴精油，才能獲得相輔相成之效。避免將精油調入化妝品櫃的乳霜，因其配方完整，多有添加香料，若再倒入精油，易使原配方"瓦解"。每一家精油廠商提供的乳霜，性質不一，請自行實驗、研究那一配方用來最上手。

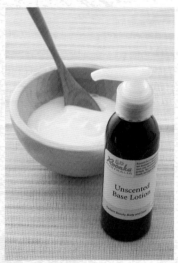

精油專用基礎乳

❧ **一般基礎乳**（Base Lotion）

全天然的成分包含有：甜杏仁油、澳洲堅果油、椰子油、椰子脂、植物性乳化蠟、植物保溼甘油、迷迭香CT2萃取的抗氧化劑、葡萄油籽萃取的抗菌劑。

❧ **完美極致霜**（Ultimate Base Cream）

全天然，加上使用高級素材，價值也高，成分如下：月見草油、玫瑰果油、乳果木脂（Shea butter）、豐潤回春油（Centella）、維生素A、D、E、B₆。適用於皮膚的療癒、抗老化及保溼。天然的乳霜，放在冰箱冷藏保存，較能延長保存期限。

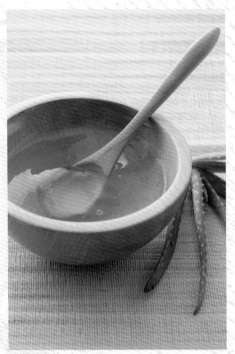

蘆薈膠與蘆薈

## 膠（蘆薈膠、植物膠、礦物膠）：

膠是另一媒介物的選擇，幫助精油迅速滲透至皮膚底層，常見有三種膠：

✤蘆薈膠（Aloe Vera）：萃取自蘆薈果肉，自古即是修護受損肌膚的天然美容材料，鎮定、安撫曬傷、灼傷、放射治療引起的皮膚炎問題。各種肌膚適用，具有保溼、紓緩青春痘、紅腫、疤痕的困擾。

✤植物膠（Amigel）：屬於植物性的膠狀物，可"收納"15％的植物油及精油，而不致於"崩解"，有延展性，適用於自我按摩用的基底膠。

✤礦物膠（Laponite Gel）：萃取自天然的礦物質，與泥岩（clay）的礦物質類似。清爽不黏膩，可幫助精油有效地滲透入皮膚。

## 泥岩（clay）：

泥岩是飽含陽光、水及空氣的礦物質，深藏在古陸塊如法國、澳洲、智利的地底，很少人瞭解泥岩真正的效用與價值。一般消費者將泥岩視為面膜美容的一種，一週敷面一次，促使肌膚光潔。

泥岩（clay）具有優良的排毒、淨化、平衡效果，以外敷、泡澡或內服的方法將泥岩高含量的礦物質如鎂、鋅、鉀、鈉、鈣、鐵及其獨特的能量波，使身體產生根本體質的改變。

外敷可用於臉部、身體、頭髮及頭皮，改善青春痘、粉刺、色素沈澱、油性肌膚效果最為顯著，也較為大眾接受。扭傷、關節炎、痛風，也可以獲得改善。

泥岩澡可紓緩疲憊、淨化身體及皮膚，居家泡泥岩澡，就好像把溫泉的療癒力帶回家一樣，Home Spa（礦泉療養浴）適合心血管疾病、術後保養，傳染病的康復期及放療患者，促進身體機能保持在正常狀態。內用可放1茶匙泡1杯好水，隔夜後飲用。內用可改善過酸體質、肥胖、腸道菌叢失調、便祕、疲倦、溼疹等。

## 泥岩使用法：

✤臉部面膜（Facial Mask）：

1湯匙　綠泥岩
2茶匙　純水或精露
2滴　精油

攪拌成泥膏狀，敷於面部，避開眼周，停留10～15分鐘，再以清水洗淨，噴抹玫瑰精露或適宜的個人臉部保養品。暗瘡型的痘瘡3天內有明顯改善；粉刺

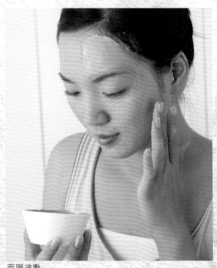

面膜塗敷

不用擠；色素沈澱，每日塗敷，2～3週，可看到明顯效果。（筆者的姐姐原本有色素沈澱斑的困擾，計畫雷射除斑，但工作忙碌，一直無法成行，後來自己調了綠泥岩面膜，天天抹，2～3週後，神奇的效果出現了，每位同事都注意到她的斑淡化很多，肌膚光嫩有彈性）。

### ✛ 身體糊藥膏（Poultices）：

> 5ml～15ml 綠泥岩
>
> 5ml～10ml 純水或精露
>
> 6滴 精油

糊藥膏處理扭傷、關節炎或敷於肝、腎、脾處，刺激器官機能，可在皮膚上先溼貼一層網狀紗布，再將藥膏置於其上，再以保鮮膜及繃帶固定2～3小時，一日可使用2～3次，具有消炎、止痛效果。

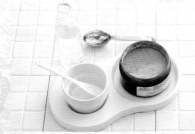

泥岩療法DIY材料

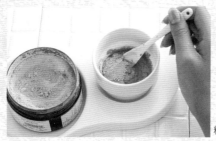

精露調入泥岩粉

### ✛ 髮膏（Hair Mask）：

> 6湯匙 粉紅泥岩
>
> 4湯匙 純水或精露
>
> 12滴 精油

將頭髮洗淨後，於頭髮或頭皮，抹上泥岩髮膏，再以保鮮膜包覆，20～40分鐘，再以清水沖淨，以洗髮精清淨，促使頭髮亮麗、光澤，改善落髮、禿頭現象。最宜半禿型及理小平頭的男士保養。

### ✛ 泥岩泡澡（Clay Spa）：

> 3湯匙 泥岩
>
> 2湯匙 瀉利鹽
>
> 10滴 精油

天天泡澡，紓緩身心疲憊，改善體質。久病初癒，體力不佳者，以此法，加速回復體力，降低醫療成本。

### ✛ 體香粉（Body Powder）：

> 3湯匙 白泥岩
>
> 15滴 精油

吸附不潔，除臭、殺菌、適用於腋下及足底，可取代滑石粉，作為天然體香粉。

### ✛ 泥岩茶 (Clay Drink)：

> 1茶匙 綠泥岩
>
> 1杯250cc 純淨水

浸置一晚，次日早晨喝下泥岩茶，不喝沈澱的泥岩，連續21天，休息7天，1年2次，每次3個月，對於酸性體質，腸道失調、過敏、風溼性關節炎有很好的保健之效。泥岩的選擇，依其自然的原色有綠泥岩、紅泥岩、白泥岩、黃泥岩、粉紅泥岩，各有其不同的礦物組成及能量。

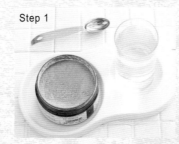

Step 1

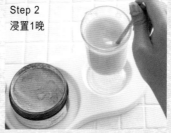

Step 2
浸置1晚

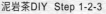

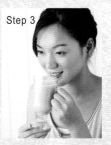

Step 3

泥岩茶DIY Step 1-2-3

✤綠泥岩（Green Clay）：多用於排毒，效果強。如暗沉、黑斑、青春痘。

✤白泥岩（White Clay）：較溫合的排毒，適合年輕、敏感或成熟、嬌嫩的肌膚。

✤粉紅泥岩（Pink Clay）：軟化特質，改善皮膚質地，多用於頭髮保養。

✤紅泥岩（Red Clay）：適用於乾性、敏感、浮腫的肌膚。

✤黃泥岩（Yellow Clay）：具有回復青春活力效能，適用於老態疲累的肌膚。

**注意：**泥岩的品質影響到效用，內服時，最好選擇質地細緻，粉狀，原裝進口，較為安全，來路不明，最好不要內服。

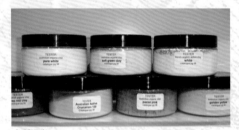

各種泥岩

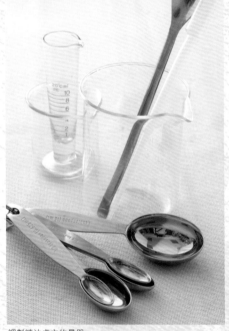

調製精油處方的量器

練習區 *Homework*

連續使用面膜，1週5次之後的心理感覺及面部效果。

練習區 *Homework*

泥岩漿泡湯（Home Clay SPA）的感覺。

練習區 *Homework*

喝泥岩茶3日的心得。

# 精油使用法 速查表

| 使用法 | 精油劑量 |
| --- | --- |
| 薰香法 | 6〜8滴於擴香石或水氧機 |
| 溢香瓶 | 6〜8滴於水晶溢香瓶 |
| 面紙／手帕／口罩 | 1〜2滴 |
| 蒸汽 | 2滴精油 ＋ 1杯熱開水 |
| 枕頭 | 各1滴於枕頭二邊 |
| 手搓法 | 2滴於掌心，搓熱後，嗅吸 |
| 精油浴 | 6〜8滴於浴缸水／或將精油先溶於1〜3顆奶油球，再入浴盆 |
| 手／足／臀浴 | 3〜4滴精油 ＋ 2湯匙瀉鹽 ＋ 3湯匙泥岩 |
| 臉噴劑／空間噴劑 | 5滴精油 ＋ 100cc純水／30滴精油 ＋ 100cc純水 |
| 驅蚊水 | 5滴丁香＋35滴薰衣草＋10滴尤加利＋100ml純水 |
| 漱口 | 1〜2滴於1杯水（250cc） |
| 精油溫裹 | 1〜2滴於溫水中，以棉布沾取，敷於體表處 |
| 面膜法 | 2滴精油 ＋ 3湯匙泥岩 ＋ 2湯匙精露 |
| 面部按摩油 | 5滴精油 ＋ 10ml植物油；2.5% |
| 全身按摩油 | 10滴精油 ＋ 10ml植物油；5% |
| 局部按摩油 | 50滴精油 ＋ 10ml植物油；25% |
| 療癒性塗抹 | 10滴精油調入於10滴薰衣草或10滴媒介油中；50% |
| 純劑 | 1〜2滴於患處（薰衣草、茶樹、德國甘菊） |
| 膠／乳／霜 | 1滴於2ml膠（身體用），1滴於5ml膠（面部用） |
| 刷體按摩 | 搭配淋巴按摩手套或植物性刷毛，沾按摩油並輕刷於體表，再以清水沖淨 |
| 精油飲 | 2滴精油 ＋ 20滴內服用調和劑（Disper）＋ 1杯250cc純水 |
| 精油灌洗劑 | 10滴精油 ＋ 50ml沒藥酊劑 ＋ 500cc純水 |

擴香石

各種盛裝精油處方的器皿

# 酯精油
## Esters

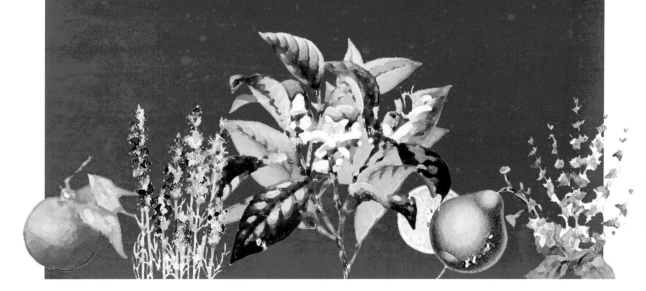

# 常見的酯及含較高量酯的精油

## linalyl acetate (C$_{10}$H$_{17}$OCOCH$_3$)

| | | |
|---|---|---|
| 快樂鼠尾草 Clary Sage | 50% | |
| 薰衣草 Lavender | 40% | |
| 佛手柑 Bergamot | 25% | |

## benzyl benzoate (C$_7$H$_8$OCOC$_7$H$_8$)

| | | |
|---|---|---|
| 茉莉 Jasmine abs | 16% | |
| 香水樹 Ylang Ylang | 7% | |

## isobutyl angelate (C$_4$H$_9$OCOC$_4$H$_7$)

| | | |
|---|---|---|
| 羅馬甘菊 Roman chamomile | 35% | |

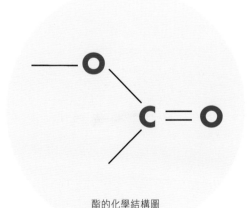

酯的化學結構圖

## 藥學特質

抗炎、抗痙攣、止痛、細胞再生、抗真菌、提振或作為鎮定安撫之用。

## 生理癒性

鎮定中樞神經，平衡交感及副交感神經等。

## 心理癒性

鎮定，放鬆，清明、欣快。

注　意

· 長期或高劑量使用，可能會造成皮膚乾燥。
· 小孩內服含水楊酸甲酯（methyl salicylate）的精油如冬綠樹超過4ml，可能有生命的危險。

# 佛手柑
## Bergamot

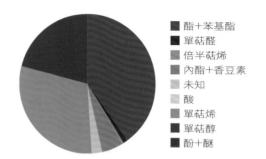

- 酯＋苯基酯
- 單萜醛
- 倍半萜烯
- 內酯＋香豆素
- 未知
- 酸
- 單萜烯
- 單萜醇
- 酚＋醚

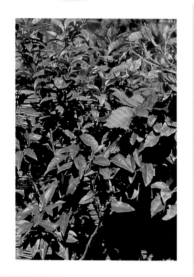

## 主要的3大化學成分 *Major 3 active constituents*

| | |
|---|---|
| *Limonene* | **<39%** |
| *Linalyl acetate* | **<28%** |
| *Linalool* | **<8%** |

### Bergamot, "Perfume-like Citrus"
### 香水中的柑橘調

| | |
|---|---|
| 拉丁學名 | Citrus bergamia |
| 萃取部位 | 果皮 |
| 香　　調 | 高音；柑橘中帶有花香氣息 |
| 香氣濃度 | 4～5 |
| 精油顏色 | 淡淡的黃綠色 |
| 速配香氣 | 羅勒、甘菊、馬鬱蘭、廣藿香、花梨木、檀香木、柑橘 |
| 藥學特質 | 止痛、抗憂鬱、抗病毒、抗痙攣、滋補、鎮定 |
| 脈輪相合 | 太陽神經叢，心輪、喉輪 |

練習區 *Homework*　請描述你/妳閉眼嗅聞此精油香氣10秒後，察覺的香調心得。

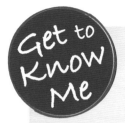

● 萃取自佛手橙（Bergamot Orange），栽種目的以萃取精油為主，主要產區在南義Calabria。香氣甜美，適合入茶，如伯爵茶Earl Grey Tea，香氣深受消費者的肯定與喜愛，行銷全世界。

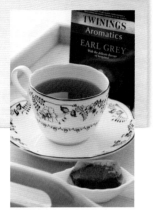

伯爵茶含有佛手柑精油

## 傳統使用

● 佛手柑消炎殺菌，更能轉換情緒，經常用於紓壓，紓緩焦慮。

## 症狀及緩解

● **憂鬱：**3滴佛手柑於手帕嗅吸，或滴於面紙塞入內衣中，或8滴薰香。

● **壓力性失眠：**3滴佛手柑 ＋ 4滴天竺葵 ＋ 1滴香水樹，於1湯匙全脂奶粉或蛋黃，泡澡15分鐘，或薰香或置入溢香瓶，隨身佩帶。

注　意

· 避免用後太陽直射，易有光敏反應。

· 懷孕期，請低量使用。

*練習區 Homework* 寫下你/妳使用此精油7天後的身心感受。

*練習區 Homework* 找出令你/妳心生歡喜的香氣處方。

佛手柑　　　滴 ＋ ＿＿＿＿＿＿ ＋ ＿＿＿＿＿＿

用處：

用法：

效果：

酯
Esters

苯基酯
Phenyl esters

單萜醛
Aldehydes

酮
Ketones

倍半萜醇
Sesquiterpenols

倍半萜烯
Sesquiterpenes

內酯+香豆素
Lactones & Coumarins

氧化物
Oxides

單萜烯
Monoterpenes

單萜醇
Monoterpenols

酚+醚
Phenols & Ethers

# 羅馬洋甘菊
## Roman Chamomile

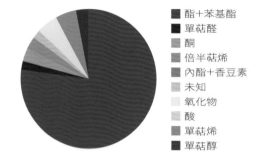

- 酯＋苯基酯
- 單萜醛
- 酮
- 倍半萜烯
- 內酯＋香豆素
- 未知
- 氧化物
- 酸
- 單萜烯
- 單萜醇

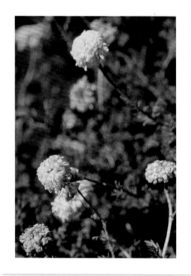

## 主要的3大化學成分 Major 3 active constituents

| | |
|---|---|
| **Isobutyl angelate** | **<36%** |
| **2-methylbutyl angelate** | **<16%** |
| **Methallyl angelate** | **<9%** |

### Roman Chamomile, "The best antispasmodic oil"
### 抗痙攣的絕佳油

| | |
|---|---|
| 拉丁學名 | Anthemis nobilis |
| 萃取部位 | 花 |
| 香　調 | 中板；香甜的蘋果香帶有香草氣息 |
| 香氣濃度 | 9 |
| 精油顏色 | 淡藍轉黃綠色至黃棕色（光及空氣的影響） |
| 速配香氣 | 香甜的精油，如香水樹、玫瑰、甜馬鬱蘭、薰衣草 |
| 藥學特質 | 抗痙攣、通經、止痛、抗過敏、鎮定、滋補、消毒殺菌 |
| 脈輪相合 | 太陽神經叢、喉輪 |

練習區 Homework　請描述你/妳閉眼嗅聞此精油香氣10秒後，察覺的香調心得。

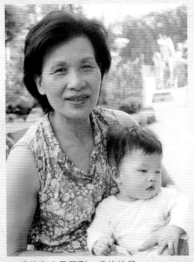

# Get to Know Me

- 主要產區在法國，又稱為地上的蘋果，香氣有如馨香的蘋果，可以安定神經，因此被廣為使用。羅甘的鎮定安撫效能較德國甘菊高，適用於紓緩神經肌肉的痙攣。

- 工作壓力大或因其它壓力引起的心身症，如肌肉緊繃、肩膀僵硬、睡眠失調、情緒性的消化不良、暴躁、敏感、耐性差、EQ弱都可試一試"羅甘"薰香或精油浴或調製成紓壓香水，都能使人放鬆，有祥和的感覺。

- 洋甘菊不僅照顧植物，同樣是照顧老人、孕婦及小孩，在法國被稱為是**老幼的良方**。 在小孩房可夜晚薰香，安撫心緒，對於易夜半啼哭的小孩，效果最好。

63歲的老人及不到一歲的幼兒

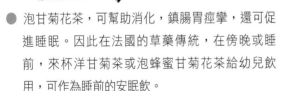

## 傳統使用

- 泡甘菊花茶，可幫助消化，鎮腸胃痙攣，還可促進睡眠。因此在法國的草藥傳統，在傍晚或睡前，來杯洋甘菊茶或泡蜂蜜甘菊花茶給幼兒飲用，可作為睡前的安眠飲。

- 若想要促進腸胃消化，建議在餐前半小時，喝甘菊花茶效果最好。若不習慣洋甘菊的味道，可添加一片檸檬或薑片，以增添風味，但不宜飲用太多，以免造成瀉肚。

- 傳統埃及人用來治風濕關節炎，或過勞的肌肉。
- 醫學之父希波克拉底及迪奧思科瑞迪，皆將洋甘菊納入自己的藥草治療箱中。
- 在伊麗莎白時代，洋甘菊是治失眠的良藥。
- 在都鐸王朝時期，洋甘菊被置於地板，作為人工踩香的來源。

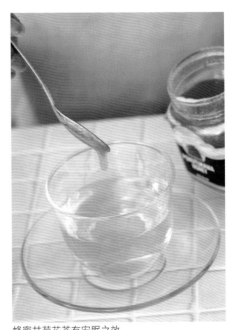

蜂蜜甘菊花茶有安眠之效

酯
Esters

苯基酯
Phenyl esters

單萜醛
Aldehydes

酮
Ketones

倍半萜醇
Sesquiterpenols

倍半萜烯
Sesquiterpenes

內酯+香豆素
Lactones & Coumarins

氧化物
Oxides

單萜烯
Monoterpenes

單萜醇
Monoterpenols

酚+醚
Phenols & Ethers

55

## 症狀及緩解

- **精神緊張焦慮：** 1滴羅甘 ＋ 1滴橘子，於溢香瓶或共8滴於水氧機散香。

- **月經前症狀（PMS）：** 5滴羅甘於5cc的植物油，抹於下腹及尾椎。

- 懷孕初期避免使用，懷孕16週後，使用較為安全。

- 通經，懷孕前四個月不宜使用。

- 高量使用可能引起皮膚敏感。

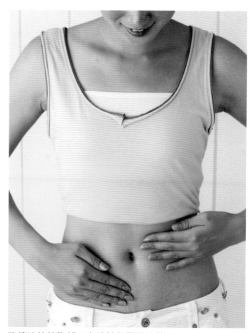

將精油抹於腹部，有助於舒壓及改善PMS

---

*練習區 Homework* 寫下你/妳使用此精油7天後的身心感受。

*練習區 Homework* 找出令你/妳心生歡喜的香氣處方。

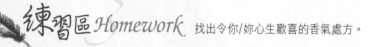

羅馬洋甘菊 ＿＿＿滴 ＋ ＿＿＿＿＿＿ ＋ ＿＿＿＿＿＿

用處：

用法：

效果：

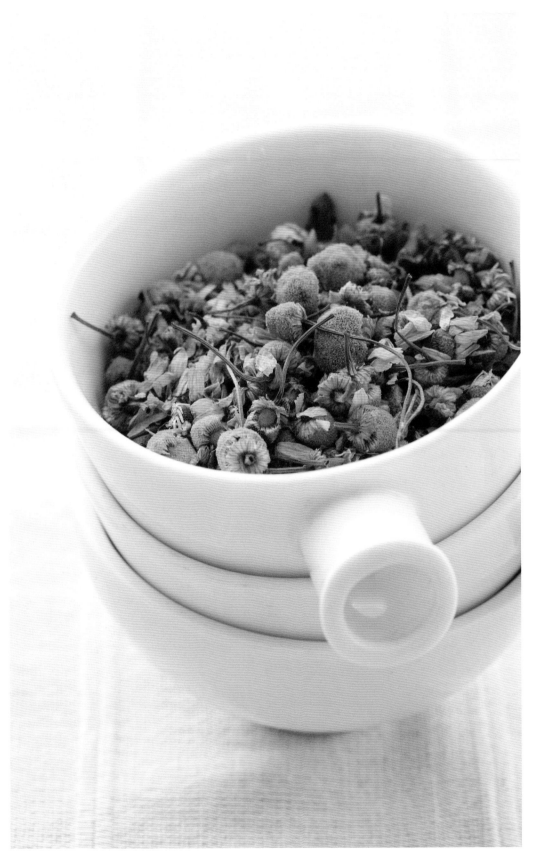

酯
Esters

苯基酯
Phenyl esters

單萜醛
Aldehydes

酮
Ketones

倍半萜醇
Sesquiterpenols

倍半萜烯
Sesquiterpenes

內酯+香豆素
Lactones &
Coumarins

氧化物
Oxides

單萜烯
Monoterpenes

單萜醇
Monoterpenols

酚+醚
Phenols & Ethers

甘菊花100kg可萃取200g的精油

# 快樂鼠尾草
## Clary Sage

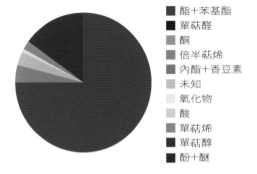

- 酯＋苯基酯
- 單萜醛
- 酮
- 倍半萜烯
- 內酯＋香豆素
- 未知
- 氧化物
- 酸
- 單萜烯
- 單萜醇
- 酚＋醚

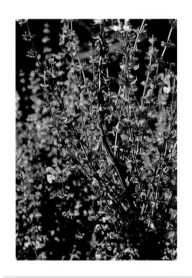

## 主要的3大化學成分 Major 3 active constituents

| | |
|---|---|
| *Linalyl acetate* | **<55%** |
| *Linalool* | **<19%** |
| *Germacrene D* | **<3%** |

### Clary Sage, "Open the chest"
### 極放鬆身心的油

| | |
|---|---|
| 拉丁學名 | Salvia sclarea |
| 萃取部位 | 葉片 |
| 香　　調 | 中音；甜、香、有如剛整理過的綠草地 |
| 香氣濃度 | 5 |
| 精油顏色 | 淡黃或無色 |
| 速配香氣 | 佛手柑、回青橙、羅馬洋甘菊、馬鬱蘭、香水樹、薰衣草 |
| 藥學特質 | 抗痙攣、通經、鎮定、滋補、消毒殺菌 |
| 脈輪相合 | 生殖輪、眉心輪 |

練習區 *Homework* 　請描述你/妳閉眼嗅聞此精油香氣10秒後，察覺的香調心得。

苯基酯
Phenyl esters

單萜醛
Aldehydes

酮
Ketones

倍半萜醇
Sesquiterpenols

倍半萜烯
Sesquiterpenes

內酯+香豆素
Lactones &
Coumarins

氧化物
Oxides

單萜烯
Monoterpenes

單萜醇
Monoterpenols

酚+醚
Phenols & Ethers

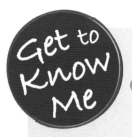

● Sclarea源自拉丁語"Clarus"意指"清潔"或"明亮"之意，早在中古世紀時期即被歐洲人做為保健飲，並經常用來處理眼部疾病，將葉子作成茶水，清洗眼內的黏膜。

● 除了沖泡之外，將新鮮及乾燥的葉子浸入酒中（取代蛇麻草），可增添酒的風味。

● 快樂鼠尾草與真正鼠尾草，常被誤以為是相似的香藥草。但是二者不僅不同品種，化學組成也不同，當然功能就有所差異。

● 快樂鼠尾草含有250種以上不同的化學成分，其中有45～70%是沈香酯（linalyl acetate），因此抗痙攣效能很高。另有精油如佛手柑、回青橙、薰衣草同樣含有高量的沈香酯。

● 在芳療的領城中，快樂鼠尾草一直以「放鬆」著稱，適用在各種心、身壓力症上，並具有放鬆、強化、刺激三合一的屬性。

● Holmes（1993）說明Clary Sage作用在視丘（thalamus），具有優越的紓壓效果。

● 許多的研究顯示Clary Sage具有抗痙攣的效果，可用在癲癇症。

● 但是必須確認其化學組成是屬於快樂鼠尾草，因為其他的Salvia品種，具有神經毒性，如真正鼠尾草（S. officinalis），不宜癲癇患者使用。

● 快樂鼠尾草具有似雌性荷爾蒙功能，雖然對此仍有爭議，但對於進行Hormone Replacement Therapy（HRT）或本身只有雌激素過多及乳癌的高危險群，仍建議避免使用。

● 由於可刺激荷爾蒙生成，對於改善女性婦科問題有幫助，如經前症候群、子宮內膜異位、月經週期不規律、更年期、生產後調理。

● 欲改善經前症候群，可另外添加茴香、天竺葵、迷迭香、絲柏以泡澡或塗抹方式使用。

● 若因壓力而引起藥物上癮的問題，可試試用快樂鼠尾草，它能提振精神、放鬆情緒、促進創造力，是可給予上癮者或中年危機者一線希望。

● 快樂鼠尾草香氣濃厚而持久，可作為絕佳的天然定香劑。作為定香劑的精油，尚有廣藿香、岩蘭草、檀香等，都是不可或缺的喔！

## 傳統使用

◉ 對女性經痛有減緩抗痙攣的功效，對規律月經週期的效果也好。另用在生產上，具有催生及放鬆情緒。

◉ 處理婦女的遲經、無月經症、月經前症狀、更年期、產後憂鬱症、陰道感染。

◉ 可作為春藥、催情劑，改善冷感、陽痿。

◉ 放鬆的效果可用在緊繃的肌肉、氣喘、癲癇、腸道痙攣。

◉ 快樂鼠尾草對於各種神經緊張、焦慮、憂鬱、害怕、歇斯底里、妄想症的釋放及療癒效果最好。

## 症狀及緩解

◉ **月經痛：**5滴快樂鼠尾草 ＋ 5cc植物油抹於下腹、尾椎，可有效緩解。

◉ **精神耗損：**3滴快樂鼠尾草做盆浴，或先以3滴快樂鼠尾草抹於脊椎神經區，再泡澡具舒緩效果。

◉ **陶醉幸福：**4滴快樂鼠尾草 ＋ 2滴香水樹 ＋ 2滴茉莉（可用於薰、泡、抹，但"抹"則必須稀釋於20ml的基劑後，才可抹於皮膚）。

◉ **憂鬱：**4滴快樂鼠尾草 ＋ 2滴岩蘭草 ＋ 2滴茉莉（薰、泡、抹）。

◉ **產後憂鬱：**5滴快樂鼠尾草 ＋ 3滴乳香 ＋ 2滴保加利亞玫瑰（薰、泡、抹）。

◉ **更年期：**2滴快樂鼠尾草 ＋ 1滴茴香 ＋ 2滴保加利亞玫瑰 ＋ 2滴波旁天竺葵（薰、泡、抹）。

◉ **熱潮紅：**1～2滴快樂鼠尾草加入5滴的真正薰衣草中。抹於耳後及頸後，可獲舒緩。

## 注　意

· 由於能讓人非常放鬆，因此使用後避免開車。

· 高量使用，易導致頭痛。

· 腫瘤或癌症、低血壓者避免使用。

· 喝酒後避免使用。

· 很多臨床使用者說快樂鼠尾草會引發 "Wild dreams / 奇夢"，因此最好不要太晚以快樂鼠尾草薰香，以免無法安眠。

· 三個小時內薰30分鐘快樂鼠尾草是最好的建議，過多可能引起頭痛。

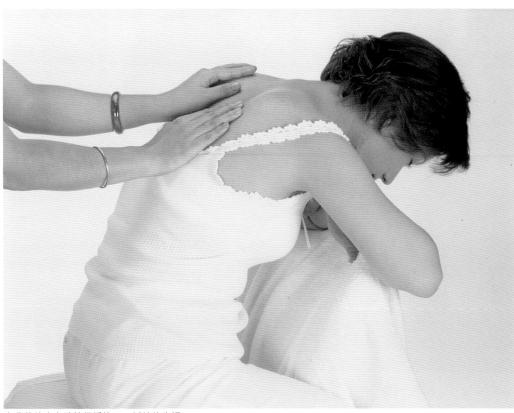

上背的按摩有助於紓緩第4、5脈輪的失調

酯
Esters

苯基酯
Phenyl esters

單萜醛
Aldehydes

酮
Ketones

倍半萜醇
Sesquiterpenols

倍半萜烯
Sesquiterpenes

內酯+香豆素
Lactones &
Coumarins

氧化物
Oxides

單萜烯
Monoterpenes

單萜醇
Monoterpenols

酚+醚
Phenols & Ethers

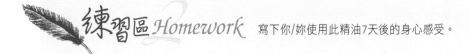

練習區 *Homework*　寫下你/妳使用此精油7天後的身心感受。

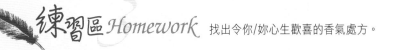

練習區 *Homework*　找出令你/妳心生歡喜的香氣處方。

快樂鼠尾草　滴 ＋ ＿＿＿＿＿＿ ＋ ＿＿＿＿＿＿

用處：

用法：

效果：

# 真正薰衣草
## True Lavender

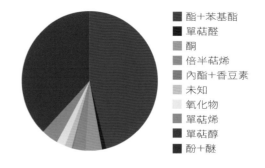

- ■ 酯＋苯基酯
- ■ 單萜醛
- ■ 酮
- ■ 倍半萜烯
- ■ 內酯＋香豆素
- ■ 未知
- ■ 氧化物
- ■ 單萜烯
- ■ 單萜醇
- ■ 酚＋醚

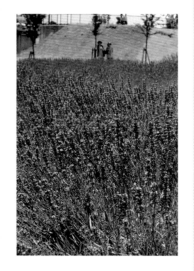

### 主要的3大化學成分 Major 3 active constituents

| | |
|---|---|
| *Linalyl acetate* | **<40%** |
| *Linalool* | **<32%** |
| *(z)-beta-ocimene* | **<7%** |

---

**Lavender, "The Mother of essential oils"**
精油的母親

| | |
|---|---|
| 拉丁學名 | Lavandula angustifolia |
| 萃取部位 | 花上 |
| 香　　調 | 高音；甘醇的香草花味 |
| 香氣濃度 | 7 |
| 精油顏色 | 無色，清清如水 |
| 速配香氣 | 歐白芷、佛手柑、香柏木、洋甘菊、快樂鼠尾草、永久花、天竺葵、茉莉、沒藥、玫瑰、檀香、岩蘭草、香水樹、廣藿香 |
| 藥學特質 | 止痛、抗憂鬱、滋補、消毒殺菌、鎮定、抗痙攣、抗風溼 |
| 脈輪相合 | 頂輪與心輪 |

練習區 *Homework*　請描述你/妳閉眼嗅聞此精油香氣10秒後，察覺的香調心得。

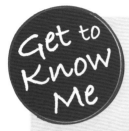

● 源自於拉丁文的 "lavare" 意思是 "to wash"（清潔淨化），因此許多的沐浴清潔、保養品中，都會添加薰衣草，也可以用來驅除蚊蟲。

● 原本生長於800公尺以上的南法及北義。生長地可以是海拔700公尺到1800公尺，也可是家裡的前院或後院。也許就是它對生存地的優越適應性，因此遍佈歐洲、澳洲、英國。

● 薰衣草的香氣獨特，有濃郁 溫暖的，也有如剛整理過的草地般的清新。

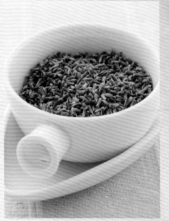

薰衣草100kg可萃取0.6kg精油

● 花朵的顏色以藍色、灰紫色為主；其枝桿有長柄，也有短柄；有圓圓的花，也有長形花。

● 野生高山薰衣草是薰衣草中的極品（1800m），含有高量（50%）的沈香酯（linalyl acetate）。由於手工收割，人工成本高，精油成本就相對提高。

● 次佳的野生薰衣草生長在稍低海拔處約600m的南法，沈香酯含量有38%，樟腦只有 ~0.6%，屬於 "種籽" 自然孕育而成。通常在標籤上會註明 "Population" Lavender。

● 薰衣草栽種有2種不同等級，一種為有機認證的栽培法，而另一種則是一般農業法栽培，並不使用農肥，但有時會使用除蟲劑。

● 較低海拔區，多種植 "Clonal" 的薰衣草，也就是透過 "接枝" 而非野生種籽栽培孕育而成的薰衣草，優點是農人可選擇花色、香氣一致的薰衣草一起栽培，也可標示為真正薰衣草。

● 尚有保加利亞薰衣草，塔斯馬尼薰衣草及Maillette薰衣草（位於法國）。 這一型的薰衣草也含有高量的酯（具放鬆功能），在這些同型的真正薰衣草中，保加利亞產的薰衣草，價格最具競爭力。

● 在更低海拔的Clonal薰衣草，主要種植的目的在萃取其香氣，並非芳療的療癒用途，因此萃取時間只有20分鐘，而非傳統的1小時又45分，在短短的20分鐘萃取，會有少部分的活性成分未被萃取出來，特別是較 "重" 的物質如香豆素類。

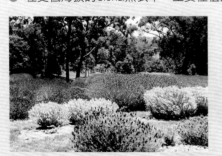

薰衣草田

● 在歐洲，薰衣草精油與薰衣草精露，都被芳療師廣泛地使用。

酯
Esters

苯基酯
Phenyl esters

單萜醛
Aldehydes

酮
Ketones

倍半萜醇
Sesquiterpenols

倍半萜烯
Sesquiterpenes

內酯+香豆素
Lactones & Coumarins

氧化物
Oxides

單萜烯
Monoterpenes

單萜醇
Monoterpenols

酚+醚
Phenols & Ethers

## 傳統使用

● 在古羅馬時代，薰衣草就被廣為使用於藥草學上。

● 最有名的故事就是法國香水工業化學家Gattefosse在一次實驗中，灼傷手後，立刻將手放入裝有薰衣草精油的桶中。疼痛立即紓緩許多，日後也沒有留下任何疤痕，證實薰衣草可用來治療燒燙傷。

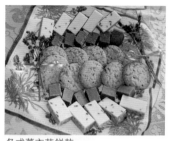

各式薰衣草餅乾

● 歐洲、澳洲、英國人對它的喜愛，在生活中隨處可見，將薰衣草花入花茶、餅乾、室內裝飾、驅蟲。薰衣草具紓壓安撫的香氣，除能助眠外，更能創造祥和的居家氣氛。

● 高劑量使用時，具有Warm up，提振的效果，適合處理冷、慢性疾病。心悸、心跳過快、發燒、焦慮等熱性症狀，可用低劑量的薰衣草cool down。若是心弱，呼吸短促、疲弱，可用"更多"的薰衣草來提振活絡。

● 在神經系統作用上，可平衡交感及副交感神經，對於焦慮或憂鬱都有很大的幫助。

● **肝／膽刺激：**想吐、孕吐、便秘、肝性頭痛、肝膽瘀塞。

● **抗炎、止痛、抗感染：**感冒、發燒、麻疹、發燒、呼吸、生殖泌尿、眼、耳感染、蚊蟲叮咬。

● **子宮補劑：**生產痛、清胎盤惡褥、瘀青、助產（於產前1個月使用）。

● **皮膚：**療癒疤痕、平衡皮脂腺分泌、青春痘、溼疹、牛皮癬、燒燙傷、禿頭症、尿布疹、潰瘍。

● **鎮定、安撫、抗痙攣：**情緒失調、焦慮、壓力、憂鬱、心悸、失眠、高血壓、偏頭痛、咳嗽、肌肉痙攣、腸躁症、氣喘。

## 症狀及緩解

● **蚊蟲叮咬／燒灼傷（小範圍）：**純劑1滴於傷口處約10至15分鐘，擦一次，一日不超過15滴。

● **偏頭痛：**1～2滴薰衣草用於嗅、吸或抹於太陽穴。

● **失眠：**2滴薰衣草＋4滴馬鬱蘭＋2滴回青橙＋1滴印度檀木，薰香或泡澡或抹於脊椎兩側。

*練習區 Homework* 寫下你/妳使用此精油7天後的身心感受。

注　意

· 孕婦小心或避免使用。
· 低血壓避免使用。

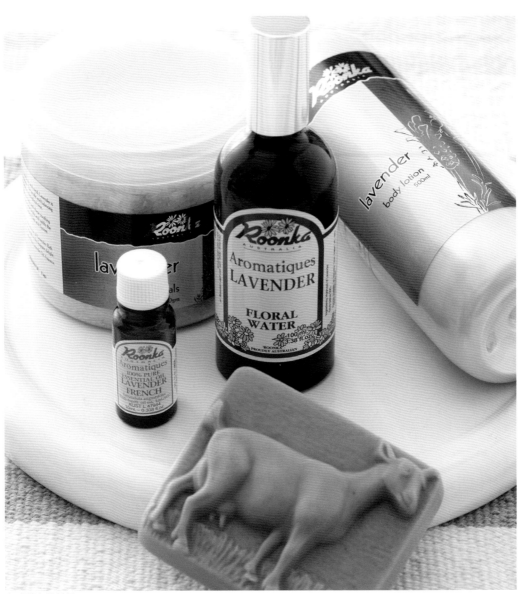

練習區 *Homework* 找出令你/妳心生歡喜的香氣處方。

真正薰衣草　滴 ✚ ＿＿＿＿＿＿＿＿ ✚ ＿＿＿＿＿＿＿＿

用處：

用法：

效果：

各式薰衣草製品

酯
Esters

苯基酯
Phenyl esters

單萜醛
Aldehydes

酮
Ketones

倍半萜醇
Sesquiterpenols

倍半萜烯
Sesquiterpenes

內酯+香豆素
Lactones &
Coumarins

氧化物
Oxides

單萜烯
Monoterpenes

單萜醇
Monoterpenols

酚+醚
Phenols & Ethers

# 醒目薰衣草
## Lavandin

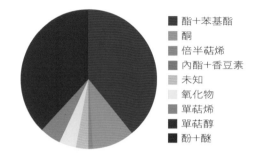

| | |
|---|---|
| ■ | 酯＋苯基酯 |
| ■ | 酮 |
| ■ | 倍半萜烯 |
| ■ | 內酯＋香豆素 |
| ■ | 未知 |
| ■ | 氧化物 |
| ■ | 單萜烯 |
| ■ | 單萜醇 |
| ■ | 酚＋醚 |

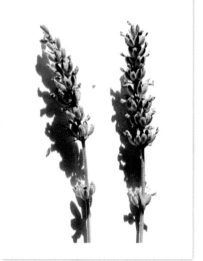

## 主要的3大化學成分 Major 3 active constituents

| | |
|---|---|
| *Linalool* | <34% |
| *Linalyl acetate* | <28% |
| *Camphor* | <10% |

### Lavandin, "Son of True Lavender & Spike Lavender"
### 真正薰衣草與穗狀薰草的雜交產物

| | |
|---|---|
| 拉丁學名 | Lavandula intermedia（或是L. x burnatii） |
| 萃取部位 | 花上 |
| 香　　調 | 高音；甘醇但帶有樟腦的香草花味 |
| 香氣濃度 | 7 |
| 精油顏色 | 無色，清清如水 |
| 速配香氣 | 佛手柑、香柏木、洋甘菊、快樂鼠尾草、永久花、天竺葵、茉莉、沒藥、玫瑰、檀香、岩蘭草、香水樹、廣藿香 |
| 藥學特質 | 止痛、抗憂鬱、滋補、消毒殺菌、鎮定、抗痙攣、抗風溼 |
| 脈輪相合 | 頂輪與心輪 |

練習區 *Homework* 請描述你/妳閉眼嗅聞此精油香氣10秒後，察覺的香調心得。

酯
Esters

苯基酯
Phenyl esters

單萜醛
Aldehydes

酮
Ketones

倍半萜醇
Sesquiterpenols

倍半萜烯
Sesquiterpenes

內酯+香豆素
Lactones &
Coumarins

氧化物
Oxides

單萜烯
Monoterpenes

單萜醇
Monoterpenols

酚+醚
Phenols & Ethers

## Get to Know Me

● 當妳想買一瓶薰衣草精油時，妳會找到各式各樣香氣、品質及價格不同的薰衣草精油。因為薰衣草是芳療的名角、要角。名氣最響亮、傳說最多，認同芳療的人，大部分都曾受惠於薰衣草，也臣服在薰衣草的紫色魔力下。

● 在野地裡，若真正薰衣草與穗狀薰衣草共同生長在同一區域，就會混種產生醒目薰衣草，但無法再以其種籽繁衍下一代。

● 市面上的薰衣草以此類型的品種萃取薰衣草精油較多。

● 在1930年"醒目"就被大量的繁衍，不僅法國有種植，在西班牙、澳洲都可找到，約占薰衣草的產量90%。

● 市面上有許多便宜的薰衣草，大都是以醒目薰衣草加上一點人工合成的單體（單一化合物）因此會比真正薰衣草價格便宜。

● 然而與真正薰衣草在香氣上還是有所差別，真正薰衣草香氣較濃醇香，而 "醒目薰衣草"的味道帶有樟腦香調。

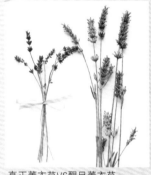

● 在自家花園種的薰衣草，大都是屬於"醒目"薰衣草。
"醒目"盛行的原因如下：
1. 生存力較強，較不易生病，可生長在更低的海拔。
2. 醒目的花較大朵，可萃取較多的精油，因此精油的成本較低，價格更有競爭力。

真正薰衣草VS醒目薰衣草

## 傳統使用

● 消毒殺菌，可單獨或與其他精油調合，提升效能。

● "醒目"VS "真正"：
"醒目"的化學組成與"真正"類似，但是"醒目"有更多的桉油醇、龍腦、樟腦（7%），（源自於"穗狀"的基因），因此在療癒的本質看來，"醒目"與"真正"並不同，因為刺激，提振的效能大過原本"真正"薰衣草"鎮定"的特質。

● 在所有醒目薰衣草中，Lavandin"Super"（特級醒目薰衣草）是化學組成最近似"真正"薰衣草的薰衣草，較一般醒目薰衣草有較高量的酯及較低的樟腦（4%）。

● Dr. Daniel Penoel 認為特級醒目薰衣草的藥學屬性與真正薰衣草相似，可以等同視之使用。

## 症狀及緩解

- **腳部潰瘍：**各5滴的特級醒目薰衣草、茶樹、佛手柑、沒藥一起調合。將混合精油的5滴與100cc薰衣草精露調合，噴於患部；另取混合精油的15滴調入30cc的金盞花療癒油，塗抹於患部周圍，避開患部。需要長期的保養塗抹。

- **退化性關節炎：**各5滴的特級醒目薰衣草、絲柏、澳洲檀香 ＋ 10滴的薑。每次取6～8滴的精油，作15分鐘的精油浴。15滴的混合精油與30cc的山金車療癒油調合，抹於患部，幫助紓緩疼痛及消腫。若嚴重疼痛，可再加入15滴的辣薄荷精油於按摩油中。

**注意**

- · 孕婦小心或避免使用。
- · 低血壓避免使用。
- · 有些產品如"Lavender Mt.Blanc"包含了醒目薰衣草及合成的芳香化合物，如乙酸沈香酯，聞起來很像真正薰衣草。
- · Lavandin Super =True Levender?
  根據英國藥典（BP）"Lavandins"以被標示為"Lavender"，也就是便宜又品質普通的Lavandin可以合法的以"Lavender"的名義賣出。
  當一瓶50ml的"法國薰衣草"價格等於一瓶10ml的"法國真正薰衣草"時，讓人不免擔心50ml裡裝了什麼，而消費者又被教育薰衣草有很多功能，但手中的50ml"法國薰衣草"如果效用不甚理想，將懷疑是否廠商將"薰衣草"的效能誇大了？造成芳療市場的混亂與誤解。

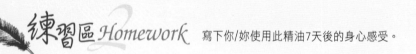
練習區 *Homework*　寫下你/妳使用此精油7天後的身心感受。

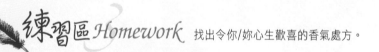
練習區 *Homework*　找出令你/妳心生歡喜的香氣處方。

醒目薰衣草　　滴 ✚ ＿＿＿＿＿＿ ✚ ＿＿＿＿＿＿

用處：

用法：

效果：

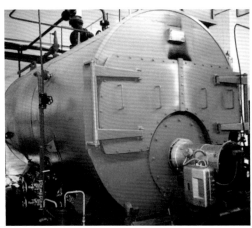
製造水蒸汽的機器

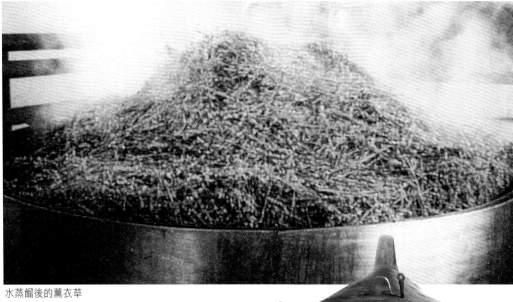
水蒸餾後的薰衣草

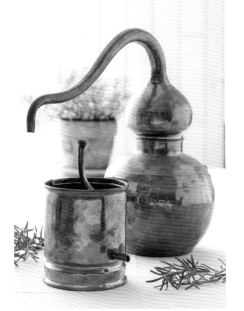
水蒸汽萃取設備的模型

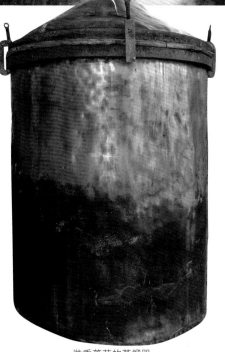
裝香藥草的蒸餾器

酯
Esters

苯基酯
Phenyl esters

單萜醛
Aldehydes

酮
Ketones

倍半萜醇
Sesquiterpenols

倍半萜烯
Sesquiterpenes

內酯+香豆素
Lactones &
Coumarins

氧化物
Oxides

單萜烯
Monoterpenes

單萜醇
Monoterpenols

酚+醚
Phenols & Ethers

# 回青橙
## Petitgrain

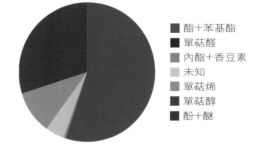

圖例：
- 酯＋苯基酯
- 單萜醛
- 內酯＋香豆素
- 未知
- 單萜烯
- 單萜醇
- 酚＋醚

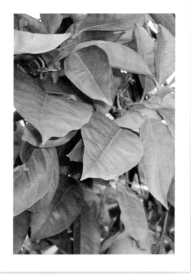

## 主要的3大化學成分 *Major 3 active constituents*

| | |
|---|---|
| *Linalyl aceate* | <46% |
| *Linalool* | <25% |
| *Alpha-terpineol* | <6% |

### Petitgrain, "Stress relief oil for Acne"
### 壓力痘痘的肌膚用油

| | |
|---|---|
| 拉丁學名 | Citrus aurantium bigarade |
| 萃取部位 | 葉子及嫩枝 |
| 香　　調 | 中音～高音；清新、提振，似蓼味 |
| 香氣濃度 | 5 |
| 精油顏色 | 淡黃色 |
| 速配香氣 | 佛手柑、快樂鼠尾草、橙花、茉莉、玫瑰、香柏 |
| 藥學特質 | 抗炎、抗感染、抗痙攣、消毒殺菌、抗憂鬱 |
| 脈輪相合 | 喉輪 |

## Get to Know Me

- 又稱為窮人的橙花，是萃取自苦橙的葉子及嫩枝，舊時萃取自苦橙的未熟果皮。

- 主要產區在法國及西班牙。由於香氣複雜而同時具木質香、橙花香、濃厚的柑橘味，因此過去經常被用來調配香水，或作為沐浴保養品的主要香調。

高音
回青橙

中音
薰衣草

低音
檀香

苯基酯
Phenyl esters

單萜醛
Aldehydes

酮
Ketones

倍半萜醇
Sesquiterpenols

倍半萜烯
Sesquiterpenes

內酯+香豆素
Lactones &
Coumarins

氧化物
Oxides

單萜烯
Monoterpenes

單萜醇
Monoterpenols

酚+醚
Phenols & Ethers

## 傳統使用

● 香氣令人陶醉，也是紓壓、兼具護膚功能的精油。適合用在油性及青春痘的肌膚，具有調節、清除的功能，適合調入青少年的臉部保養品中。

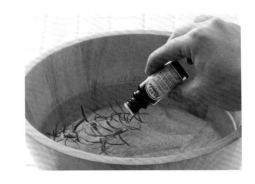

## 症狀及緩解

● **青春痘及油性皮膚：**一盆溫水，滴入3滴的回青橙，再以毛巾浸入，敷於臉上，可收斂油質皮膚，逐漸改善過油所產生的青春痘困擾。

注意

· 勿與市面的治痘保養品調合使用，以免產生過敏現象。

· 具光敏性。

---

練習區 *Homework* 請描述你/妳閉眼嗅聞此精油香氣10秒後，察覺的香調心得。

練習區 *Homework* 寫下你/妳使用此精油7天後的身心感受。

練習區 *Homework* 找出令你/妳心生歡喜的香氣處方。

回青橙 ___ 滴 ✚ _____ ✚ _____

用處：

用法：

效果：

# 苯基酯精油
## Phenyl esters

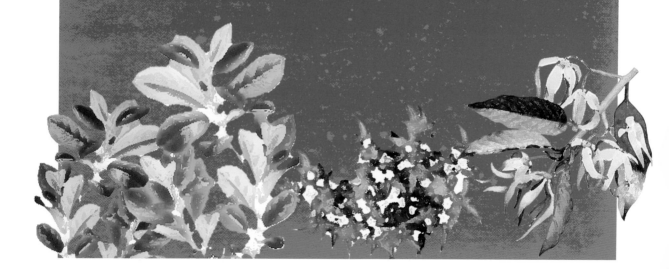

# 常見的苯基酯及含較高量苯基酯的精油

## benzyl benzoate (C₇H₈OCOC₇H₈)

| | |
|---|---|
| 茉莉 Jasmine abs | 16% |
| 香水樹 Ylang Ylang | 7% |

## methyl salicylate

| | |
|---|---|
| 冬綠樹 Wintergreen | 90% |

## conifeyl benzoate

| | |
|---|---|
| 安息香 Benzoin | 70% |

苯基酯的化學結構圖

### 藥學特質

抗炎、止痛。

### 生理癒性

護膚，護肝膽。

### 心理癒性

抗沮喪，使人能夠享受生活，感受歡樂。

注 意

· 低量使用。

# 安息香
## Benzoin

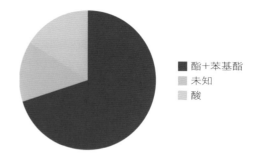

- 酯＋苯基酯
- 未知
- 酸

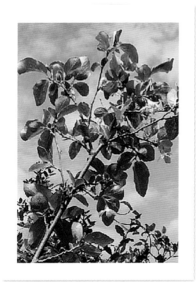

## 主要的3大化學成分 *Major 3 active constituents*

| | |
|---|---|
| *coniferyl benzoate* | <70% |
| *benzoic* | <20% |
| *benzyl cinnamate* | <10% |

### Benzoin, "Friar's Balsam"
### 修士的鎮定香脂

| | |
|---|---|
| 拉丁學名 | Styrax benzoin |
| 萃取部位 | 樹脂 |
| 香　　調 | 低音；甜甜如香草的香脂 |
| 香氣濃度 | 4 |
| 精油顏色 | 紅棕色 |
| 速配香氣 | 沒藥、玫瑰、杜松子、絲柏、乳香、檀香 |
| 藥學特質 | 抗炎、抗自由基、消毒殺菌、收斂、祛痰、癒疤、鎮定 |
| 脈輪相合 | 海底輪、心輪、頂輪 |

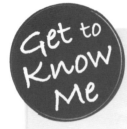

**Get to Know Me**

- 以溶劑萃取樹脂方式取得精油。將灰色樹皮割破後會流出淡黃色的芳香樹脂。

- 純的安息香是樹脂的黏稠狀態，並非液態。一般可以買到溶在甲醇的安息香。

- 我偏好安息香溶在芳樟葉中，二者同屬芳療用精油，氣味溫暖、激勵，對冷性感冒幫助很大。

- 安息香樹脂又稱為「修士的香脂」。在中古世紀歐洲，作為淨化心靈、祛除邪惡及盡棄前嫌之用，也用於改善乾燥皮膚及咳嗽困擾。

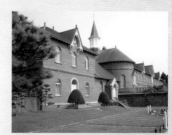

修道院

## 傳統使用

● 溫暖、安撫又激勵特質，有潤肺、暢通呼吸道之功效，適合防治流感，紓緩咳嗽、喉嚨痛、失聲、祛痰。

● 促進傷口癒合，處理各種皮膚問題，如龜裂、乾燥、皮膚炎、粉刺、濕疹等，可添加少許於護手霜中，使裂口或極粗燥的皮膚修護更快。

● 用法與乳香及沒藥相似。

## 症狀及緩解

● **感冒咳嗽及預防感染：**6滴薰香或泡澡15分鐘。或製成20%的香膏，抹於鼻下及胸背。適合安寧療護的臨終關懷用。

● **護手霜：**10滴含芳樟葉的安息香調入50cc含10%玫瑰果療癒油的護手霜。

注意

· 極敏感肌膚可能造成敏感。

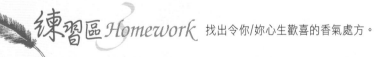

練習區 *Homework 1*　請描述你/妳閉眼嗅聞此精油香氣10秒後，察覺的香調心得。

練習區 *Homework 2*　寫下你/妳使用此精油7天後的身心感受。

練習區 *Homework 3*　找出令你/妳心生歡喜的香氣處方。

安息香 ＿＿＿ 滴 ＋ ＿＿＿＿＿＿ ＋ ＿＿＿＿＿＿

用處：

用法：

效果：

酯 Esters

**苯基酯 Phenyl esters**

單萜醛 Aldehydes

酮 Ketones

倍半萜醇 Sesquiterpenols

倍半萜烯 Sesquiterpenes

內酯+香豆素 Lactones & Coumarins

氧化物 Oxides

單萜烯 Monoterpenes

單萜醇 Monoterpenols

酚+醚 Phenols & Ethers

# 埃及茉莉
## Jasmine Egypt

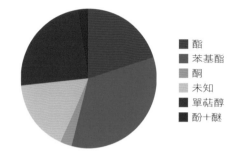

圖例：
- 酯
- 苯基酯
- 酮
- 未知
- 單萜醇
- 酚＋醚

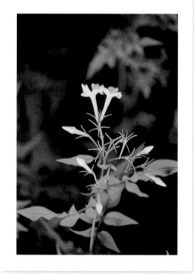

## 主要的3大化學成分 *Major 3 active constituents*

| | |
|---|---|
| **Benzyl acetate** | **<22%** |
| **Benzyl benzoate** | **<15%** |
| **Phytyl acetate** | **<11%** |

### Jasmine, "The king of Essential oils"
### 精油之王

| | |
|---|---|
| 拉丁學名 | Jasminum officinalis / grandiflorum |
| 萃取部位 | 星型的花 |
| 香　　調 | 中音～低音；香甜、濃郁的花香、神秘東方調 |
| 香氣濃度 | 7 |
| 精油顏色 | 紅棕色 |
| 速配香氣 | 玫瑰、檀香、甜橙、香水樹、花梨木 |
| 藥學特質 | 止痛、抗炎、抗憂鬱、抗痙攣、催情、滋補、放鬆、祛痰、鎮定 |
| 脈輪相合 | 生殖輪、心輪 |

練習區 *Homework*　請描述你/妳閉眼嗅聞此精油香氣10秒後，察覺的香調心得。

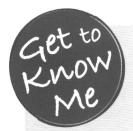

酯
Esters

苯基酯
Phenyl esters

單萜醛
Aldehydes

酮
Ketones

倍半萜醇
Sesquiterpenols

倍半萜烯
Sesquiterpenes

內酯+香豆素
Lactones & Coumarins

氧化物
Oxides

單萜烯
Monoterpenes

單萜醇
Monoterpenols

酚+醚
Phenols & Ethers

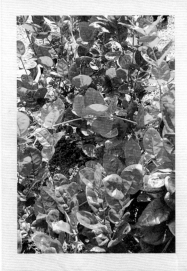

● 茉莉又稱法國素馨花，花形和我們所熟悉的茉莉不甚相同。

● 埃及茉莉原產自北印度、波斯，埃及茉莉主要產區在北非及法國格拉斯；印度茉莉則以印度為主要產區，又稱為聖巴克茉莉。
二者香氣大不同，後者清新，前者濃郁。

● 中國人愛喝的茉莉花茶，是另一品種J. paniculatum。

● 印度人將茉莉與檀香調和形成獨特的處方"Attar of Jasmine"，在印度，茉莉被尊為"Queen of the Night"或"Queen of flowers"，原因是茉莉在夜晚香氣特別濃，工人必須趁夜收集花朵，以保持香氣與能量，再以脂吸法或溶劑萃取法，獲得原精（Absolute）。

● 根據國際芳療慣例，溶劑殘質，不得超過百萬分之十（10PPM）。

## 傳統使用

● 茉莉香氣迷人，用於護膚人人都愛，適合乾性、敏感的皮膚使用。

● 與玫瑰的滋補、調順子宮及卵巢機能相似。

● 在懷孕最後二週，抹於下腹部及下背部，有止痛、助產的效果。產後持續使用，可助排除胎盤、惡露，並幫助子宮復原、預防產後憂鬱症，及改善產後白色分泌物的情況。

● 舒緩子宮痙攣或紓緩經痛，還可調節缺水過油的肌膚，可淡化疤痕、妊娠紋。

● 除了催情、增強男性性功能外，對男性的前列腺肥大症幫助也很大。並強化下腹部的機能，多以塗抹方式使用。

● 中草藥浴也有處方處理前列腺肥大症：
淫羊霍 二錢 ＋ 夏枯草 二錢 ＋ 車錢草 二錢 ＋ 澤蘭 二錢 ＋ 通草 一錢
水溫39度C，浸泡15分鐘。

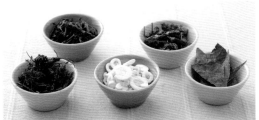

改善前列腺肥大的中草藥

## 症狀及緩解

● **催情助性（男女通用）**：6滴茉莉於10cc的植物油，抹於前頸、 前胸、 下腹及尾椎。

● **紓壓／抗憂鬱**：2滴茉莉 ＋ 4滴香水樹 ＋ 4滴天竺葵於水晶溢香瓶，有助放鬆情緒、提振神經系統、增加自信、保持生命元力。

· 懷孕期， 避免使用。
· 低劑量使用，2.5%即足夠。

*練習區2 Homework* 寫下你/妳使用此精油7天後的身心感受。

*練習區3 Homework* 找出令你/妳心生歡喜的香氣處方。

茉莉 _____ 滴 ＋ _____ ＋ _____

用處：

用法：

效果：

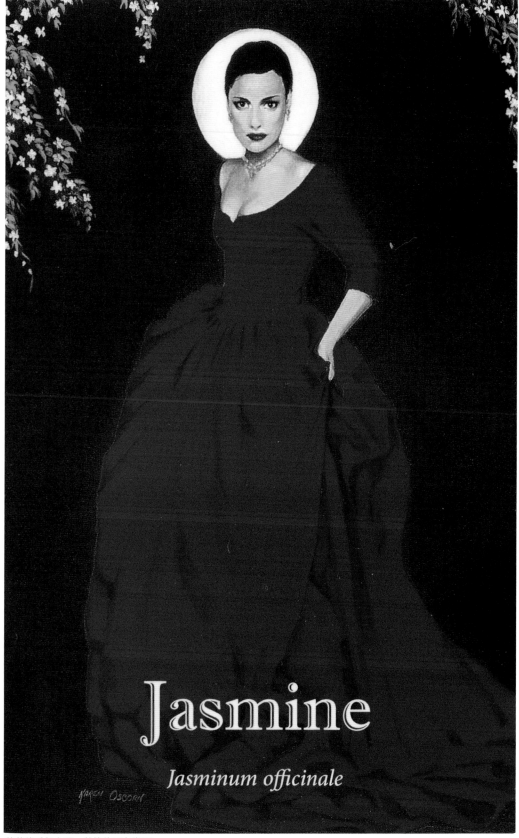

# Jasmine

### *Jasminum officinale*

酯
Esters

苯基酯
Phenyl esters

單萜醛
Aldehydes

酮
Ketones

倍半萜醇
Sesquiterpenols

倍半萜烯
Sesquiterpenes

內酯+香豆素
Lactones & Coumarins

氧化物
Oxides

單萜烯
Monoterpenes

單萜醇
Monoterpenols

酚+醚
Phenols & Ethers

茉莉的香氣主張：熱情的活在當下

# 聖巴克茉莉
## Jasmine Sambac

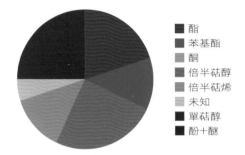

圖例：
- 酯
- 苯基酯
- 酮
- 倍半萜醇
- 倍半萜烯
- 未知
- 單萜醇
- 酚＋醚

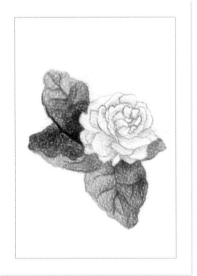

**主要的3大化學成分** *Major 3 active constituents*

| | |
|---|---|
| Linalool | <25% |
| (-) germacra-1,6-dien-5-ol | <20% |
| alpha- farnesene | <13% |

### Jasmine sambac, "the sister of Egypt Jasmine"
### 埃及茉莉的高雅姐妹

| | |
|---|---|
| 拉丁學名 | Jasminum sambac |
| 萃取部位 | 花朵 |
| 香　　調 | 中音～低音；香甜、清雅的花香、神秘東方調 |
| 香氣濃度 | 7 |
| 精油顏色 | 紅棕色 |
| 速配香氣 | 玫瑰、檀香、佛手柑、香水樹、花梨木、橙花 |
| 藥學特質 | 止痛、抗炎、抗憂鬱、抗痙攣、催情、滋補、放鬆、祛痰、鎮定 |
| 脈輪相合 | 生殖輪、心輪 |

練習區 *Homework* 　請描述你/妳閉眼嗅聞此精油香氣10秒後，察覺的香調心得。

酯
Esters

苯基酯
Phenyl esters

單萜醛
Aldehydes

酮
Ketones

倍半萜醇
Sesquiterpenols

倍半萜烯
Sesquiterpenes

內酯+香豆素
Lactones &
Coumarins

氧化物
Oxides

單萜烯
Monoterpenes

單萜醇
Monoterpenols

酚+醚
Phenols & Ethers

**Get to Know Me**

- 又稱為阿拉伯茉莉、中國茉莉或印度茉莉，是我們所熟悉的茉莉。中國的民謠盛讚茉莉的芬芳滿枝椏，其清新甜美，雅緻的綠色香調，為茶抓出了香味的美感。

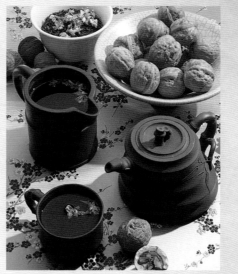

- 中國茶多了茉莉花茶的配方，聞名中外，別號香片。中國人愛喝的茉莉花茶，也經常取自另一品種 J. paniculatum。

- 茉莉稱為「精油之王」。在清晨，由有德行的女士摘下800萬朵的茉莉花，凝成900克的茉莉精油，香氣強烈又持久，幾乎可掩蓋任何氣味。只要滴一點點在配方中，足以增添茉莉芬芳之氣息。

茉莉香片茶

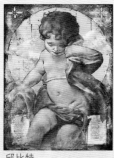

- 暖和的茉莉香可增加自信，使人樂觀快樂，溫暖情緒，融化冰冷的情感，有助提高戀情溫度，開啟新的戀情。也適用在揚起沈澱的愛情，讓冷感、陽痿通通不見了。

- 羅馬的愛神邱比特，希臘愛神伊柔絲，埃及的月神愛希絲，印度的愛神卡瑪，都以茉莉作為愛的香氣及薰香治療的神聖用油。

邱比特

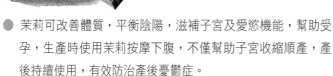
**傳統使用**

- 茉莉可改善體質，平衡陰陽，滋補子宮及愛慾機能，幫助受孕，生產時使用茉莉按摩下腹，不僅幫助子宮收縮順產，產後持續使用，有效防治產後憂鬱症。

- 茉莉花的細緻能量活化老化細胞、組織、器官，具有回春功效，特別適用在皮膚，這人體最大的器官上，改善皮膚乾燥、日曬、暗沉、皮膚炎、涼爽止癢的效果。

- 分享愛與幸福的茉莉時刻。聖巴克茉莉，芬芳自信滿枝椏，您所熟悉的茉莉，獻給您所愛與關懷的人。

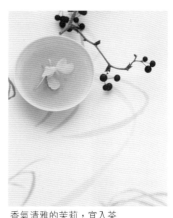

香氣清雅的茉莉，宜入茶

● **提高自信、樂觀與幸福：**2ml的茉莉精油倒入水晶溢香瓶，配帶在身上，讓茉莉的氣味隨時圍繞在身心靈四周。

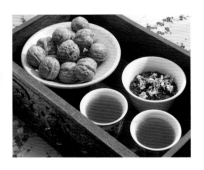

● **茉莉花膏DIY：**5cc蜂臘 ＋ 5cc乳果木脂 ＋ 15cc荷荷芭油 ＋ 10滴茉莉精油，以隔水加熱法融化蜂臘、乳果木脂，並將荷荷芭油倒入，一齊調成液狀。再將茉莉精油滴入，調勻後將全部的混合油稍待冷卻，倒在空的唇膏瓶中，置入冰箱1～2小時。

● **滋養子宮的按摩油：**茉莉30滴 ＋ 檸檬10滴 ＋ 香水樹10滴 ＋ 荷荷芭油50ml。

● **回春面霜：**茉莉晚霜（晚上護膚，是效果最好的時刻），茉莉10滴 ＋ 快樂鼠尾草5滴 ＋ 佛手柑10滴 ＋ 精油專用滋養霜45cc ＋ 月見草油3ml ＋ 胡蘿蔔油2ml ＋ 玫瑰果油5ml。

**注意**
· 懷孕期避免使用。
· 低劑量使用，2.5%即足夠。

練習區*Homework* 2　寫下你/妳使用此精油7天後的身心感受。

練習區*Homework* 3　找出令你/妳心生歡喜的香氣處方。

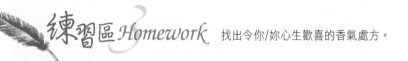

聖巴克茉莉　　滴 ＋ ＿＿＿＿＿＿ ＋ ＿＿＿＿＿＿

用處：

用法：

效果：

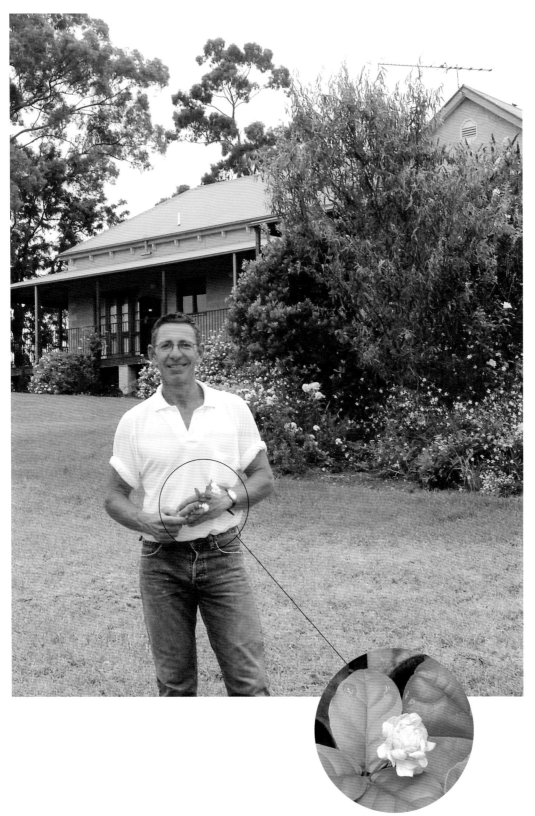

酯
Esters

苯基酯
Phenyl esters

單萜醛
Aldehydes

酮
Ketones

倍半萜醇
Sesquiterpenols

倍半萜烯
Sesquiterpenes

內酯+香豆素
Lactones &
Coumarins

氧化物
Oxides

單萜烯
Monoterpenes

單萜醇
Monoterpenols

酚+醚
Phenols & Ethers

聖巴克茉莉香氣柔美

# 摩洛哥玫瑰

## Rose Maroc

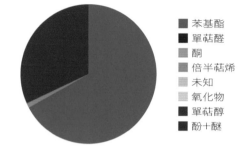

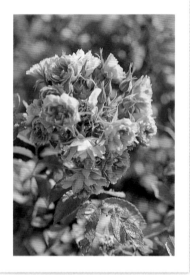

主要的3大化學成分 Major 3 active constituents

| | |
|---|---|
| **Phenyl ethanol** | **<63%** |
| **Citronellol** | **<22%** |
| **Nerol** | **<15%** |

### Rose, "The power of Love, Beauty & Fertility"
獻給愛神的香氣

| | |
|---|---|
| 拉丁學名 | Rosa centifolia |
| 萃取部位 | 花瓣 |
| 香　　調 | 中音～低音階；柔美、鎮定、安撫、滋養心靈 |
| 香氣濃度 | 7 |
| 精油顏色 | 橘紅色 |
| 速配香氣 | 佛手柑、羅馬洋甘菊、馬丁香、花梨木、快樂鼠尾草、薰衣草、甜橙 |
| 藥學特質 | 收斂、清熱、抗炎／抗感染、平衡／鎮定、滋補、再生回春 |
| 脈輪相合 | 心輪、海底輪、頂輪 |

圖例：
- 苯基酯
- 單萜醛
- 酮
- 倍半萜烯
- 未知
- 氧化物
- 單萜醇
- 酚＋醚

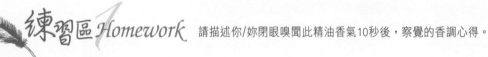

練習區 Homework　請描述你/妳閉眼嗅聞此精油香氣10秒後，察覺的香調心得。

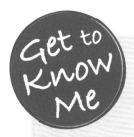

酯
Esters

苯基酯
Phenyl esters

單萜醛
Aldehydes

酮
Ketones

倍半萜醇
Sesquiterpenols

倍半萜烯
Sesquiterpenes

內酯+香豆素
Lactones &
Coumarins

氧化物
Oxides

單萜烯
Monoterpenes

單萜醇
Monoterpenols

酚+醚
Phenols & Ethers

- 獻給愛芙洛蒂（Aphrodite）希臘女神，掌管愛、美麗與生產。

- 以溶劑萃取玫瑰。超過300種以上的不同化學成分。

- 60,000朵的玫瑰約可獲得1盎斯的玫瑰精油。

- 希臘詩人稱玫瑰為「花中之后」。羅馬凱撒大帝曾禁止各種香料油的買賣，因為香油會使其軍隊頹廢。但羅馬軍隊途經希臘的殖民地時，也入境隨俗，爭相將玫瑰花瓣戴在軍帽上，戰爭後也佩戴玫瑰花，作為勝利者的誇耀。

- 尼祿王有特製的銀管，可將香氣噴灑於賓客身上，每日必須要睡在玫瑰花瓣上，否則會失眠。

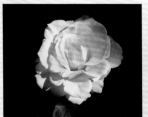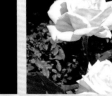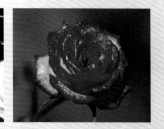

玫瑰精油萃取量：0.02%～0.05%

## 傳統使用

- 巴瑞的玫瑰軟膏。巴瑞（1520～1590AD）外科醫生，以軟膏（蛋黃+玫瑰油+松香油）終止自阿拉伯流傳，並已盛行百年的燒灼法，處理傷口的感染。

- 玫瑰在波斯、埃及、希臘、羅馬的醫學傳統，同時具有香氣及治療的價值。

- 美容太后—慈禧的玫瑰美容：

  玫瑰熱水浸泡雙手，一天三回，數十年如一日，雙手細緻飽滿，如妙齡少女的手。

  太后洗澡程序：水擦拭 → 抹玫瑰皂 → 水擦淨 → 噴灑玫瑰花精露（春、秋、冬）。

慈禧太后簡史：

· 西元1835年11月29日～西元1908年11月15日，享年74歲。

· 15歲進宮，21歲生下同治帝，31歲夫咸豐死於熱河，開始掌權，長達48年之久。

· 內憂外患的清朝，她依舊精神抖擻，注重生活起居，講究飲食，充分享樂，竟然青春長駐，容光煥發，享年74歲。

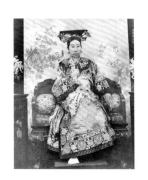

● **埃及的回春面霜：**玫瑰 ＋ 乳香 ＋ 沒藥共10滴於50cc的精油專用霜。

● **經血過多：**2滴玫瑰 ＋ 3滴絲柏 ＋ 3滴天竺葵。精油浴，或與15cc的植物油調合，塗抹於下腹，月經後開始使用，直到下一次月經來時。

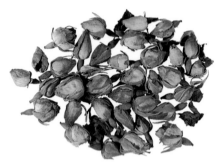

玫瑰花茶

 ・安全油品，但孕婦小心使用。

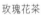練習區 *Homework*　寫下你/妳使用此精油7天後的身心感受。

練習區 *Homework*　找出令你/妳心生歡喜的香氣處方。

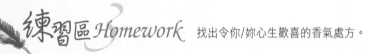

玫瑰 ＿＿＿＿＿滴 ＋ ＿＿＿＿＿＿＿ ＋ ＿＿＿＿＿＿＿

用處：

用法：

效果：

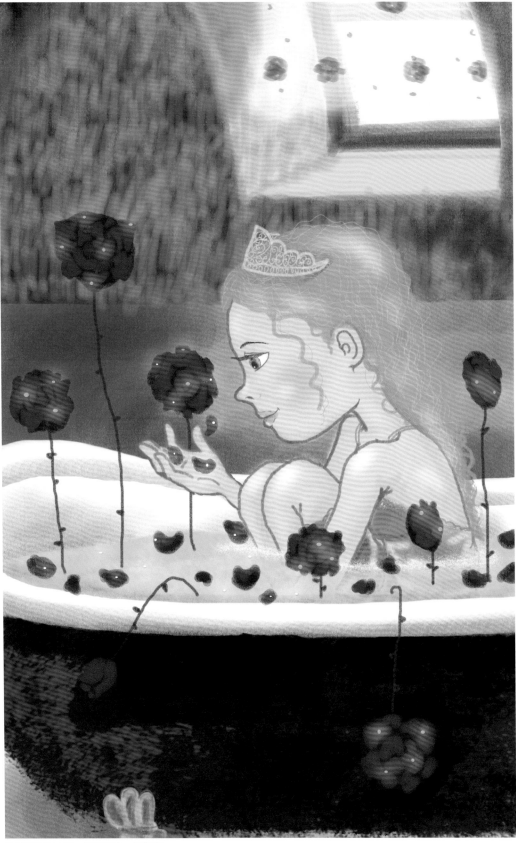

單酯
Esters

苯基酯
Phenyl esters

單萜醛
Aldehydes

酮
Ketones

倍半萜醇
Sesquiterpenols

倍半萜烯
Sesquiterpenes

內酯+香豆素
Lactones &
Coumarins

氧化物
Oxides

單萜烯
Monoterpenes

單萜醇
Monoterpenols

酚+醚
Phenols & Ethers

玫瑰的香氣主張：愛能療癒一切傷痛

# 冬綠樹 / 冬青樹
## Wintergreen

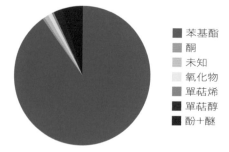

苯基酯
酮
未知
氧化物
單萜烯
單萜醇
酚＋醚

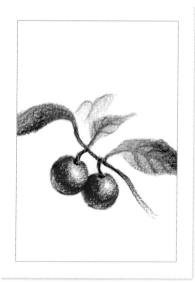

主要的3大化學成分 Major 3 active constituents

| | |
|---|---|
| *Methyl salicylate* | **<99%** |
| *Linaolol* | **<2%** |
| *ethyl Salicylate* | **<0.25%** |

### Wintergreen, "Muscle Relief"
### 肌肉紓緩放鬆劑

| | |
|---|---|
| 拉丁學名 | Gaultheria procumbens |
| 萃取部位 | 葉子 |
| 香　　調 | 高音；如清新的口香糖或漱口水，帶有尤加利味 |
| 香氣濃度 | 7 |
| 精油顏色 | 無色 |
| 速配香氣 | 尤加利、辣薄荷、迷迭香、野馬鬱蘭、香水樹、百里香 |
| 藥學特質 | 消炎，止痛，抗痙攣 |
| 脈輪相合 | 心輪 |

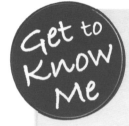

● 由於內服毒性高，對環境及海洋生態亦不利，現今已經很少能買到真正的冬綠樹精油了。

● 多以合成的水楊酸甲酯（methyl salicylate），取代冬綠樹精油，大都用來處理肌肉、神經的酸痛及炎症問題。

● 在綠油精及面速力達母的成分中，皆含有水楊酸甲酯，萬應白花油則含有冬青油。主治驅風救急，提神省腦，止癢止痛。

● Roonka的肌肉酸痛按摩油（Muscle Relief Massage Oil），處方涼爽、止痛快，也是含有冬綠樹精油的成分。

● 過去常用於呼吸道症狀，特別是慢性黏膜阻塞困擾，現在較常見於肌肉神經的照護處方中，處理下背酸痛、坐骨神經痛。

## 傳統使用

- 呼吸道的阻塞如清痰。
- 或抹於下背，治坐骨神經痛。

## 症狀及緩解

- **下背酸痛：** 5滴冬綠樹 ＋ 5cc聖約翰草療癒油 ＋ 5cc 山金車療癒油，佐以熱敷。

注意
- ·低劑量使用，並且避免長期使用。
- ·劑量過高或濫用可能造成內出血或呼吸困難。
- ·盡量減少使用。

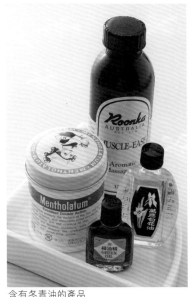

含有冬青油的產品

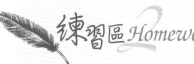
請描述你/妳閉眼嗅聞此精油香氣10秒後，察覺的香調心得。

練習區 Homework 2
寫下你/妳使用此精油7天後的身心感受。

練習區 Homework 3
找出令你/妳心生歡喜的香氣處方。

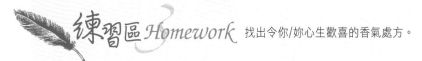
冬綠樹 　　滴 ＋ ＿＿＿＿＿ ＋ ＿＿＿＿＿

用處：

用法：

效果：

醋
Esters

苯基酯
Phenyl esters

單萜醛
Aldehydes

酮
Ketones

倍半萜醇
Sesquiterpenols

倍半萜烯
Sesquiterpenes

內酯+香豆素
Lactones &
Coumarins

氧化物
Oxides

單萜烯
Monoterpenes

單萜醇
Monoterpenols

酚+醚
Phenols & Ethers

單萜醛精油
Aldehydes

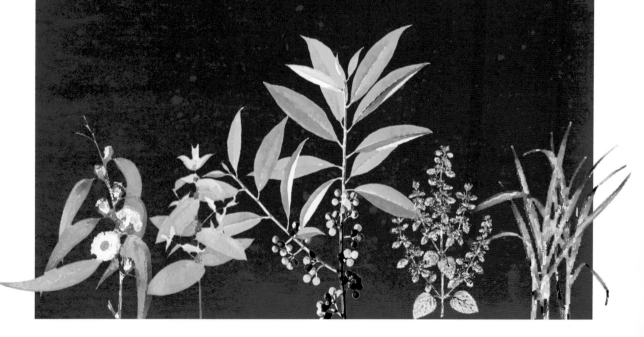

# 常見的醛及含較高量醛的精油

## Trans-2-hexenal (C₅H₉CHO, non-terpenoid)

甜馬鬱蘭 Sweet marjoram  0.3%

快樂鼠尾草 Clary Sage    0.05%

## Citronellal (COH₁₇CHO, Monoterpenoid)

檸檬尤加利 Eucalyptus citriodora   75%

香茅 Citronella    35%

山雞椒 May Chang    10%

## Neral (C₉H₁₅CHO, Monoterpenoid)

香蜂草 Melissa      35%

檸檬草 Lemongrass   35%

山雞椒 May Chang    30%

薑 Ginger         3%

檸檬 Lemon         1%

## Geranial (C₉H₁₅CHO, Monoterpenoid)

檸檬草 Lemongrass   50%

山雞椒 May Chang    25%

薑 Ginger         10%

檸檬 Lemon         2%

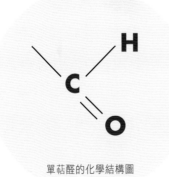

單萜醛的化學結構圖

## 藥學特質

抗感染，消毒殺菌，低量鎮定，抗病毒，抗真菌，抗炎。

## 生理癒性

降血壓、降低體溫、激勵消化腺分泌、驅蚊、止痛、抗風濕、關節炎……等。

## 心理癒性

抗焦慮、給予溫暖方向，悠遊、自得的心情，讓人不拘小節。

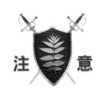

注　意

· 某些醛類精油，可能會刺激皮膚黏膜。

# 檸檬尤加利
## Lemon Eucalyptus

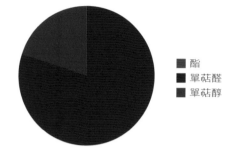

■ 酯
■ 單萜醛
■ 單萜醇

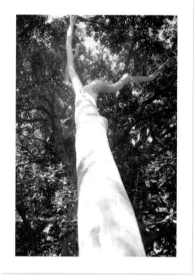

## 主要的2大化學成分 *Major 2 active constituents*

| | |
|---|---|
| *Citronellal* | **<80%** |
| *Citronellol* | **<20%** |
| *B-caryophyllene* | **<2%** |

### Lemon Eucalyptus, "Ghost Eucalyptus"
### 白鬼似的尤加利

| | |
|---|---|
| 拉丁學名 | Eucalyptus citriodora |
| 萃取部位 | 葉子 |
| 香　　調 | 高音，清新的香茅味，後味帶有香脂 |
| 香氣濃度 | 8 |
| 精油顏色 | 水色 |
| 速配香氣 | 桃金孃科、柑橘科、香脂類、葉類精油 |
| 藥學特質 | 抗痙攣、消毒殺菌、降血壓、抗炎、抗病毒、鎮定神經 |
| 脈輪相合 | 太陽神經叢 |

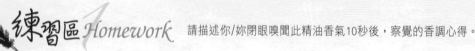

練習區 *Homework* 請描述你/妳閉眼嗅聞此精油香氣10秒後，察覺的香調心得。

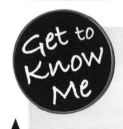

Get to Know Me

● 桃金孃科，以蒸餾葉片法得精油；全世界擁有500多種尤加利，大多是具剝落性樹皮的芳香喬木。植物原產於澳洲，因為檸檬尤加利也具有剝落性樹皮的特性，其樹幹顯得特別光滑、白細，又稱為 "鬼尤加利"。

● 精油於20世紀初自海外進口，產地有巴西、肯亞、中國。

酯
Esters

苯基酯
Phenyl esters

單萜醛
Aldehydes

酮
Ketones

倍半萜醇
Sesquiterpenols

倍半萜烯
Sesquiterpenes

內酯+香豆素
Lactones &
Coumarins

氧化物
Oxides

單萜烯
Monoterpenes

單萜醇
Monoterpenols

酚+醚
Phenols & Ethers

## 傳統使用

● 檸檬尤加利並非傳統用藥，富含香茅醛（60～80％）作為驅蚊用。澳洲尤加利可提升免疫，但驅蚊效果較弱，也無安眠的效能，因此夜晚薰香，以檸檬尤加利較為適合。

● 改善焦慮、失眠的症狀。

● 近年，法國醫生用它做為抗發炎、紓緩炎症之用，特別是用在風溼性的關節炎。

## 症狀及緩解

● **驅蚊：**檸檬尤加利8滴＋薰香器。夏夜酷熱，可用此精油薰香，可鎮定安撫心神，同時驅蚊，抗流感傳染，一舉三得。

● **橘皮組織：**由於循環代謝及身體機能減緩，易使脂肪、廢水或毒素，堆積在大腿、臀部、甚至手臂，使表皮看起來類似橘子皮的外觀。

運用精油泡澡、按摩，有助於代謝橘皮組織，若配合飲食調整，更能事半功倍，是要持之以恆的療程。

如果你手邊有很多精油，也有按摩的習慣，請試試澳洲芳療師Ron Guba的獨家處方：檸檬尤加利1.5ml ＋ 檸檬2ml ＋ 大西洋香柏2ml ＋ 鼠尾草1.5ml ＋ 絲柏2ml ＋ 綠花白千層1ml ＋ 植物油100ml，每日按摩2～3回，連續 30 天。

注　意

・內服有毒性、恐傷腎。

・高血壓、孕婦、癲癇避免使用。

・老人、小孩、Baby低量使用。

・不與順勢療法混用。

*練習區Homework* 寫下你/妳使用此精油7天後的身心感受。

*練習區Homework* 找出令你/妳心生歡喜的香氣處方。

檸檬尤加利　　滴 ✚ ＿＿＿＿＿ ✚ ＿＿＿＿＿

用處：

用法：

效果：

# 檸檬草
## Lemongrass

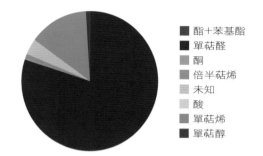

| | |
|---|---|
| ■ | 酯＋苯基酯 |
| ■ | 單萜醛 |
| ■ | 酮 |
| ■ | 倍半萜烯 |
| ■ | 未知 |
| ■ | 酸 |
| ■ | 單萜烯 |
| ■ | 單萜醇 |

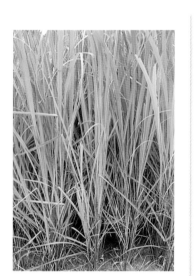

## 主要的3大化學成分 *Major 3 active constituents*

| | |
|---|---|
| *Geranial* | **<47%** |
| *Neral* | **<34%** |
| *Limonene* | **<1%** |

---

**Lemongrass, "Flavor ingredient in Thai cuisine"**
泰式料理的要角

| | |
|---|---|
| 拉丁學名 | Cymbopogon citratus |
| 萃取部位 | 葉 |
| 香　　調 | 高音，檸檬香草味 |
| 香氣濃度 | 6 |
| 精油顏色 | 淡黃、淺褐色 |
| 速配香氣 | 羅勒、馬丁香、回青橙、白千層 |
| 藥學特質 | 消毒殺菌、抗病毒、抗炎、鎮定神經、提振精神 |
| 脈輪相合 | 太陽神經叢 |

---

練習區 *Homework*　請描述你/妳閉眼嗅聞此精油香氣10秒後，察覺的香調心得。

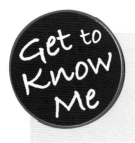

酯
Esters

苯基酯
Phenyl esters

單萜醛
Aldehydes

酮
Ketones

倍半萜醇
Sesquiterpenols

倍半萜烯
Sesquiterpenes

內酯+香豆素
Lactones &
Coumarins

氧化物
Oxides

單萜烯
Monoterpenes

單萜醇
Monoterpenols

酚+醚
Phenols & Ethers

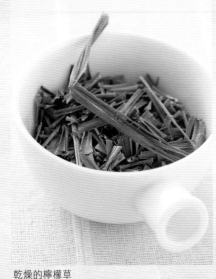

乾燥的檸檬草

- 外觀看起來像芒草，屬於禾科多年生草本植物。葉子細長邊緣銳利，全株散發出檸檬香氣，搓揉葉子有濃厚的檸檬味，精油較不易氧化變質。

- 檸檬草又名檸檬香茅，含有高量的檸檬醛，與山雞椒一樣是檸檬醛的主要萃取來源。

- 主要產區在印度、印尼，澳洲亦有。在泰國料理界中，檸檬草是被廣為使用的香料，與海鮮及椰子口味相合。

- 與馬丁香及香茅，同屬禾本科香茅屬，但馬丁香香氣較似玫瑰，無驅蚊功效。

- 新鮮或乾燥的檸檬草都非常適合用來泡茶，有助消化。

## 傳統使用

- 檸檬草在印度草藥醫學傳統數百年，用於消毒防腐、抗真菌、抗傳染性的疾病，並可退燒。

- 瑪格麗特·摩利女士特別推崇檸檬草精油，它具有很好的清理組織液功能，對於身體機能停滯或老化問題，有很大的幫助，可用於泡澡或按摩。按摩劑量最好低於3%，泡澡應少於3滴，要先稀釋後再泡，較不會灼傷皮膚或引起皮膚敏感。

- 檸檬草有強烈的抗菌力及殺菌力，可代謝乳酸、減輕酸痛疲勞、紓緩站累的雙腿，抑汗臭。

- 對於寵物身上的臭味及跳蚤幫助很大，建議以精油調和高嶺土粉（Kaolin Powder），撲於狗身上及撒於狗窩，效果最好。

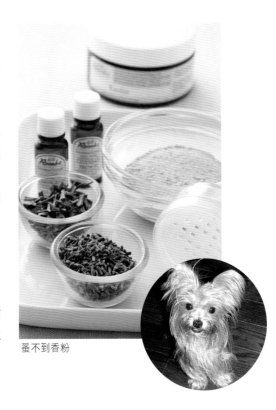

蚤不到香粉

## 症狀及緩解

● **狗狗蚤不到：**檸檬草3滴 ＋ 薰衣草3滴 ＋ 高嶺土粉1湯匙，充分搖勻，再過篩，在狗狗浴後，吹乾，灑在狗狗身上，當驅蚤的香粉用。

● **調順腎機能：**檸檬草3滴 ＋ 檀香3滴 ＋ 玫瑰2滴 ＋ 植物油10cc，抹於背後腎區。

● **香港腳：**3滴檸檬草 ＋ 3滴茶樹泡腳10分鐘，擦乾後，再抹上純劑1滴於患處。

· 孕期避免使用。
· 易引起皮膚敏感。
· 低量使用，3%以下。

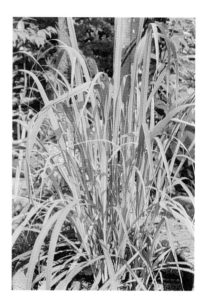

---

*練習區 Homework 2* 寫下你/妳使用此精油7天後的身心感受。




*練習區 Homework 3* 找出令你/妳心生歡喜的香氣處方。


檸檬草 _____ 滴 ✚ _____ ✚ _____


用處：

用法：

效果：

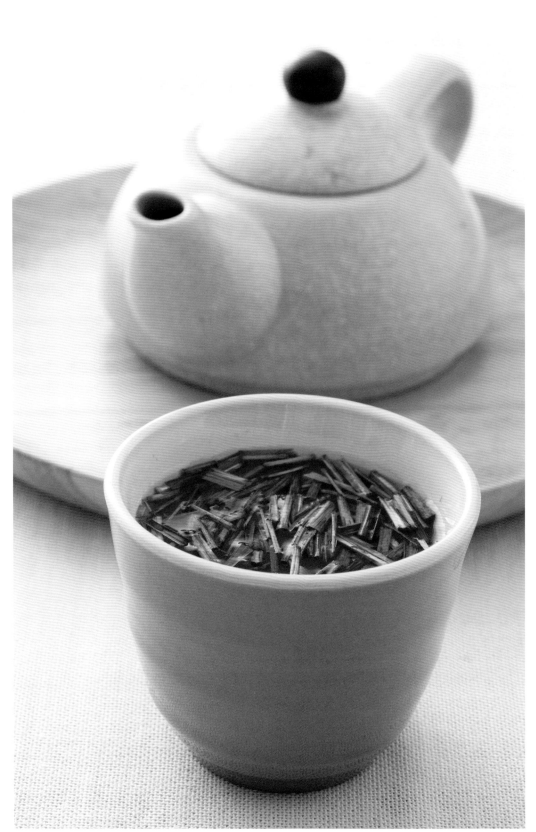

檸檬草茶助消化、香氣佳

# 山雞椒
## May chang

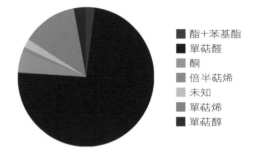

| | |
|---|---|
| ■ | 酯＋苯基酯 |
| ■ | 單萜醛 |
| ■ | 酮 |
| ■ | 倍半萜烯 |
| ■ | 未知 |
| ■ | 單萜烯 |
| ■ | 單萜醇 |

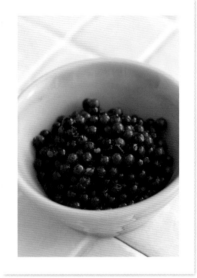

## 主要的3大化學成分 Major 3 active constituents

| | |
|---|---|
| *Geranial* | **<41%** |
| *Neral* | **<34%** |
| *Limonene* | **<13%** |

### May Chang, "Flavor ingredient for Aborigines"
### 台灣山胞的香料

| | |
|---|---|
| 拉丁學名 | Litsea cubeba |
| 萃取部位 | 漿果 |
| 香　　調 | 高音，濃郁的柑橘水果香 |
| 香氣濃度 | 7 |
| 精油顏色 | 淡黃色 |
| 速配香氣 | 薑、回青橙、馬鞭草、羅勒、柑橘 |
| 藥學特質 | 抗痙攣（呼吸道）、抗菌、抗真菌、開胃 |
| 脈輪相合 | 眉心輪 |

## 練習區 Homework

請描述你/妳閉眼嗅聞此精油香氣10秒後，察覺的香調心得。

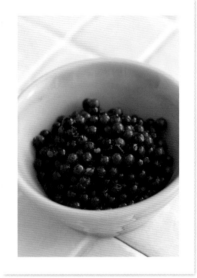

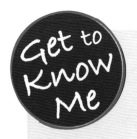

酯
Esters

苯基酯
Phenyl esters

單萜醛
Aldehydes

酮
Ketones

倍半萜醇
Sesquiterpenols

倍半萜烯
Sesquiterpenes

內酯+香豆素
Lactones &
Coumarins

氧化物
Oxides

單萜烯
Monoterpenes

單萜醇
Monoterpenols

酚+醚
Phenols & Ethers

● 又名"山蒼果"，原產於東亞、中國。台灣區泰雅族的原住民稱之為「馬告」，它的果實常被原住民當香料入菜。

　　在烏來山區的飲食店家，常可見馬告雞湯或馬告鮮魚湯。只放雞或魚、馬告、米酒，即做成香氣四溢、開胃、全家叫好的雞或魚湯了。

　　魚的湯頭口感有如混合了薑及檸檬的鮮味，很像東南亞的檸檬草魚湯，清新好消化，是很棒的家常菜。

● 往烏來的山區有一間頗大的山產店，喚名"台雞店"，出產的馬告雞或魚湯，值得一試。

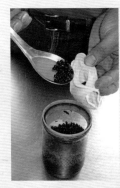
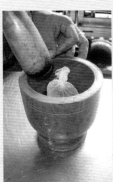
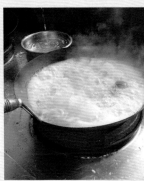
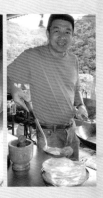

● 山雞椒的葉子和花都有檸檬香，漿果看似椒椒，使用前需先拍碎，才可烹煮，好聞、幫助消化、殺菌力強，適合補身，抗傳染用。

● 蒸餾果實可得精油。

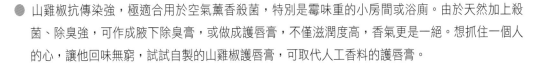

**傳統使用**

● 山雞椒抗傳染強，極適合用於空氣薰香殺菌，特別是霉味重的小房間或浴廁。由於天然加上殺菌、除臭強，可作成腋下除臭膏，或做成護唇膏，不僅滋潤度高，香氣更是一絕。想抓住一個人的心，讓他回味無窮，試試自製的山雞椒護唇膏，可取代人工香料的護唇膏。

● 山雞椒的抗痙攣性，製成唇膏狀，抹於鼻下或唇上，可作為預防氣喘的發作。

● 適用於油性、痤瘡及斑點皮膚，添加在各種護膚保養品中，不會引起光敏反應，是佛手柑、回青橙及檸檬很好的替代品。

● 抗焦慮、躁鬱、沮喪、神經緊張及助眠；抗菌、抗病毒、抗感染。

● **山雞椒香膏：** 5cc的天然蜂蠟 ＋ 5cc的乳果木脂 ＋ 20cc的荷荷芭油，加熱相溶後，滴入20滴的山雞椒調勻，再倒入6個5cc的唇膏瓶，置入冰箱冷藏室約1小時，即可獲得天然、純淨、滋潤度極佳、可食的香膏了。亦可作為體香膏、除臭膏、護唇膏、髮膏。

● **抗感染、紓壓、除臭用：** 100cc純水 ＋ 20滴的山雞椒，倒入附有噴頭的鋁製噴瓶內，記得使用前搖一搖，適用於車上，公共空間，如辦公室、醫院、錄音室或沒有窗戶的密閉空間，香氣令人振奮，有紓壓、抗憂鬱的效果。

注　意　· 皮膚敏感者，小心使用。

*練習區 Homework 2*　寫下你/妳使用此精油7天後的身心感受。

*練習區 Homework 3*　找出令你/妳心生歡喜的香氣處方。

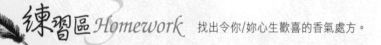

山雞椒 ＿＿＿＿ 滴 ＋ ＿＿＿＿＿＿ ＋ ＿＿＿＿＿＿

用處：

用法：

效果：

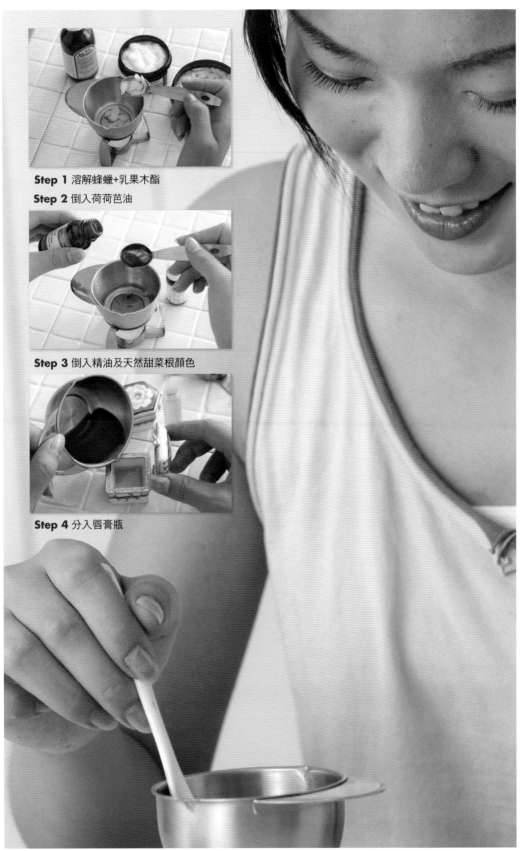

**Step 1** 溶解蜂蠟+乳果木酯
**Step 2** 倒入荷荷芭油

**Step 3** 倒入精油及天然甜菜根顏色

**Step 4** 分入唇膏瓶

山雞椒香膏製作方法

酯
Esters

苯基酯
Phenyl esters

單萜醛
Aldehydes

酮
Ketones

倍半萜醇
Sesquiterpenols

倍半萜烯
Sesquiterpenes

內酯+香豆素
Lactones &
Coumarins

氧化物
Oxides

單萜烯
Monoterpenes

單萜醇
Monoterpenols

酚+醚
Phenols & Ethers

# 香蜂草
## Melissa

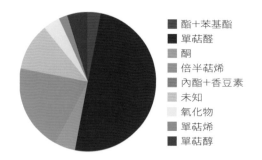

圖例：
- 酯＋苯基酯
- 單萜醛
- 酮
- 倍半萜烯
- 內酯＋香豆素
- 未知
- 氧化物
- 單萜烯
- 單萜醇

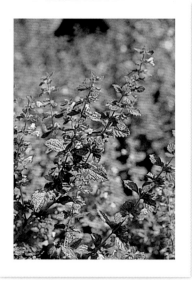

## 主要的3大化學成分 Major 3 active constituents

| | |
|---|---|
| *Geranial* | **25%** |
| *Neral* | **15%** |
| *Beta-aryophyllene* | **12%** |

### Melissa, "Lemon Balm"
檸檬似的香脂

| | |
|---|---|
| 拉丁學名 | Melissa officinalis |
| 萃取部位 | 葉面 |
| 香　　調 | 高音；檸檬味帶有花香調，溫暖濃郁的放射能量 |
| 香氣濃度 | 4 |
| 精油顏色 | 淡黃色 |
| 速配香氣 | 佛手柑、玫瑰、香水樹、茉莉、馬鬱蘭、乳香、橙花、羅勒 |
| 藥學特質 | 抗痙攣（呼吸道）、抗菌、抗真菌、助消化、滋補神經 |
| 脈輪相合 | 太陽神經叢 |

練習區 Homework

請描述你/妳閉眼嗅聞此精油香氣10秒後，察覺的香調心得。

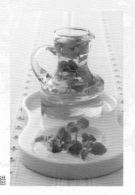

香蜂草醋

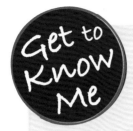
Get to Know Me

● 整株植物皆可提煉香蜂草精油，然而因含油量少，價格非常昂貴，不下於玫瑰，因此香蜂草經常被其它香氣類似的精油混蒙，如檸檬草、檸檬馬鞭草或檸檬精油所替代。

● 香蜂草Melissa源自希臘文Melittena，意思是"Honey-Bee"，根據Dioscorides（希臘醫生，迪澳斯柯瑞迪）說：這Bees的香草，是蜜蜂很喜歡的植物，也令人心生喜樂。

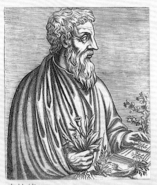
吉拉德

● 藥草學家吉拉德，為香蜂草下了個最好的注解：香蜂草精油使心靈愉悅。有如所羅門王曾在箴言27章第9節所說：油膏和香料使人歡欣。以賽亞書第61章1～3節用植物的香氣取代悲傷，趕走黑色的情緒。

傳統使用

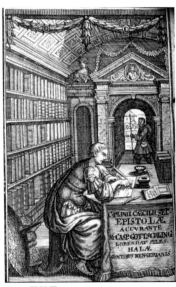
Pliny 蒲林尼

● 希臘醫生，迪澳斯柯瑞迪（Dioscorides）及羅馬學者蒲林尼（Pliny）都記載香蜂草的止痛、抗痙攣特質，可用於牙痛、氣喘、咳嗽、黃痰、偏頭痛、月經痛、憂鬱、失眠、高血壓及創傷上。

● 11世紀的阿拉伯名醫阿維西那（Avicenna）盛讚：香蜂草對心傷的撫慰及重振心情及靈性的效果。

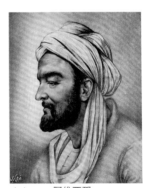
Avicenna 阿維西那

● 16世紀的名醫帕拉賽斯（Paracelsus, 1493～1541）：稱香蜂草為生活中的萬靈藥。

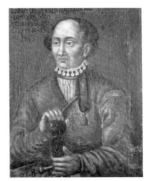
Paracelsus 帕拉賽斯

酯 Esters

苯基酯 Phenyl esters

單萜醛 Aldehydes

酮 Ketones

倍半萜醇 Sesquiterpenols

倍半萜烯 Sesquiterpenes

內酯+香豆素 Lactones & Coumarins

氧化物 Oxides

單萜烯 Monoterpenes

單萜醇 Monoterpenols

酚+醚 Phenols & Ethers

## 症狀及緩解

● **情感受創**：累積及壓抑過多的情緒於腹腔，如憤怒或愛意，
  易造成情緒失控、扭曲。將1%的香蜂草精華油，抹於腹腔及
  胸腔，在夜晚臨睡前，塗抹效果最好，有助於舒緩。
  注意：使用非真正的香蜂草精油，則效果不明顯。

● **氣喘唇膏**：調製成1%的香膏，當作紓緩呼吸道的痙攣用，請
  抹於唇上。亦可作為紓緩皮膚過敏用。

**注　意**
· 孕期避免使用。
· 可能引起皮膚敏感。
· 劑量高，可能使當下反應遲鈍。
· 低血壓避免使用。

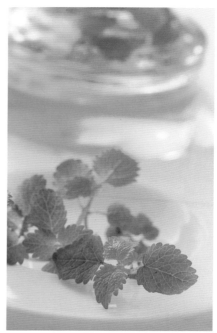

以醋浸漬香蜂草，取其藥性

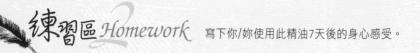

練習區 *Homework* 寫下你/妳使用此精油7天後的身心感受。

練習區 *Homework* 找出令你/妳心生歡喜的香氣處方。

香蜂草 _____ 滴 ＋ _____ ＋ _____

用處：

用法：

效果：

# 泡製
# 香蜂草茶

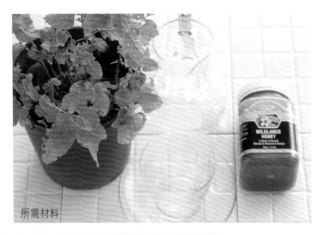

所需材料

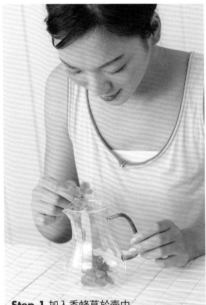

**Step 1** 加入香蜂草於壺中

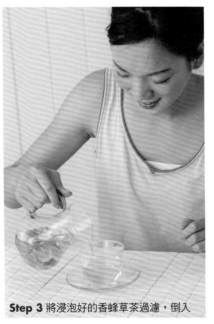

將開水倒入壺中

**Step 2** 將開水倒入壺中

**Step 3** 將浸泡好的香蜂草茶過濾，倒入

**Step 4** 加入蜂蜜

酯
Esters

苯基酯
Phenyl esters

**單萜醛**
**Aldehydes**

酮
Ketones

倍半萜醇
Sesquiterpenols

倍半萜烯
Sesquiterpenes

內酯+香豆素
Lactones &
Coumarins

氧化物
Oxides

單萜烯
Monoterpenes

單萜醇
Monoterpenols

酚+醚
Phenols & Ethers

單萜酮 &
倍半萜酮精油
Ketones

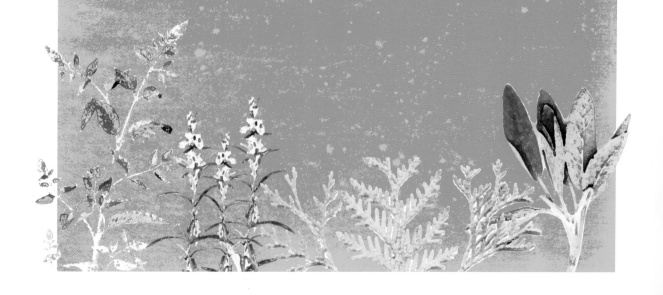

# 常見的酮類及含較高量酮類的精油

## Menthone ($C_{10}H_{18}O$)

| | | |
|---|---|---|
| 辣薄荷 Peppermint | 30% | |
| 波本天竺葵 Bourbon Geranium | 2% | |

## Camphor ($C_{10}H_{16}O$)

| | | |
|---|---|---|
| 迷迭香 Rosemary | 15～30% | |
| 鼠尾草 Sage | 22% | |
| 穗狀薰衣草 Spike lavender | 15% | |
| 西洋蓍草 Yarrow | 12% | |

## Thujone ($C_{10}H_{16}O$)

| | | |
|---|---|---|
| 側柏 Thuja | 45% | |
| 鼠尾草 Sage | 20～40% | |

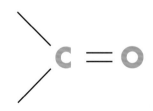

酮的化學結構圖

## 藥學特質

降低黏液發生，抗組織胺，擴張血管，抗病毒，利尿，分解脂肪。

## 生理療性

促進皮膚及黏膜新生，療疤，止咳化痰，處理水腫等。

## 心理療性

使精神清澈，開啟靈性。

·具潛在神經毒性，長期或高劑量使用可能傷害中樞神經；內服易引起肝毒。

# 牛膝草
## Hyssop

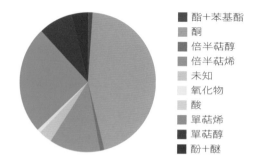

| | |
|---|---|
| ■ | 酯＋苯基酯 |
| ■ | 酮 |
| ■ | 倍半萜醇 |
| ■ | 倍半萜烯 |
| ■ | 未知 |
| ■ | 氧化物 |
| ■ | 酸 |
| ■ | 單萜烯 |
| ■ | 單萜醇 |
| ■ | 酚＋醚 |

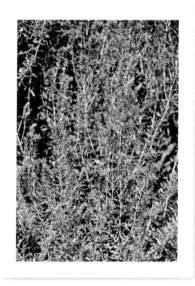

### 主要的3大化學成分 *Major 3 active constituents*

| | |
|---|---|
| **Isopino-camphone** | **<39%** |
| **Beta-pinene** | **<11%** |
| **Pinocamphone** | **<10%** |

### Hyssop, "Herbrew's sacred herb"
### 希伯來人的聖草

| | |
|---|---|
| 拉丁學名 | Hyssop officinalis |
| 萃取部位 | 葉及花 |
| 香　　調 | 中板；溫暖、甜甜、帶有乾草香，類似鼠尾草的香氣 |
| 香氣濃度 | 6 |
| 精油顏色 | 淺黃色 |
| 速配香氣 | 香草類、鼠尾草、胡蘿蔔籽、月桂、歐白芷 |
| 藥學特質 | 袪痰、規律血壓，滋補心臟、淨化血液、利尿 |
| 脈輪相合 | 心輪及太陽神經叢 |

練習區 *Homework* 請描述你/妳閉眼嗅聞此精油香氣10秒後，察覺的香調心得。

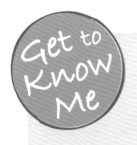

● 牛膝草是希伯來人所珍視的香藥草。用於靈性的清潔及淨化。許多人相信牛膝草具有神奇的力量，代表罪的赦免。在出埃及第12章第22節，記載摩西遵從上主的吩咐，要埃及境內的以色列人紀念上主的節期。要拿一把牛膝草，蘸盆裡的血，塗在門框上和門楣上，一直到第二天早晨，無論誰都不准出門。這是以色列人的第一個逾越節（Passover），這個禮儀的意義是：尊敬上主的逾越節的牲祭禮儀，因為上主讓執行毀滅的天使在埃及越過以色列人的家。上主殺了埃及人的頭胎，卻保留了以色列人的性命。

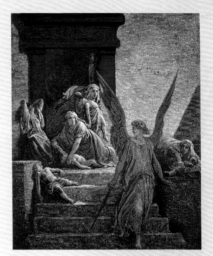

● 約翰福音19章29—30節，在耶穌被釘十字架之後，在那裡有一個壺，盛滿著酸酒；他們就拿海綿浸了酸酒，綁在牛膝草的桿子上，送到他（耶穌）唇邊。耶穌嚐過後便說：「成了！」，垂下頭，氣斷而死。

為什麼在耶穌斷氣前，使用牛膝草當桿子並不清楚，也不知道為什麼在骷髏岡會出現牛膝草。典籍談到古希伯來人相信牛膝草的香氣可以驅避惡靈—「死亡的天使」，是具有神秘力量的香草。

● 迪奧斯柯瑞迪是羅馬尼祿王的軍醫，在西元54～68年時期，曾隨軍隊四處行軍，救治傷兵，他建議內服牛膝草，可處理久咳不癒及痰多又濃的情況。對於臨終前呼吸的緊窒，有紓緩的幫助。

● "hyssop"源自希伯來語"ezob"，意為"holy herb"（聖草）。

## 傳統使用

● 希波克拉底（西元前460～377年）、葛倫（西元130～200年）及迪奧斯科瑞迪，這三位古希臘、羅馬時代的名醫，都盛讚牛膝草對呼吸道的幫助，特別是止咳化痰的功效。抗感染，抗病毒，袪痰，調順呼吸系統，紓緩鼻竇炎、支氣管炎、氣喘、咳嗽、肺炎等。

冷性感冒時，可與尤加利、茶樹、百里香合用、預防二次感染。

● 牛膝草具有暖胃助消化之功效，作用在脾及胰，同時改善腹部的膨脹。

● 牛膝草溫和的利尿功能，不僅處理水腫、消解脂肪，也改善尿酸堆積的困擾，與杜松子、尤加利、薰衣草合用，可改善風溼的冷痛。

● 牛膝草對於療癒瘀傷、溼疹、疤痕、青春痘、皮膚炎等都有助益。

- **咳嗽有痰：**牛膝草3滴 ＋ 尤加利2滴 ＋ 茶樹2滴 ＋ 薰衣草3滴於椰子油10ml，抹於前胸或後背、腳底。夜晚薰香，可助眠，減少咳嗽發生，使呼吸順暢。

- **保護避邪：**牛膝草2滴 ＋ 紅百里香2滴 ＋ 檸檬4滴，以水氧機薰香。

**注意**

· 低量使用。勿長期使用。

· 孕婦、糖尿病、癲癇避免使用。

· 含有側柏酮，具神經毒性，因此慎選，慎用，方能蒙得其利。

· 可能引起皮膚敏感，嗅吸及抹於手掌較為安全無虞。

---

*練習區 Homework* 寫下你/妳使用此精油7天後的身心感受。

*練習區 Homework* 找出令你/妳心生歡喜的香氣處方。

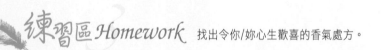

牛膝草 ＿＿＿＿ 滴 ＋ ＿＿＿＿＿＿＿ ＋ ＿＿＿＿＿＿＿

用處：

用法：

效果：

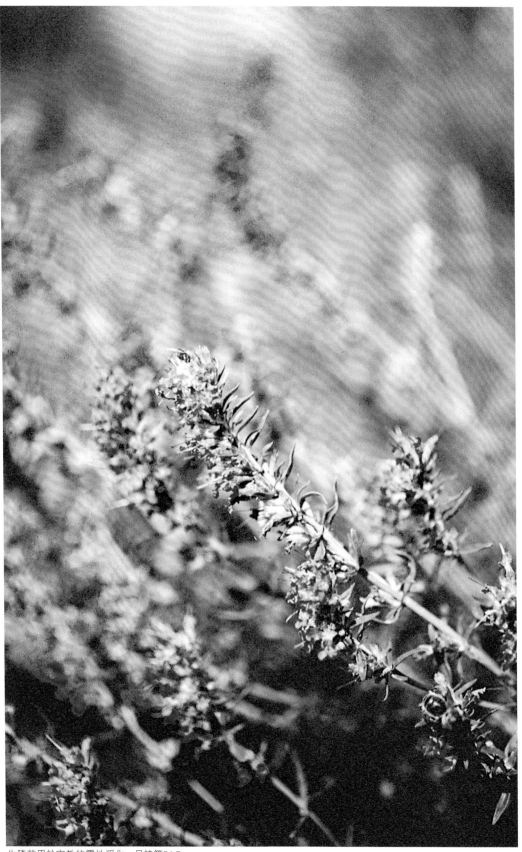

牛膝草用於宗教的靈性淨化，見詩篇51:7

# 樟腦迷迭香
## Rosemary CT1 Camphor

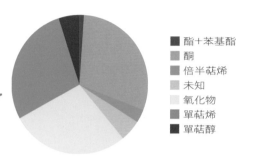

- ■ 酯＋苯基酯
- ■ 酮
- ■ 倍半萜烯
- ■ 未知
- ■ 氧化物
- ■ 單萜烯
- ■ 單萜醇

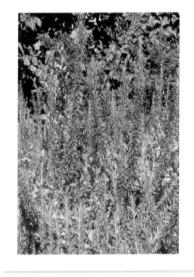

**主要的3大化學成分** *Major 3 active constituents*

| | |
|---|---|
| *Camphor* | *<20%* |
| *Alpha-pinene* | *<25%* |
| *1,8-cineole* | *<20%* |

*Rosemary CT1 Camphor, "Holy Herb for Greek & Roman"*
希臘羅馬的聖草

| | |
|---|---|
| 拉丁學名 | Rosmarinus officinalis ct camphor |
| 萃取部位 | 葉及花 |
| 香　　調 | 中板；清新刺激的樟腦味 |
| 香氣濃度 | 6 |
| 精油顏色 | 清水色 |
| 速配香氣 | 香草類如羅勒、香蜂草、百里香、辣薄荷 |
| 藥學特質 | 止痛、抗憂鬱、抗風濕、抗痙攣、利腦、利神經、滋補 |
| 脈輪相合 | 太陽神經叢、喉輪及眉心輪 |

練習區*Homework* 請描述你/妳閉眼嗅聞此精油香氣10秒後，察覺的香調心得。

● 迷迭香的屬名Ros（dew）and Marinus（sea）即是海之露珠（Sea dew）之意，因為性喜生長在海邊，地中海區皆可找到蹤跡。樟腦迷迭香產於西班牙（Spain）及普羅旺斯（Provence）。

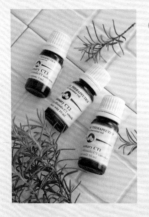

● 許多國家皆有產迷迭香，由於迷迭香生長環境的氣候、緯度及土壤的不同，雖然同一植物品種也會發展出3種不同化學含量的迷迭香。可分為樟腦迷迭香（Rosemary CT1, Camphor）、按油醇迷迭香 (Rosemary CT2, 1,8-cienol)、馬鞭草酮迷迭香（Rosemary CT3, Verbenone）。

● 迷迭香自古就有增進記憶的説法，應是樟腦的成分，給人乾淨、清爽，有提振精神之作用。近代研究顯示，嗅吸迷迭香，會促使大腦產生Beta波，有助於記憶力增加。

## 傳統使用

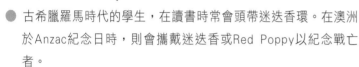
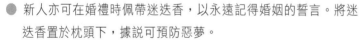

● 古希臘羅馬時代的學生，在讀書時常會頭帶迷迭香環。在澳洲於Anzac紀念日時，則會攜戴迷迭香或Red Poppy以紀念戰亡者。

● 新人亦可在婚禮時佩帶迷迭香，以永遠記得婚姻的誓言。將迷迭香置於枕頭下，據説可預防惡夢。

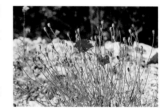

Red Poppy

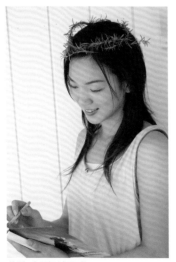

迷迭香環提神醒腦

● 可刺激氣血循環、腦及記憶，也用於處理神經肌肉的失調如肌肉痛、神經痛、風濕痛、關節僵硬及心力不及之症，如低血壓及手腳冰冷。處理水腫、肥胖、橘皮組織、高膽固醇，也見功效！

● 也可用於改善青春痘、老化肌膚、皮膚炎、濕疹、腫脹、促進各組織的循環及改善落髮或頭皮屑。
強化肌肉、神經，對於肌肉僵硬、緊繃，肌肉痛，肌肉痙攣、風濕等問題有良好的效果。

● 滋補肺、改善上下呼吸道的各種問題。

## 症狀及緩解

● **水腫**：杜松子 ＋ 薰衣草 ＋ 迷迭香共10滴於10cc的冷壓芝麻油中。由下往上推撫。

● **增進記憶**：迷迭香 ＋ 檸檬共8滴薰香，能幫助讀書寫作，或佩帶水晶溢香瓶隨時嗅聞。

● **風濕症**：3滴迷迭香 ＋ 5滴薑 ＋ 2滴杜松子調入10cc的山金車止痛油中，抹於患處，搭配熱敷或冷敷皆可。

· Rosemary CT1 含有較高量的camphor 是神經毒性 (Confusion, Nausea to convulsions depending on the amount eaten)，氣喘、癲癇、孕婦、嬰幼兒、發燒者小心使用或避免使用。
· 避免內服，小孩口服5cc，具有致命的危險。
· 高血壓及失眠患者避免使用。

*練習區 Homework* 寫下你/妳使用此精油7天後的身心感受。

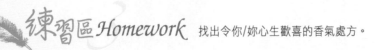

*練習區 Homework* 找出令你/妳心生歡喜的香氣處方。

樟腦迷迭香　　滴 ＋ _____ ＋ _____

用處：

用法：

效果：

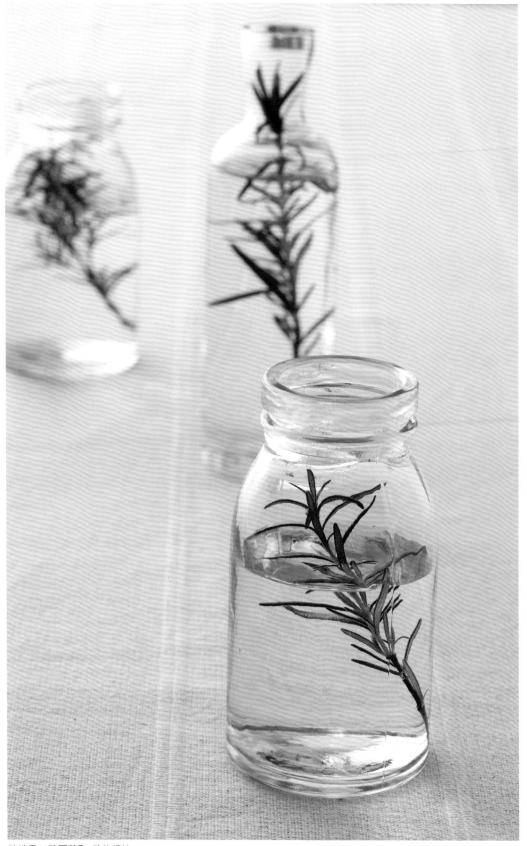

酮
Ketones

迷迭香66磅可萃取1磅的精油

115

# 馬鞭草酮迷迭香
## Rosemary CT3 verbenone

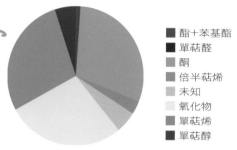

- ■ 酯＋苯基酯
- ■ 單萜醛
- ■ 酮
- ■ 倍半萜烯
- ■ 未知
- □ 氧化物
- ■ 單萜烯
- ■ 單萜醇

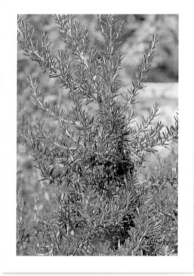

### 主要的4大化學成分 *Major 4 active constituents*

| | |
|---|---|
| **Verbenone** | **<5%** |
| **Alpha-pinene** | **<23%** |
| **1,8 cineole** | **<27%** |
| **Camphor** | **<10%** |

---

**Rosemary CT3, "Revitalizing your body & mind"**
甦醒身心

| | |
|---|---|
| 拉丁學名 | Rosmarinus officinalis ct verbenone |
| 萃取部位 | 葉及花 |
| 香　　調 | 中板；清新柔和的香草甜味。<br>香氣帶有蜂蜜的香甜及薄荷的涼感 |
| 香氣濃度 | 6 |
| 精油顏色 | 清水色 |
| 速配香氣 | 香草類如羅勒、香蜂草、百里香、辣薄荷及<br>單萜稀類如柑橘 |
| 藥學特質 | 止痛、抗憂鬱、抗風濕、抗痙攣、利腦、利神經、<br>滋補 |
| 脈輪相合 | 太陽神經叢、喉輪及眉心輪 |

練習區 *Homework* 請描述你/妳閉眼嗅聞此精油香氣10秒後，察覺的香調心得。

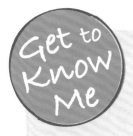

迷迭香的屬名Ros（dew）and Marinus（sea）是海之露珠（Sea dew），因為性喜生長在海邊，在地中海區皆可找到蹤跡。產於科西嘉（Corsica），具有較高量馬鞭草酮（verbenone）及龍腦酯（bornyl acetate）。

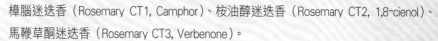

科西嘉

許多國家皆有產迷迭香，由於迷迭香生長環境的氣候、緯度及土壤的不同，雖然同一植物品種也會發展出3種不同化學含量的迷迭香。可分為樟腦迷迭香（Rosemary CT1, Camphor）、桉油醇迷迭香（Rosemary CT2, 1,8-cienol）、馬鞭草酮迷迭香（Rosemary CT3, Verbenone）。

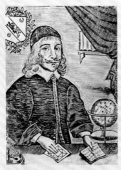

卡培波

根據卡培波（Nicholas Culpeper）的記載：迷迭香適用於頭腦所有冷性的疾病，如頭昏腦脹、暈眩或癲癇。因此自17世紀以來迷迭香在歐洲草藥醫學一直是最盛行的藥草及精油。Wilhelm Ryff "The spirits of the heart and entire body feel joy from this drink, which dispels all despondency and worry"。

匈牙利的回春水內含迷迭香成分。迷迭香精油混合橙花精露及玫瑰精露的回春水，對皮膚老化、無精打采的倦容幫助最大。據說在14世紀中古紀歐洲的熟齡公主用了回春水護膚以後，容光煥發，不久即嫁給了鄰國的王子。

### 傳統使用

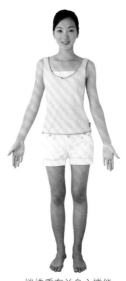

- 主要用於消化系統及肝膽問題，特別是病毒性肝炎，養肝利膽，助脂肪消化，透過對蘭氏小島及肝藏的作用，影響醣分的代謝。

- 免疫促進佳，用於產後免疫低下及產後憂鬱症。
- 也用於改善青春痘、老化肌膚、皮膚炎、濕疹腫脹、促進各組織的循環及落髮或頭皮屑。
- 處理水腫、肥胖、橘皮組織、高膽固醇。
- 滋補肺、化解黏液，改善上下呼吸道的各種問題。

迷迭香有益身心機能

● **養肝利膽助消化**：迷迭香 ＋ 黑胡椒共10滴，於20cc的精油專用植物乳。餐後或睡前塗抹於腹腔的位置。

● **回春水**：5滴迷迭香 ＋ 5滴檸檬 ＋ 5滴甜橙，先調入1/2茶匙的沒藥酊劑中，再一齊調入25cc橙花精露 ＋ 25cc玫瑰精露中。洗臉後，當作化妝水用或當肌膚的補水保濕噴劑，一日2～5回。等待肌膚年齡減少10歲的效果。

· 避免內服，小孩口服5cc具有致命的危險。
· 高血壓及失眠患者避免使用。
· 不適宜用於荷爾蒙相關的癌症。
· 氣喘、癲癇、孕婦、幼童、發燒者小心使用。

練習區 *Homework* 2　寫下你/妳使用此精油7天後的身心感受。

練習區 *Homework* 3　找出令你/妳心生歡喜的香氣處方。

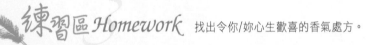

馬鞭草　迷迭香　滴 ＋ ＿＿＿＿＿ ＋ ＿＿＿＿＿

用處：

用法：

效果：

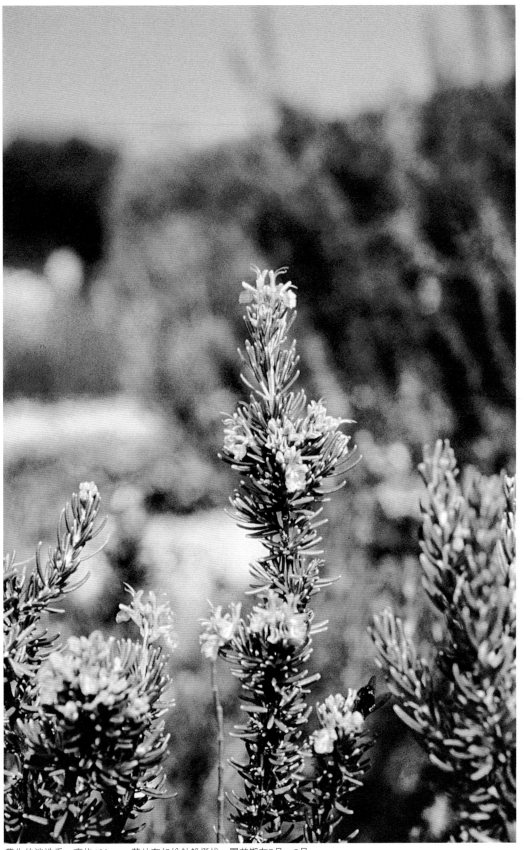

叢生的迷迭香，高約180cm，葉片有如松針般挺拔，開花期在5月～8月

# 鼠尾草
## True Sage / Common Sage

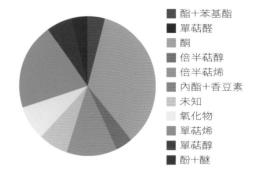

酯＋苯基酯
單萜醛
酮
倍半萜醇
倍半萜烯
內酯＋香豆素
未知
氧化物
單萜烯
單萜醇
酚＋醚

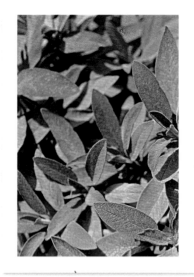

**主要的3大化學成分** Major 3 active constituents

| | |
|---|---|
| ∂- thujone | <27% |
| ß- thujone | <11% |
| Camphor | <21% |

### Sage, "Symbol of Longevity"
### 長生不老藥

| | |
|---|---|
| 拉丁學名 | Salvia officinalis |
| 萃取部位 | 花的上端 |
| 香　　調 | 高音，苦中帶甜，強烈的草葉味 |
| 香氣濃度 | 6 |
| 精油顏色 | 淡黃 |
| 速配香氣 | 月桂葉、氧化物類、柑橘類、唇形科 |
| 藥學特質 | 止痛、抗炎、抗痙攣、通經、祛痰、抗卡它、抗菌、收斂、滋補神經、助消化 |
| 脈輪相合 | 生殖輪、太陽神經叢、心輪 |

練習區 *Homework*　請描述你/妳閉眼嗅聞此精油香氣10秒後，察覺的香調心得。

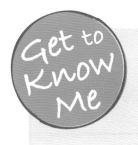

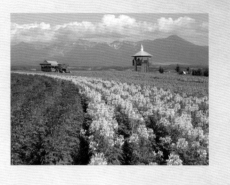

鼠尾草如唇形科植物一樣，生長遍布於地中海區的國家，包括法國、土耳其、義大利、希臘、阿爾巴尼亞、克羅埃西亞。

不同的地理環境可產出化學組成極為不同的鼠尾草；例如來自前南斯拉夫的鼠尾草含有高量的有毒酮—側柏酮。

法國及其他區域的國家含側柏酮較低，較適合芳療使用。快樂鼠尾草（Clary sage）是有別於鼠尾草（Sage）的另一品種，富含酯類及醇類。

● 鼠尾草（Sage）字根源自拉丁語 "Salvus"，意義為 "to Heal"，"to Save" 及 "Well being"，也就是 "給予療癒"，"給予拯救" 及 "安適幸福" 之意。法國 "Sage" 的意思為 "Wise"（智慧），因為鼠尾草對頭腦的記憶幫助很大。

● 真正鼠尾草是相當具爭議的藥草，許多現代的芳療學者建議勿用或少用。但在中古世紀卻是好用的藥草，古諺還說：「前院有種鼠尾草，為什麼家中還有人不治而死呢？」

## 傳統使用

● 在中古世紀的歐洲，特別是在12世紀，有許多藥草都被稱為（officina），因為草藥師經常會將此類草藥收納於個人的工作室或實驗室（Still room），準備調入處方治病用。

● 鼠尾草的品種可達300種至900種之多。因此慎選慎用才能獲得鼠尾草最大的功效。丹麥的藥草醫生Christian Paullini在1688年著書，只寫鼠尾草的好處，就寫了414頁。

● 鼠尾草是萬靈藥及長生不老的配方之一，多用於烹飪、釀造麥汁，製成藥草茶、醋、漱口水、膏藥。

● 處理頭部、腦部的感覺和記憶、幫助分娩，引流經血、惡褥、改善更年期不適症、斷奶、口腔及喉嚨感染、肌肉痙攣、疼痛、風溼關節炎、消化、絞痛痙攣、長期衰弱、憂鬱、中風、低血壓、感染、腦下垂體功能弱化、甲狀腺低下、免疫低下、自律神經失調、循環失調及橘皮組織。

● 皮膚的改善症狀有傷口、疤痕、皰疹、放射、灼傷、溼疹、皮膚炎、落髮、頭皮屑、油性皮膚、多汗症、牛皮癬、膿包、青春痘及毛孔粗大。

● **生髮油、生髮露的調製＜落髮、記憶差＞：**鼠尾草2滴 ＋ 迷迭香2滴 ＋ 薰衣草1滴 ＋ 荷荷芭油15ml，充份調和後，抹於乾淨微溼的頭皮。包覆靜待15分，再以精油洗髮精洗去。同樣劑量的精油調入50cc的純水或迷迭香精露或青葉薄荷精露，噴於洗淨後的頭皮或頭髮。精油生髮露，可隨時噴於髮間。生髮油可一月作3次護理。台灣的民俗療法是以豬膽汁混合洗髮精一起洗，再以蜂王漿調合蜂蜜作為護髮及潤絲用，非常試用於乾燥粗硬的染燙受損髮。建議選用含有迷迭香的精油洗髮精搭配，效果更佳！

● **體力衰弱、身心疲乏：**鼠尾草2滴 ＋ 松2滴 ＋ 佛手柑4滴 ＋10cc椰子油。適合夜晚使用，若白日使用，將佛手柑換成葡萄柚，較不會有光敏反應的困擾。

● **更年期保養：**鼠尾草4滴 ＋ 天竺葵3滴 ＋ 橙花3滴於10cc的椰子油，抹於腹部，再熱敷其上，可搭配精油浴及夜晚薰香。

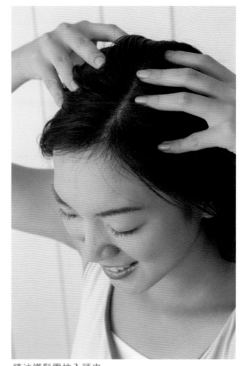

精油護髮需抹入頭皮

**注意**

· 鼠尾草有如水的性質，能載舟也會覆舟，請向有商譽的精油公司購買，避免內用，低劑量與短期使用。

· 高量的側柏酮易引起神經毒性的反應，如抽搐、暈眩、麻痺、癱瘓、心臟危機。

· 孕婦、嬰兒、癲癇症、高血壓、哺乳者避免使用。

· 低量保養，得宜的運用鼠尾草，風險低，較安全，較優於高劑量鼠尾草治療的使用。

*練習區 Homework*　寫下你/妳使用此精油7天後的身心感受。

鼠尾草　　　滴 ✚ _____ ✚ _____

用處：

用法：

效果：

酮
Ketones

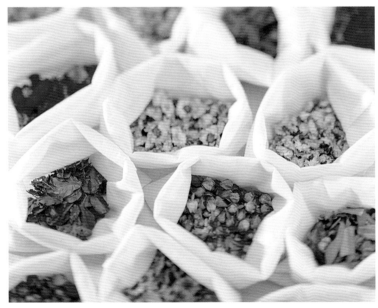

香藥草是精油萃取來源

123

# 大西洋香柏
## Atlas Cedarwood

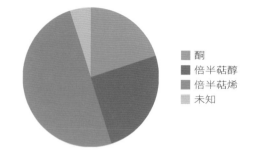

■ 酮
■ 倍半萜醇
■ 倍半萜烯
■ 未知

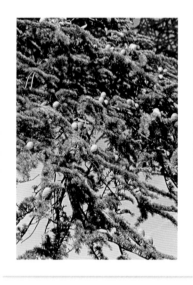

主要的3大化學成分 *Major 3 active constituents*

| | |
|---|---|
| α, ß, γ himachalene | <16%, <46%, <10% |
| δ-cadinene | <2% |
| trans- α -atlantone | <3% |

### Cedarwood, "Solomon's temple"
### 索羅門王的聖殿

| | |
|---|---|
| 拉丁學名 | Cedrus atlantica |
| 萃取部位 | 木心 |
| 香　　調 | 低音。溫暖的樟腦香，帶有甜甜的木頭香脂 |
| 香氣濃度 | 4～6 |
| 精油顏色 | 黃色 |
| 速配香氣 | 樹木類的香氣如絲柏、尤加利、杜松子、檀木、花梨木、松及佛手柑、肉桂、檸檬草、岩蘭草 |
| 藥學特質 | 抗炎、消毒殺菌、抗痙攣、收斂、祛痰、分解黏液、通經、利尿 |
| 脈輪相合 | 眉心輪、太陽神經叢 |

練習區 *Homework* 請描述你/妳閉眼嗅聞此精油香氣10秒後，察覺的香調心得。

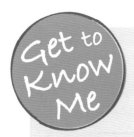

在許多不同的香柏木中，大西洋香柏與喜瑪拉雅香柏同屬松科植物，含有較高的喜瑪拉亞烯及大西洋酮。

最高級的大西洋香柏屬野生香柏，原產自摩洛哥南區的大西洋山區，與聖經中的黎巴嫩香柏木是近親。

與北美所產的維吉尼亞香柏完全不同，北美的紅香柏屬於柏科。

台灣的Hinoki檜木，其英文是黃柏（yellow cedarwood）。

古時這些香柏都是很好的建築材料，蓋廟堂、宮殿、華宅、造船。主要是因為香柏有高比例的精油成分，除了質地硬、內含精油，更具有驅退白蟻、抗霉菌的功能，能使被建造之物歷久不衰。

"Cedrus"源自阿拉伯語，意指"力量"。

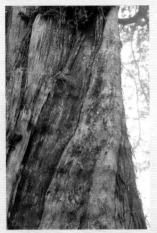

台灣高山檜木

## 傳統使用

強化腎脾胰，補氣強身，適用於昏睡、神經衰弱、下背痛、及精神意智渙散的情況，久臥病床的病人可選擇大西洋香柏作為紓緩症狀、提高體能用。

大西洋香柏精油經常用於降低充血，清阻塞的現象，如分解累積的脂肪團、利尿，處理肥胖、橘皮及水腫，改善體質溼冷問題。大西洋香柏較常被用於淋巴及循環系統的醫療保健。

除了清阻塞，抗感染，鎮痙攣，化痰的療癒特質，改善支氣管炎，咳嗽，黏膜炎，結核病，呼吸道感染；同時可用於生殖泌尿系統，改善膀胱炎及泌尿道感染。

收斂，抗菌，改善頭皮屑及其他頭皮問題，對油性、青春痘皮膚亦有改善幫助。

抗炎、止痛的特質，改善肌肉痛、關節炎、風溼症。

● **泌尿道感染或強身保元氣：**大西洋香柏 ＋ 百里香（沈香醇）共10滴於10ml的基底油中，每日抹於肚臍以下，恥骨上。

● **撞傷的瘀腫痛／韌帶扭傷：**大西洋香柏 ＋ 薰衣草 ＋ 德國甘菊共10滴於20cc的蘆薈膠中，抹於腫脹的體表上，前3日搭配冷敷，之後請熱敷，並改為按摩油處方，基底用金盞花療癒油。

· 高劑量易造成皮膚敏感。
· 孕期及嬰兒避免使用。

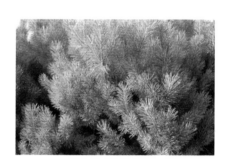

**練習區 *Homework*** 寫下你/妳使用此精油7天後的身心感受。

**練習區 *Homework*** 找出令你/妳心生歡喜的香氣處方。

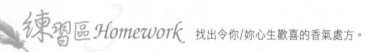

大西洋香柏 ___滴 ＋ _____ ＋ _____

用處：

用法：

效果：

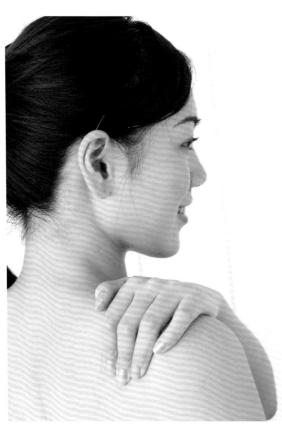

大西洋香柏香氣較為中性,適合給
男性作為紓壓止痛良方

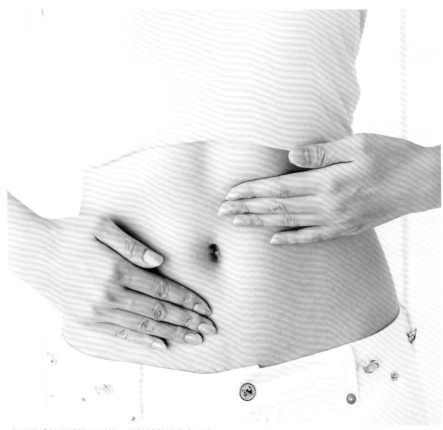

大西洋香柏滋補第三脈輪,可抹於肚臍的上下方

# 永久花
## Everlasting / Immortelle

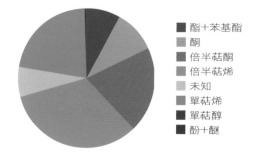

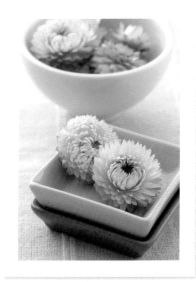

## 主要的3大化學成分 Major 3 active constituents

| | |
|---|---|
| **Alpha-pinene** | **<22%** |
| **Gamma-curcumene** | **<11%** |
| **Italidiones** | **<8%** |

### Everlasting, "Immortal, Italian straw flower"
### 永恆的追思

| | |
|---|---|
| 拉丁學名 | Helichrysum italicum |
| 萃取部位 | 花 |
| 香　　調 | 低音。蜂蜜木質香，帶有酸嗆的香脂味 |
| 香氣濃度 | 7 |
| 精油顏色 | 黃褐色 |
| 速配香氣 | 佛手柑、岩玫瑰、乳香、丁香、花梨木 |
| 藥學特質 | 抗炎、抗菌、療癒修護 |
| 脈輪相合 | 第三隻眼 |

練習區 Homework　請描述你/妳閉眼嗅聞此精油香氣10秒後，察覺的香調心得。

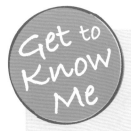

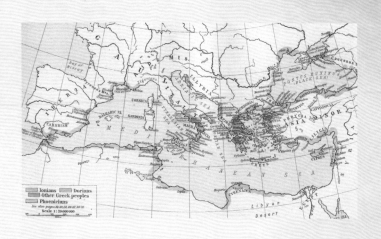

● 永久花原產於地中海東岸及北非，主要生產國在義大利、法國、西班牙及前南斯拉夫。種植永久花，主要以萃取精油為主，在花店也常可發現永久花乾燥的身影。

● 永久花過去用在香水界較多，以溶劑萃取法為主。永久花就如同字面所建議的意思：永垂不朽，對身、心、靈都有極優的輔助效果。

● 具有鎮定、安撫的特質用於心靈、紓緩壓力、驚嚇及焦慮。

● 永久花的心靈內涵是：讓逝去的愛化為永恆。

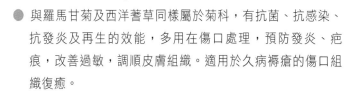

傳統使用

● 與羅馬甘菊及西洋蓍草同樣屬於菊科，有抗菌、抗感染、抗發炎及再生的效能，多用在傷口處理，預防發炎、疤痕，改善過敏，調順皮膚組織。適用於久病褥瘡的傷口組織復癒。

● 抗痙攣及祛痰的特質，使永久花運用在肺部疾病如氣喘、咳嗽、支氣管炎。

● 在芳療醫生的眼中，永久花精油對清肝血、改善頭痛、降低膽固醇及降血壓的效能更為重要。近年法國芳療醫生採用水蒸氣蒸餾法的永久花，作為療癒創傷、抗凝血、癒合傷口、處理嚴重的瘀血、腫脹。

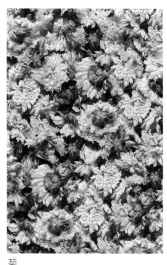

菊

● 永久花精油作用在肝膽腎脾胰及淋巴的排毒器官，內服及濕敷效果較佳。

● **激發生命的熱情：**2滴玫瑰 ＋ 1滴永久花 ＋ 10cc植物油，抹於心房、前額、臉部，重燃生命的火花。

● **蟹足腫（Cheloid）或褥瘡：**10滴永久花 ＋ 10滴真正鼠尾草 ＋ 15cc玫瑰果療癒油 ＋ 15cc冷壓芝麻油。新傷早晚使用2次，連續10天；舊傷早晚使用2次，連續3～6個月。

　若是有開放性傷口的褥瘡，則塗抹於傷口的周圍，幫助患處的附近組織循環，傷口處必須另以灌洗法處理。

● **曬傷後的保養：**4滴永久花 ＋ 6滴薰衣草 ＋ 5cc聖約翰草療癒油 ＋ 45cc蘆薈膠。

注 意

· 低量使用。

· 孕婦前期避免使用。

練習區 *Homework* 　寫下你/妳使用此精油7天後的身心感受。

練習區 *Homework* 　找出令你/妳心生歡喜的香氣處方。

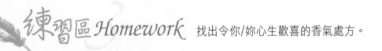

永久花　　　　滴 ＋ ＿＿＿＿＿＿ ＋ ＿＿＿＿＿＿

用處：

用法：

效果：

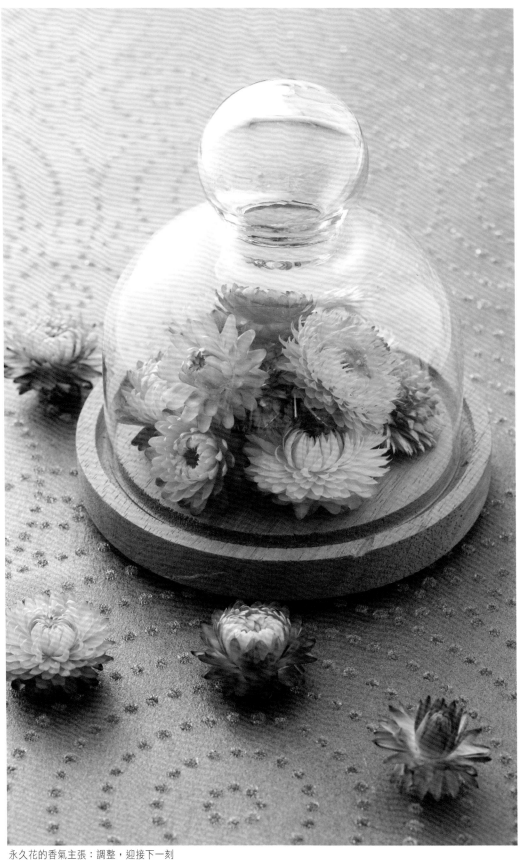

永久花的香氣主張：調整，迎接下一刻

# 倍半萜醇精油
# Sesquiterpenols

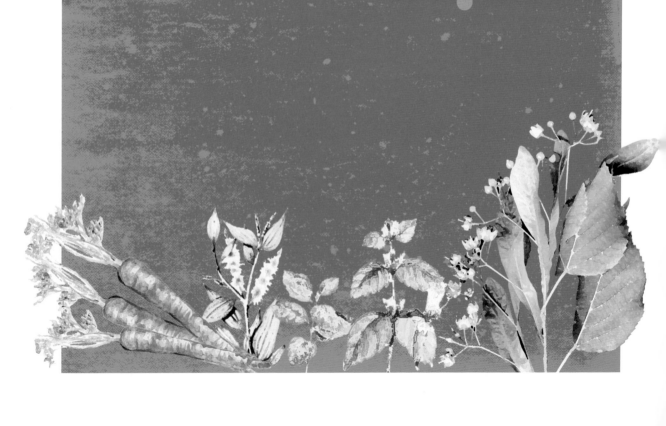

# 常見的倍半萜醇及含較高量倍半萜醇的精油

## Farnesol (C₁₅H₂₅OH)

茉莉 Jasmine            10% ▬
香水樹 Ylang Ylang        2% ▌
大馬士革玫瑰 Rosa damascene   1% ▏

## Viridiflorol (C₁₅H₂₅OH)

綠花白千層 Niaouli         18% ▬▬

## Patchoulol (C₁₅H₂₄OH)

廣藿香 Patchouli      up to 40% ▬▬▬▬

## Beta-santalol (C₁₅H₂₄OH)

檀木 Sandalwood         20% ▬▬

## Beta-eudesmol (C₁₅H₂₅OH)

薑 Ginger            0.9% ▏

$$-\overset{|}{\underset{|}{C}}-OH$$

倍半萜醇的化學結構圖

## 藥學特質

抗發炎、降血壓、阻抗神經元、抗癌、抗病毒、抗瘧疾、血管放鬆。

## 生理癒性

激勵免疫力，淨化淋巴，清血，抗病毒，抗癌，滋補肝細胞。

## 心理癒性

紓緩壓力，讓情緒平和。

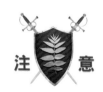

注意

· 較單萜醇安全。

# 胡蘿蔔籽
## Carrot Seed

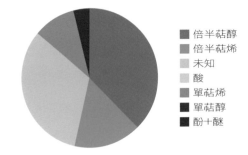

倍半萜醇
倍半萜烯
未知
酸
單萜烯
單萜醇
酚＋醚

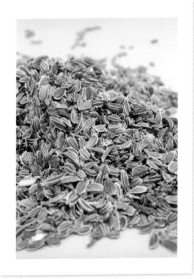

### 主要的3大化學成分 Major 3 active constituents

| | |
|---|---|
| *Carotol* | **<70%** |
| *(-)-Beta-bisabolene* | **<10%** |
| *daucol* | **<4%** |

---

**Carrot Seed, "The savior of Skin"**
皮膚的救星

| | |
|---|---|
| 拉丁學名 | Daucus carota |
| 萃取部位 | 種籽 |
| 香　　調 | 低音；微甜帶有乾苦味 |
| 香氣濃度 | 8 |
| 精油顏色 | 黃色 |
| 速配香氣 | 佛手柑、茴香、絲柏、 天竺葵、檀香 |
| 藥學特質 | 抗氧化、消毒殺菌、更新肝機能、放鬆平滑肌、 |
| | 滋補神經 |
| 脈輪相合 | 海底輪、太陽神經叢、心輪、眉心輪 |

練習區 *Homework* 請描述你/妳閉眼嗅聞此精油香氣10秒後，察覺的香調心得。

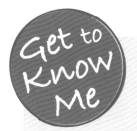

● 胡蘿蔔籽為淡黃色精油，有稻草的乾燥味，如曬穀場的味道，不甚討喜，非必要時，很少會加入臉部保養品中，因為只要1～2滴，就足以使甜美的面霜，變成稻草的"自然味"。

● 可食用的胡蘿蔔（D.carota ssp sativus）是另一品種，而萃取精油的胡蘿蔔種籽是不可食用的胡蘿蔔，不可弄混。

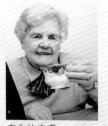

老化的皮膚

● 還有一種"浸泡"胡蘿蔔根的療癒油，萃取的部位是根部，顏色偏深橘黃，調入白色的乳液可形成美麗的橘黃色調，相當溫馨。

● 不管是胡蘿蔔籽精油或胡蘿蔔根療癒油，對老化的皮膚幫助都很大。直接改善粗糙脫屑的皮膚，讓皮膚恢復光澤、彈性。特別適合冬天乾冷的情況使用，也適合用在風吹日曬的肌膚調理。

## 傳統使用

● 胡蘿蔔自古（至少西元一世紀開始）就被認為是極有醫療價值的藥草，用於清血、養肝、活化生命體，改善肝病，對肝膽和腸胃有淨化排毒的效果。能幫助排尿、減輕膀胱炎症狀；有通經效果，能平衡荷爾蒙、幫助受孕。

● 處理皮膚問題如溼疹、牛皮癬、皮膚潰瘍、皮膚癌、預防皺紋，是護膚必備精油之一，最適合乾燥成熟的皮膚，對許多皮膚問題，都有極佳的治療效果，可謂「皮膚的救星」。

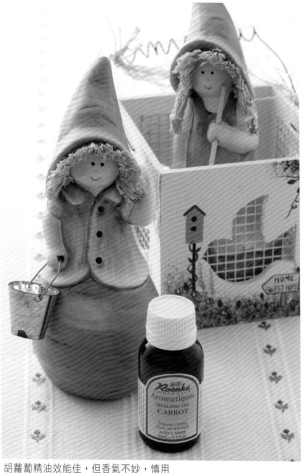

胡蘿蔔精油效能佳，但香氣不妙，慎用

酯
Esters

苯基酯
Phenyl esters

單萜醛
Aldehydes

酮
Ketones

倍半萜醇
Sesquiterpenols

倍半萜烯
Sesquiterpenes

內酯+香豆素
Lactones & Coumarins

氧化物
Oxides

單萜烯
Monoterpenes

單萜醇
Monoterpenols

酚+醚
Phenols & Ethers

## 症狀及緩解

● **胡蘿蔔面霜／風吹日曬的肌膚：** 1滴胡蘿蔔籽精油 ＋ 3滴葡萄柚 ＋ 4滴薰衣草 ＋ 20cc精油專用乳液 ＋ 2cc 的胡蘿蔔療癒油。早晚抹於肌膚，連續7天。

● **養肝清血：** 2滴胡蘿蔔籽 ＋ 4滴檸檬 ＋ 2滴迷迭香CT1 ＋ 10cc椰子油。沐浴後，睡前抹於肝區。每次取 1cc。平躺深呼吸，意識集中在肝區。
   使用7日後，於清晨醒來，感受口腔是否有苦臭味，若有，則繼續使用，直至口腔苦臭消失為止。

● **痛風：** 胡蘿蔔24滴 ＋ 羅勒16滴，取4滴作足浴，取4滴冷濕敷，取30滴於30cc的植物乳，抹於患處。
   許多的芳療師喜歡添加杜松子精油，以代謝堆積於關節中的尿酸。
   改善飲食，避免吃高普林的食物，是避免發作的要素。

· 孕期避免使用。
· 小心皮膚敏感。

---

### 練習區 *Homework* 2　寫下你/妳使用此精油7天後的身心感受。




### 練習區 *Homework* 3　找出令你/妳心生歡喜的香氣處方。

胡蘿蔔籽　　滴 ＋ ＿＿＿＿＿＿ ＋ ＿＿＿＿＿＿

用處：

用法：

效果：

## 胡蘿蔔面霜製作方法

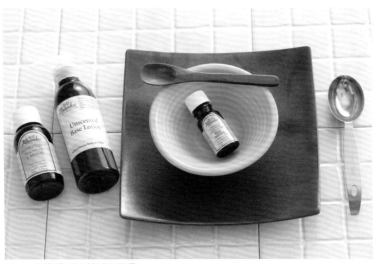

**Step 1** 準備所需材料和器具

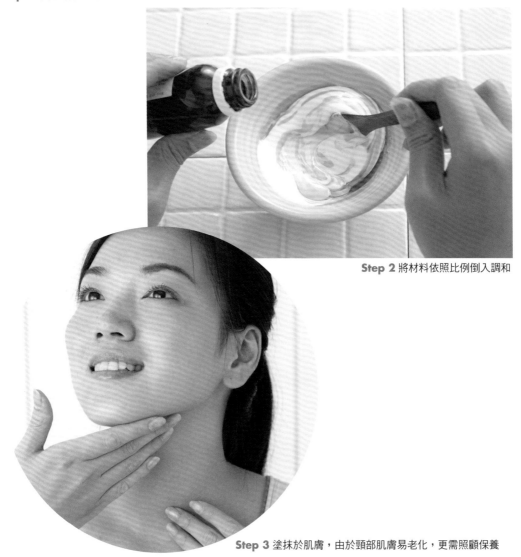

**Step 2** 將材料依照比例倒入調和

**Step 3** 塗抹於肌膚，由於頸部肌膚易老化，更需照顧保養

酯
Esters

苯基酯
Phenyl esters

單萜醛
Aldehydes

酮
Ketones

倍半萜醇
Sesquiterpenols

倍半萜烯
Sesquiterpenes

內酯+香豆素
Lactones &
Coumarins

氧化物
Oxides

單萜烯
Monoterpenes

單萜醇
Monoterpenols

酚+醚
Phenols & Ethers

# 菩提花
## Linden Blossom

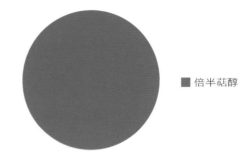

■ 倍半萜醇

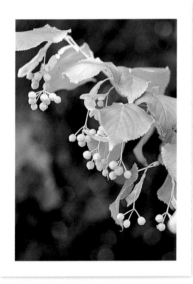

## 主要的化學成分 *Major active constituent*

### *mainly farnesol*

### Linden Blossom, "divinely sweet"
### 甜美的聖香，靜心用

| | |
|---|---|
| 拉丁學名 | Tilia europaea |
| 萃取部位 | 花 |
| 香　　調 | 低音；深邃、豪華、精緻且奇特的甜味，氣味持久 |
| 香氣濃度 | 7 |
| 精油顏色 | 黃色 |
| 速配香氣 | 橙花、玫瑰、茉莉、薰衣草、香茅、馬丁香、葡萄柚 |
| 藥學特質 | 收斂、抗痙攣及放鬆、利腦、滋補 |
| 脈輪相合 | 眉心輪 |

## Get to Know Me

● 「菩提本無樹，明鏡亦非臺，本來無一物，何處惹塵埃」。

● 菩提原產於歐洲，是常見的行道樹。在夏日裡，菩提樹會散發出輕柔的香味，可令人心神放鬆，媽媽會帶好動的小孩子到樹下，使其情緒平靜；菩提茶又稱為「母親茶」。

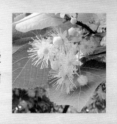

## 練習區 *Homework*　請描述你/妳閉眼嗅聞此精油香氣10秒後，察覺的香調心得。

## 傳統使用

● 為神經系統的絕佳補品，有助於失眠、頭疼、偏頭痛與暈眩。對神經緊張引起的高血壓相當有效。

● 可清除血管脂肪、降血脂、淨化血液，改善慢性的循環疾病，也有益於貧血。

● 可讓人擺脫窒悶，使呼吸順暢；改善咳嗽、慢性的黏膜發炎、胸膜炎、流行性感冒、支氣管炎。

● 對肝臟可發揮解毒及調理的作用，適用於肝炎。

● 可清除過多的尿酸囤積，有效療癒風溼痛、痛風、坐骨神經痛。

● 展現保溼及清爽功效，特別適於敏感肌膚，明顯強化眼部肌肉。稀釋後在眼部周圍局部濕敷，最少10分鐘以上。可改善眼袋，其安撫、軟化與緊實的功能，能使皺紋不易出現。

● 處理雀斑及灼傷，也能調理頭皮，刺激頭髮生長。

## 症狀及緩解

● **臉部護膚：**5滴菩提花精油 ＋ 10ml的荷荷芭油，倒出3～4滴於掌心，勻暖後，充份抹於臉部。

● **心情繁悶／靜心：**7滴菩提花精油於水晶溢香瓶，一日嗅吸4～6回，每次專注閉目4分鐘。

**注　意**

· 孕婦、嬰幼兒避免使用。

· 香氣濃，低量使用。

**練習區** *Homework*　寫下你/妳使用此精油7天後的身心感受。

**練習區** *Homework*　找出令你/妳心生歡喜的香氣處方。

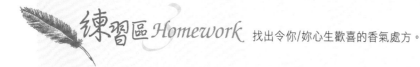

菩提花　　　滴 ✚ ＿＿＿＿＿＿ ✚ ＿＿＿＿＿＿

用處：

用法：

效果：

酯 Esters

苯基酯 Phenyl esters

單萜醛 Aldehydes

酮 Ketones

**倍半萜醇 Sesquiterpenols**

倍半萜烯 Sesquiterpenes

內酯+香豆素 Lactones & Coumarins

氧化物 Oxides

單萜烯 Monoterpenes

單萜醇 Monoterpenols

酚+醚 Phenols & Ethers

# 東印度檀木
## sandalwood

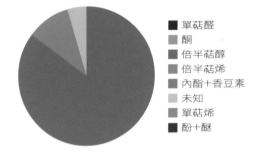

凡例：
- 單萜醛
- 酮
- 倍半萜醇
- 倍半萜烯
- 內酯＋香豆素
- 未知
- 單萜烯
- 酚＋醚

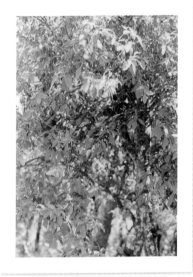

## 主要的3大化學成分 Major 3 active constituents

| | |
|---|---|
| *cis-alpha-santalol* | **<50%** |
| *cis-beta-santalol* | **<21%** |
| *epi-beta-santalol* | **<5%** |

### Sandalwood, "divinely sweet"
甜美的聖香，祈禱用

| | |
|---|---|
| 拉丁學名 | Santalum album |
| 萃取部位 | 木心或根部 |
| 香　　調 | 低音；甜甜的木質香 |
| 香氣濃度 | 5～7 |
| 精油顏色 | 淡黃而稠 |
| 速配香氣 | 玫瑰、薰衣草、香柏木、橙花、廣藿香、岩蘭草、香水樹、沒藥、乳香 |
| 藥學特質 | 消毒殺菌、祛痰、抗痙攣、鎮定神經、清淋巴及血管阻塞 |
| 脈輪相合 | 心輪、喉嚨、生殖輪連結至頂輪 |

練習區 Homework　請描述你/妳閉眼嗅聞此精油香氣10秒後，察覺的香調心得。

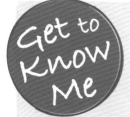

酯
Esters

苯基酯
Phenyl esters

單萜醛
Aldehydes

酮
Ketones

倍半萜醇
Sesquiterpenols

倍半萜烯
Sesquiterpenes

內酯+香豆素
Lactones &
Coumarins

氧化物
Oxides

單萜烯
Monoterpenes

單萜醇
Monoterpenols

酚+醚
Phenols & Ethers

- 檀香（Santalum album），又名東印度檀香或白檀木，產於印度的邁索爾省（Mysore），香氣典雅迷人沈靜，在印度的文化及宗教傳統中佔有崇高的地位，具有極佳的靜心、寧神、安定效果。

- 東印度檀香在印度、中國及西藏的宗教及醫療上佔有很重要的地位，據記載有4000年的使用歷史。

- 檀香油存在於木心及根部，而木皮及樹枝是無油脂的。成熟的檀香含有約5～10%高量的油量，而年輕的檀香木，油含量只有0.1～0.9%。

- 1994年前，印度政府因未管控檀香的種殖、砍伐及煉油，導致濫砍及走私的情況嚴重。1994年後，所有的檀香收成歸邁索爾省所管，並嚴格管控砍伐及煉油，每砍一棵30年份的檀香樹，就必須加種二棵新的檀香樹。但仍不足以應付國際市場對檀香油的需求，因此最近幾年，其他國家也開始種植檀香樹，其中以澳洲的西澳省，位於Ord River區，種植檀香樹規模最大。

- 邁索爾省的標準局有規定，高品質的檀香的α－及β－檀香醇（Santalol）含量必須高於90%，並給予標章，而不符合品質，則作為香料或香水用途。在黃胺劑未問市時，檀香油為主要的淋病、泌尿道感染、膀胱炎等重要天然藥材。

- 吸入檀香精油，作用快，在大白鼠的血液中，很快的就可分析出檀香油的成分，如α-Santalol，β-Santalol及α-Santalene，因此對於血液、淋巴的壅滯、性冷感、性無能、失眠、靜心、呼吸道等細菌感染，有很大的幫助。

## 傳統使用

- 在印度教徒的歲末年終，會將檀香與玫瑰融合，用來淨化心靈及身體，洗去過去一年所犯的錯誤與罪惡，檀香木香而堅硬，不易有蟲害，經常用來造廟宇、神像及檀香扇。

- 阿拉伯人、中國人的廟宇或祠堂，都有焚燒檀香細粉的習慣，或以檀香木作廟宇。

- 對於泌尿道感染可用坐浴或稀釋5%的檀香油抹於下腹及尾椎區。

- 澳洲的原住民同樣用檀香（S. lanceolatum）木心屑浸水，治療喉嚨痛、胸痛、頭風、皮膚搔癢、退燒、風溼關節炎。

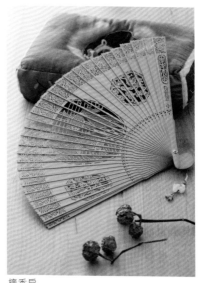

檀香扇

## 症狀及緩解

● **各泌尿道感染（膀胱炎）**：檀香2滴 + 佛手柑4滴 + 杜松子 2滴於5ml的植物油，抹於下腹及尾椎。

● **靜心安神／天堂的聖香（薰、泡、抹2.5%）**：將歐白芷根精 油、絲柏、沉香醇百里香各1滴 + 3滴檀香 + 4滴薰衣草，充 分混和調勻，取3滴並滴入熱水中，盡量深呼吸。一日2～3 次。

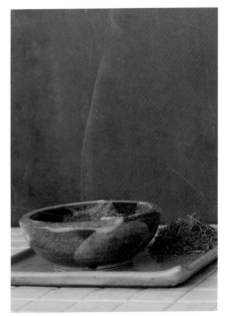

焚香安神

注意 · 憂鬱症避免使用。

練習區 *Homework* 寫下你/妳使用此精油7天後的身心感受。

練習區 *Homework* 找出令你/妳心生歡喜的香氣處方。

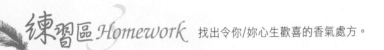

檀香 _____ 滴 ✚ _____ ✚ _____

用處：

用法：

效果：

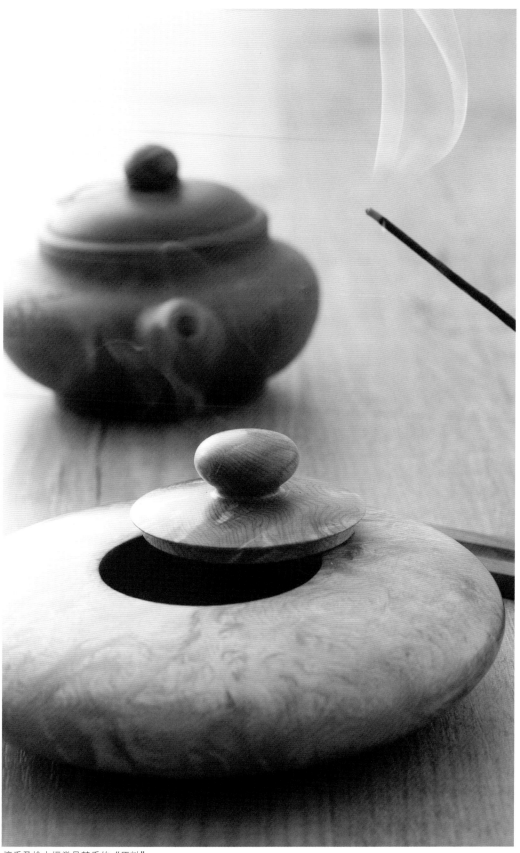

檀香及檜木經常是焚香的 "原料"

酯
Esters

苯基酯
Phenyl esters

單萜醛
Aldehydes

酮
Ketones

倍半萜醇
Sesquiterpenols

倍半萜烯
Sesquiterpenes

內酯+香豆素
Lactones &
Coumarins

氧化物
Oxides

單萜烯
Monoterpenes

單萜醇
Monoterpenols

酚+醚
Phenols & Ethers

# 澳洲檀香
## Australian Sandalwood

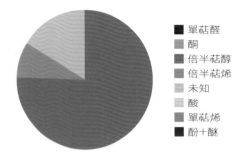

- ■ 單萜醛
- ■ 酮
- ■ 倍半萜醇
- ■ 倍半萜烯
- ■ 未知
- ■ 酸
- ■ 單萜烯
- ■ 酚＋醚

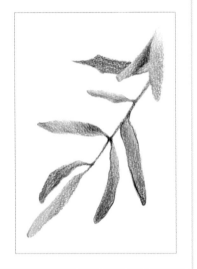

### 主要的3大化學成分 *Major 3 active constituents*

| | |
|---|---|
| *cis-alpha-santalol* | **<25%** |
| *beta-santalols* | **<8%** |
| *nuciferols* | **<18%** |
| *farnesol* | **<13%** |

---

**Australian Sandalwood, "a twin to the Indian Sandalwood"**
**印度檀香的雙生子**

| | |
|---|---|
| 拉丁學名 | Santalum spicatum |
| 萃取部位 | 木心及根部 |
| 香　　調 | 慢板；微酸香，前味如沒藥，後味如檀香 |
| 香氣濃度 | 6～7 |
| 精油顏色 | 淡黃而稠 |
| 速配香氣 | 檸檬、乳香、橙花、沒藥 |
| 藥學特質 | 消毒殺菌，抗真菌，抗病毒，止痛，抗炎，祛痰，利尿，鎮定，按撫，抗憂鬱，收斂 |
| 脈輪相合 | 生殖輪、喉輪、頂輪 |

*練習區 Homework* 請描述你/妳閉眼嗅聞此精油香氣10秒後，察覺的香調心得。

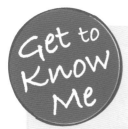

酯
Esters

苯基酯
Phenyl esters

單萜醛
Aldehydes

酮
Ketones

倍半萜醇
Sesquiterpenols

倍半萜烯
Sesquiterpenes

內酯+香豆素
Lactones &
Coumarins

氧化物
Oxides

單萜烯
Monoterpenes

單萜醇
Monoterpenols

酚+醚
Phenols & Ethers

- 澳洲檀香原產於澳洲南方半乾旱的區域，屬於半寄生的植物，需自宿主獲得水分及養分。成熟時間需要25年～50年，主要的油產在木心及根部。

- 西澳政府有制度的開發與管理澳洲檀香，每年生產2200公頓，使得往後100年也不致匱乏。

- 澳洲檀香油最早記載，見於英國藥典1810年，在1940年代，產量達到最高54公頓，後來因合成抗生素問世，便停止產油，專注於木頭的買賣。澳洲檀香精油的生產是近幾年因芳療盛行才又開始取油。

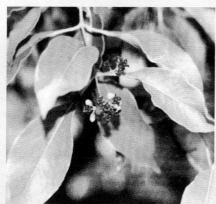

東印度檀香花

- 西澳檀香與東印度檀香最大的不同是檀香醇，前者佔39%，而後者佔75%。但是前者多了沒藥醇7%及金合歡醇5%。

## 傳統使用

- 在抗生素上市前，西澳檀木的錠劑一直被用來治療泌尿道感染及淋病。

- 處理皮膚炎如溼疹、牛皮癬、皰疹、潰瘍、青春痘及念珠菌感染。

- 紓緩壓力引起的頭痛、失眠、神經耗弱，可與薰衣草一齊合用。

- 紓緩淋巴阻塞及血管充血症狀。

- 止痛、抗炎，可紓緩肌肉神經痛。

- Dr. Penfold（1937）在Australian Journal of Pharmacology提及澳洲檀香的抗炎、抗感染性優於東印檀香，甚至更適合處理泌尿道感染、咳嗽、肌肉發炎及皮膚炎。尤其對抗葡萄球菌感染，更優於茶樹。

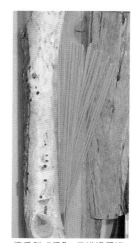

檀香製"香"，佛道禮拜祝禱用

## 症狀及緩解

● **振奮紓壓的香油：**澳洲檀香5滴 ＋ 橙花3滴 ＋ 佛手柑2滴 ＋ 5ml的荷荷芭油。

● **喉嚨痛：**2滴澳洲檀香 ＋ 100cc純水，攪拌後漱口。

● **泌尿道感染：**應該立刻就醫，否則易有併發症如腎盂炎，出現嚴重的寒顫及腎腰酸痛，對應的腳也虛軟無力。以尿道殺菌劑西澳檀木熱敷下腹部及腰部或灌洗泌尿道，加強康復。
2滴澳洲檀香 ＋ 5cc沒藥酊劑 ＋ 100cc溫熱的水。

· 憂鬱症小心使用。

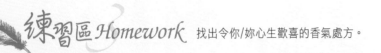

練習區 *Homework*　寫下你/妳使用此精油7天後的身心感受。

練習區 *Homework*　找出令你/妳心生歡喜的香氣處方。

澳洲檀香　　滴 ＋ _____ ＋ _____

用處：

用法：

效果：

# 舒緩泌尿道感染的精油灌洗劑

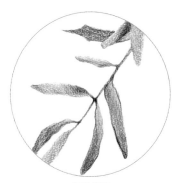

澳洲檀香

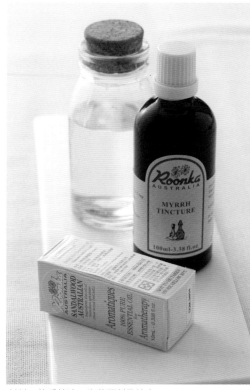

材料：檀香精油、沒藥酊劑及純水

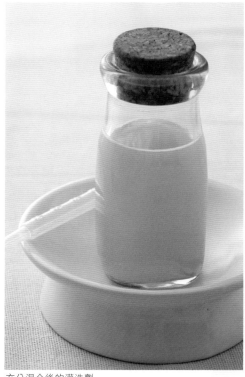

充分混合後的灌洗劑

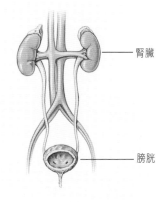

腎臟

膀胱

酯
Esters

苯基酯
Phenyl esters

單萜醛
Aldehydes

酮
Ketones

倍半萜醇
Sesquiterpenols

倍半萜烯
Sesquiterpenes

內酯+香豆素
Lactones &
Coumarins

氧化物
Oxides

單萜烯
Monoterpenes

單萜醇
Monoterpenols

酚+醚
Phenols & Ethers

將灌洗劑沖洗泌尿口，一日2～3回

# 岩蘭草
## vetiver

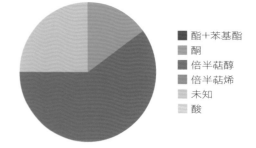

酲＋苯基酲
酮
倍半萜醇
倍半萜烯
未知
酸

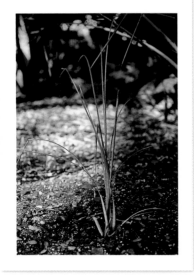

## 主要的3大化學成分 Major 3 active constituents

| | |
|---|---|
| **Vetiverol** | **<25%** |
| **ß-Vetivenes** | **<7%** |
| **Vetivones** | **<9%** |

### vetiver, "a sense of Mother Earth"
### 焚燒後的泥土香

| | |
|---|---|
| 拉丁學名 | Vetiveria zizanoides |
| 萃取部位 | 草根部 |
| 香　　調 | 低音；木質香、煙薰香、泥土香 |
| 香氣濃度 | 9 |
| 精油顏色 | 金黃棕色 |
| 速配香氣 | 廣藿香、檀香、香柏、乳香、茉莉、玫瑰 |
| 藥學特質 | 抗驚攣、鎮定神經，增強免疫力，消毒殺菌，刺激循環及腺體 |
| 脈輪相合 | 海底輪、生殖輪、太陽神經叢 |

## Get to Know Me

- 原產於喜馬拉雅的山區、馬來西亞、斯里蘭卡、印度。主要產區在留尼望群島、印尼的爪哇及海地。最好的岩蘭草，又名波旁岩蘭草。

- 岩蘭草與馬丁香、香茅、檸檬草同屬禾本科。

- 岩蘭草的香氣調性與廣藿香相似，可作為定香劑，用來處理迷惑、焦慮的情緒，對於抗壓效果很好。

- 可改善油性皮膚及痤瘡問題。對於關節炎、風溼症幫助也很大。

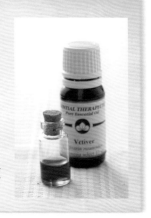

## 傳統使用

● 岩蘭草又名"寧靜的油"，能帶來祥和的氣息，對於經常吸收情緒垃圾的人，可用岩蘭草3滴泡澡，或1滴岩蘭草以逆時針抹於太陽神經叢區，並配合慢慢放空、吐氣。

● 在爪哇（Java）岩蘭根用於編蓆及蓋茅草屋。印度及爪哇的居民則會以岩蘭草根製成窗簾，可預防蚊蟲，深受主婦喜愛。在炎炎夏日，以水沾濕岩蘭草做成的窗簾，香氣甜美，還可解暑熱。

## 症狀及緩解

● **神經焦慮：** 混合1滴的薰衣草及1滴岩蘭草抹於太陽神經叢區，剩餘的油，可摩掌後嗅吸，再緩緩吐出。

● **憂鬱症：** 岩蘭草4滴 ＋ 快樂鼠尾草4滴 ＋ 茉莉2滴。製成1%的紓壓乳，或置入聞香瓶內，或調入2cc的調和劑，再倒入100cc的純水，作為紓壓香水。

注　意

· 孕婦要避免使用。

· 低量使用，例如25ml植物油，只加1滴岩蘭草油。

練習區Homework 1　請描述你/妳閉眼嗅聞此精油香氣10秒後，察覺的香調心得。

練習區Homework 2　寫下你/妳使用此精油7天後的身心感受。

練習區Homework 3　找出令你/妳心生歡喜的香氣處方。

岩蘭草　　　滴 ＋　　　　　　　　＋

用處：

用法：

效果：

酯 Esters

苯基酯 Phenyl esters

單萜醛 Aldehydes

酮 Ketones

倍半萜醇 Sesquiterpenols

倍半萜烯 Sesquiterpenes

內酯+香豆素 Lactones & Coumarins

氧化物 Oxides

單萜烯 Monoterpenes

單萜醇 Monoterpenols

酚+醚 Phenols & Ethers

# 倍半萜烯精油
## sesquiterpenes

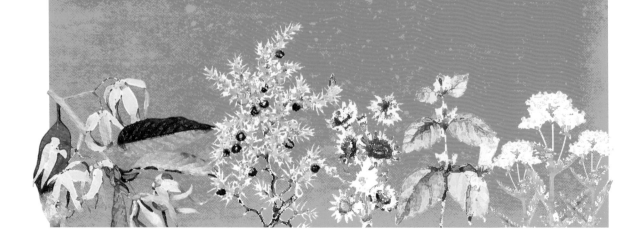

## 常見的倍半萜烯及含較高量倍半萜烯的精油

### beta-Caryophyllene ($C_{15}H_{22}$)

| | | |
|---|---|---|
| 黑楜椒 Black Pepper | 35% | |
| 廣藿香 Patchouli | 20% | |
| 香水樹 Ylang Ylang | 11% | |
| 丁香花 Clove Bud | 10% | |
| 羅勒 Basil | 7% | |
| 薰衣草 Lavender (French) | 6% | |
| 永久花 Immortelle | 5% | |

### Chamazulene ($C_{14}H_{16}$)

| | | |
|---|---|---|
| 德國甘菊 German Chamomile | 15% | |

### Beta-farnesene ($C_{15}H_{22}$)

| | | |
|---|---|---|
| 德國甘菊 German Chamomile | 27% | |
| 杜松子 Juniper berry | 11% | |

## 藥學特質

鎮定、平衡、止痛（刺激內啡呔生成，稍失去痛覺，但意識仍清楚）、抗痙攣、放鬆、消毒殺菌、抗炎。

## 生理癒性

消炎，止癢，抗組織胺，鎮定安撫肌膚，荷爾蒙效應等。

## 心理癒性

與自我連結，肯定自我，平衡，安適有自信。

注　意

· 倍半萜烯化含物最好低劑量使用。
· 孕婦避免使用。
· 光及空氣促使精油變質，因而引起過敏反應。

# 德國洋甘菊
## German chamomile

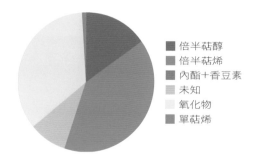

**倍半萜醇**
**倍半萜烯**
**內酯+香豆素**
**未知**
**氧化物**
**單萜烯**

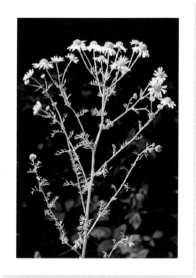

## 主要的3大化學成分 *Major 3 active constituents*

| | |
|---|---|
| **trans-ß-Farnesene** | **<30%** |
| **Chamazulene** | **<17%** |
| **Alpha-bisabolol** | **<20-45%** |

### German Chamomile, "No.1 Anti-inflammatory"
### 抗炎第一名

| | |
|---|---|
| 拉丁學名 | Matricaria recutita = M. chamomilla |
| 萃取部位 | 花 |
| 香　　調 | 中板 |
| 香氣濃度 | 9 |
| 精油顏色 | 墨藍色 |
| 速配香氣 | 香甜的精油如香水樹、玫瑰、馬鬱蘭、薰衣草 |
| 藥學特質 | 抗炎、抗過敏、抗組織胺 |
| 脈輪相合 | 喉輪、心輪 |

練習區 *Homework* 　請描述你/妳閉眼嗅聞此精油香氣10秒後，察覺的香調心得。

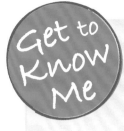

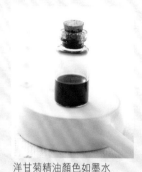

- 洋甘菊不僅照顧植物，同樣是照顧老人、孕婦及小孩最佳的香草植物，在法國被稱為是老人及小孩的良藥。夜晚在小孩房可薰香用，安撫心緒，對於易夜半啼哭的小孩，效果最好。

- 泡甘菊花茶可幫助消化，鎮腸胃、痙攣，還可促進睡眠。因此在法國草藥的傳統用法，是泡蜂蜜甘菊花茶給幼兒，作為之安眠用。

- 一般若要促進腸胃消化，可在餐前半小時，喝甘菊花茶效果最好。想添加一片檸檬或薑，可增添風味，但不宜飲用太多，以免造成瀉肚。

洋甘菊精油顏色如墨水

## 德國甘菊的藍烴（azulene）

- 雖然德國甘菊與羅馬甘菊有相似的化學成分，但整體的功用及效能還是不同，德國甘菊含有較高的藍烴（azulene），因此德國甘菊是墨藍色，而羅馬甘菊是淡黃色的。

- 甘菊藍烴此成分並不存在於植物本身，而是利用水蒸氣萃取精油時，所形成的副產品。

- 藍烴（azulene）可降低組織胺的活性，並鎮定安撫神經，具有最優的抗炎效能。

## 藍烴 VS α-沒藥醇

- 德國甘菊的活性成分除了藍烴（azulene）以外，還有 α-沒藥醇（α-Bisabolol）。

- 根據Szelenyi et. al. 在1979年研究 α-沒藥醇，發現沒藥醇可抑制潰瘍傷口惡化並促進傷口復原，也有很好的抗炎及抗痙攣的功能。

- 只有德國甘菊擁有 α-沒藥醇（α-Bisabolol）的珍貴成分。

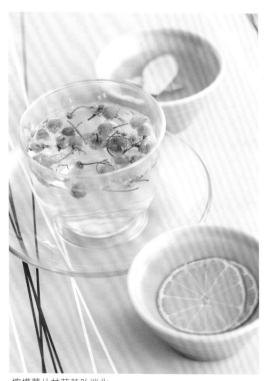

檸檬薑片甘菊茶助消化

● 工作壓力大或因其它壓力引起的身心症,如肌肉緊繃、肩膀僵硬、睡眠失調、情緒性的消化不良、暴躁、敏感、耐性差、EQ弱等使用甘菊精油,具有調節、放鬆之功效。

● 搭配紓壓精油如橙花、玫瑰、薰衣草、天竺葵、苦橙一起調配,香氣佳,效果好。

## 症狀及緩解

● **皮膚過敏／癢:**10滴德國甘菊加入50cc的蘆薈膠,塗抹於患處即可。或直接購買3%的德國甘菊,剩餘97%含有荷荷芭油。

● **水痘:**6滴薰衣草 + 4滴德國甘菊調入50cc的蘆薈膠,抹於癢而痛處,一日塗抹2～3回。請搭配8滴的薰衣草精油作水療,幫助紓緩難忍之癢。

● **濕疹:**2滴薰衣草 + 2滴羅馬甘菊 + 1滴德國甘菊與10cc的月見草油調勻,一日抹2～3回。

● **嬰兒的腹痛:**2滴甘菊 + 2滴甜馬鬱蘭 + 2滴橘子調入50cc的精油專用無香乳調勻。塗抹時,順時針輕輕塗抹。

● **眼睛酸澀疲勞:**4滴德國甘菊加入250cc純水或玫瑰精露,沾濕化妝棉,濕敷於雙眼。

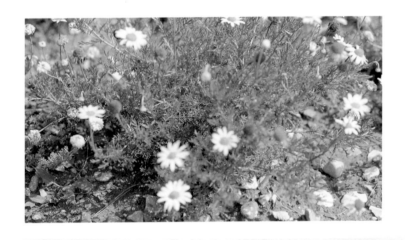

注　意

· 懷孕初期避免使用。
· 高量使用,可能引起皮膚敏感。

練習區 *Homework* 寫下你/妳使用此精油7天後的身心感受。

練習區 *Homework* 找出令你/妳心生歡喜的香氣處方。

德國甘菊　　滴 **+** ＿＿＿＿＿＿ **+** ＿＿＿＿＿＿

用處：

用法：

效果：

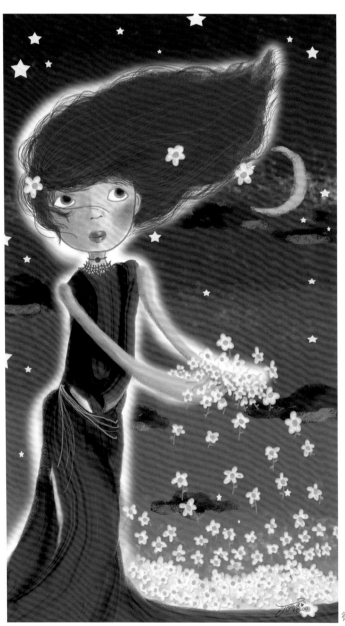

德國洋甘菊的香氣主張：放手

倍半萜烯
Sesquiterpenes

# 薑
## Ginger

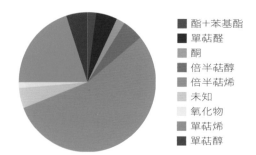

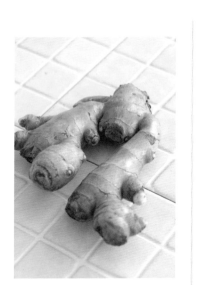

## 主要的3大化學成分 Major 3 active constituents

| | |
|---|---|
| *Alpha-zingiberene* | **<28%** |
| *Beta-sesquiphellandrene* | **<11%** |
| *trans-α-farnesene* | **<13%** |

### Ginger, "Ensure a better Healthier life"
### 保健養生

| | |
|---|---|
| 拉丁學名 | Zingiber officinale |
| 萃取部位 | 根狀的莖、乾且粉末化、未削皮最好 |
| 香　　調 | 高音階～中音階；溫暖、刺激、帶有檸檬及胡椒氣息 |
| 香氣濃度 | 7 |
| 精油顏色 | 淺黃至橘黃 |
| 速配香氣 | 柑橘調及香料調，如荳蔻、肉桂、黑胡椒、肉荳蔻 |
| 藥學特質 | 溫暖、激勵、去風濕與滋補 |
| 脈輪相合 | 海底輪、太陽神經叢、平衡活絡所有脈輪 |

## Get to Know Me

● 薑是中國、印度及亞洲國家最常用的香料植物；不同的國家，種類就不同、使用的方法也會有所不同。
在中國薑常用於蒸煮海鮮，不僅能去腥，更可解毒(shell fish)；在印度飯後飲薑茶，具有幫助消化，刺激胃機能；日本人醃漬薑片，作為飯前開胃小菜。而一般食用的薑是Z. mioga，非為芳療用的薑。

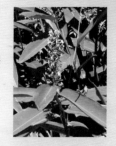

● 薑的萃取法有二種，一是水蒸餾萃取，顏色偏黃，而$CO_2$萃取的薑精油，顏色較深偏橘黃，多了二種神奇成分：shagaol及gingerol。以療癒的角度而言，$CO_2$萃取的薑，功能更為完整。

## 傳統使用

● 性質乾熱的薑精油，具有發汗、解熱的藥性，為預防風寒最佳食療法之用。小時候，運動會或球賽過後，教練或母親都會準備熱熱的濃薑茶，讓我們趁熱喝，預防風寒的問題，而且四肢更能活絡不疲勞。根據研究，薑可預防血栓、降血壓，刺激免疫吞噬細胞的功能，懷孕時常喝薑茶，預防孕吐。

● 新鮮的薑，隨手可得，內服外用皆宜，但薑精油的主要蘊藏在表皮組織，因此使用時最好不要削皮，洗淨就好。

## 症狀及緩解

● **關節炎 (Cold)**：薑5滴 ＋ 迷迭香CT1 3滴 ＋ 杜松子2滴於10cc的油或乳中，抹於疼痛的關節，搭配熱敷，止痛效果更好。

● **身心機能"停滯" (wet & cold)**：佛手柑2滴 ＋ 薑4滴 ＋ 薰衣草2滴用於薰、聞、泡、抹。稀釋於20cc的精油基底乳中，抹於四肢及腹部區（丹田）。

● **招財進寶**：薑5滴 ＋ 佛手柑5滴，以水氧機薰香。

注　意

· 孕婦避免使用。
· 可能會有過敏現象。

*練習區 Homework* 請描述你/妳閉眼嗅聞此精油香氣10秒後，察覺的香調心得。

*練習區 Homework* 寫下你/妳使用此精油7天後的身心感受。

*練習區 Homework* 找出令你/妳心生歡喜的香氣處方。

薑　　　　滴 ＋ ＿＿＿＿＿＿ ＋ ＿＿＿＿＿＿＿

用處：

用法：

效果：

倍半萜烯
Sesquiterpenes

# 沒藥
## Myrrh

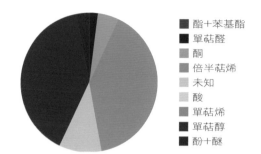

- 酯＋苯基酯
- 單萜醛
- 酮
- 倍半萜烯
- 未知
- 酸
- 單萜烯
- 單萜醇
- 酚＋醚

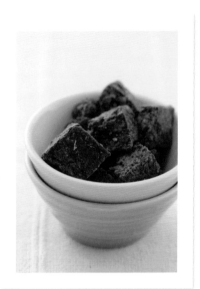

## 主要的3大化學成分 *Major 3 active constituents*

| | |
|---|---|
| *Lindestrene isomer* | **<47%** |
| *Lindestrene* | **<15%** |
| *Lurzene* | **<12%** |

### Myrrh, "Inner stillness and peace"
### 苦盡甘來，內在的平安

| | |
|---|---|
| 拉丁學名 | Commiphora molmol |
| 萃取部位 | 樹脂 |
| 香　　調 | 厚重的芳香樹脂 |
| 香氣濃度 | 7 |
| 精油顏色 | 棕咖啡色 |
| 速配香氣 | 乳香、玫瑰、安息香、欖香脂、百里香、絲柏、橘子、花梨木、檀香木、天竺葵 |
| 藥學特質 | 消毒殺菌、抗感染、滋補 |
| 脈輪相合 | 海底輪、第三隻眼、頂輪 |

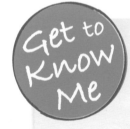

**Get to Know Me**

- 阿拉伯語Murr意指 "苦"。沒藥是乳香及欖香脂的近親，同屬橄欖科，在中東地區，自古就用於焚香及處理傷口。

- 在所羅門王之歌的第一首情歌12～13節 "我的君王坐席的時候，我的香膏散發出香氣，我的愛人常靠在我胸懷，他像一袋沒藥那麼香。" 第三首6～9節 "用商人販賣的乳香和沒藥薰染的，是什麼呢？看啊！那是所羅門王的車子"。
※所羅門王不僅用黎巴嫩的香柏木，為自己造車子，還以乳香及沒藥的香氣使車子更為莊嚴。

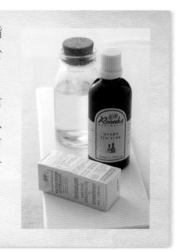

## 傳統使用

● 沒藥酒或沒藥醋有止痛、麻醉的效果，耶穌在背著自己十字架，走上永生的道路時，曾有人欲提供給耶穌沒藥醋，希望能為耶穌減少稍後的"釘刑"痛苦。

● 猶太婦女以沒藥香袋掛在前胸，作為潔淨身心用。

● 在舊約以斯帖記中提到，以斯帖按照規定，以沒藥油護膚6個月，再以其它香脂保養6個月，經過一年的時間的美容，為波斯王所喜愛。後來這猶太女子—以斯帖，成了波斯王的新后，日後救了猶太族人，免於仇敵的滅族殺戮。

## 症狀及緩解

注　意

● **埃及人的青春永駐處方**：乳香 ＋ 沒藥 ＋ 玫瑰共10滴，調入50cc的乳霜或油膏中，每日睡前塗抹臉及全身。

● **消化不良引起的口臭或潰瘍**：沒藥酊劑5cc ＋ 檸檬2滴 ＋ 茴香2滴 ＋純水500cc，飯後漱口。

・孕婦避免使用。
・高劑量恐有毒性。

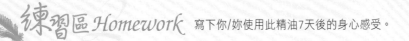

*練習區 Homework* 請描述你/妳閉眼嗅聞此精油香氣10秒後，察覺的香調心得。

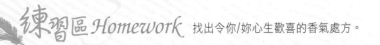

*練習區 Homework* 寫下你/妳使用此精油7天後的身心感受。

*練習區 Homework* 找出令你/妳心生歡喜的香氣處方。

沒藥 ＿＿＿＿ 滴 ＋＿＿＿＿＿＿ ＋＿＿＿＿＿＿

用處：

用法：

效果：

# 穗甘松
## Spikenard

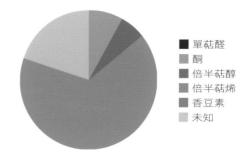

- 單萜醛
- 酮
- 倍半萜醇
- 倍半萜烯
- 香豆素
- 未知

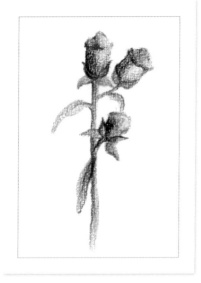

## 主要的3大化學成分 *Major 3 active constituents*

| | |
|---|---|
| *aristolene* | **<6%** |
| *Seychellene* | **<5%** |
| *Valeranone* | **<7%** |
| *Patchouli alcohol* | **3%** |

### Spikenard, "the last oitment for Jesus"
### 耶穌的最後香膏

| | |
|---|---|
| 拉丁學名 | Nardostachys jatamansi |
| 萃取部位 | 地下莖 |
| 香　　調 | 中音～低音；苦中帶甘 |
| 香氣濃度 | 8 |
| 精油顏色 | 淡黃至茶黃色 |
| 速配香氣 | 薰衣草、岩玫瑰、香料類、廣藿香、岩蘭草 |
| 藥學特質 | 抗炎、消毒殺菌、子宮補劑 |
| 脈輪相合 | 心輪、頂輪 |

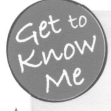

## 練習區 *Homework*

請描述你/妳閉眼嗅聞此精油香氣10秒後，察覺的香調心得。

## Get to Know Me

- 原產於喜馬拉雅山區、尼泊爾，海拔3000～5000公尺處，穗甘松自古就是非常著名的香藥草，深受印度人、希伯來人及埃及人的重視。

- 約翰福音12章1～7節，耶穌在最後的晚餐，使女馬利亞拿了很昂貴的真哪達香膏（也就是穗甘松），為耶穌抹腳，頓時滿室生香。

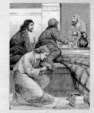

酯
Esters

苯基酯
Phenyl esters

單萜醛
Aldehydes

酮
Ketones

倍半萜醇
Sesquiterpenols

倍半萜烯
Sesquiterpenes

內酯+香豆素
Lactones &
Coumarins

氧化物
Oxides

單萜烯
Monoterpenes

單萜醇
Monoterpenols

酚+醚
Phenols & Ethers

## 傳統使用

● 迪奧斯柯瑞迪認為穗甘松，適合處理經血過多、白帶等婦科問題。對於感染及肝腎瘀積、失調的問題，有助於排除毒素。

● 羅馬最偉大的名醫葛倫，也因用穗甘松為羅馬皇帝奧理略治腹脹而名滿天下。

● 英國著名的藥草師卡爾培波（1652A.D.）提及穗甘松溫暖撫慰人心，有如它的近親纈草（Valerian）給予人快樂的情緒，適合處理神經緊張、焦慮及失眠。

● 由於穗甘松對於成熟皮膚有極優的養護效果，因此添加穗甘松於熟女或年老氣衰的身心保養品中，有助於更新青春與紓壓，同時能緩解失眠症狀。

● 據臨床經驗，處理陰道白色分泌物效果相當好，1～2天及可看見明顯效果。

## 症狀及緩解

● **陰道的白色分泌物：**3滴穗甘松 ＋ 10滴薰衣草於10cc的酪梨油中混合，早晚一次抹於下腹及陰部區。

● **"塵緣已了"的安息塗油禮：**3滴穗甘松 ＋ 2滴岩玫瑰 ＋ 3滴薰衣草 ＋ 10cc荷荷芭油混合，抹於眼、臉、手、腳及其他身體區域。

注　意

・孕婦避免使用。

---

練習區 *Homework* 寫下你/妳使用此精油7天後的身心感受。

練習區 *Homework* 找出令你/妳心生歡喜的香氣處方。

穗甘松　　　滴 ＋ 　　　　　　 ＋ 

用處：

用法：

效果：

# 西洋蓍草
## Yarrow

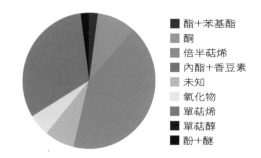

圖例：
- 酯＋苯基酯
- 酮
- 倍半萜烯
- 內酯＋香豆素
- 未知
- 氧化物
- 單萜烯
- 單萜醇
- 酚＋醚

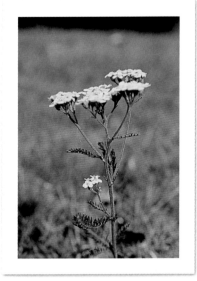

### 主要的3大化學成分 *Major 3 active constituents*

| | |
|---|---|
| *Linalool* | **<11%** |
| *ß-Caryophyllene* | **<6%** |
| *1,8-cineole* | **<10%** |
| *chamazulene* | **<9%** |

> ### Yarrow, "Soldier's Woundwort"
> 戰士的傷藥草

| | |
|---|---|
| 拉丁學名 | Achillea millefolium CT chamazulene |
| 萃取部位 | 花及葉 |
| 香　　調 | 高音階；香藥草，甜中有香料氣息 |
| 香氣濃度 | 6 |
| 精油顏色 | 藍中帶綠 |
| 速配香氣 | 歐白芷、洋甘菊、檸檬、快樂鼠尾草 |
| 藥學特質 | 消炎、抗菌 |
| 脈輪相合 | 喉輪、心輪 |

## Get to Know Me

- 荷馬的史詩：伊里亞德故事中的阿奇里斯Achillea 曾以此藥草治矛刺的創傷。

- 藍蓍草常見於東歐、北美的路邊，整株植物都有精油，藍蓍草精油顏色由黃至藍皆有，因產地不同而顏色不同。

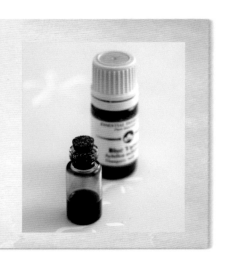

## 傳統使用

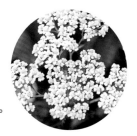

● 香藥草的傳統是調製蓍草浸泡液（infusion）作為療癒傷口，有止血效果。服用蓍草葉茶，可幫助發汗，預防感冒。

● 某些資料建議將藍蓍草用於規律月經週期、月經痛、處理月經症候群。

## 症狀及緩解

注　意

● **清洗傷口**：5滴藍蓍草 ＋ 50滴內服用調合劑，於250cc的乾淨水中，作為清洗傷口，止血用。

● **循環更新（心腎）**：5滴藍蓍草 ＋ 10cc植物油，抹於四肢末稍，能促進新血再生，改善靜脈曲張、痔瘡、高血壓。

・孕婦及二歲以下小孩避免使用。

・劑量少於2%較好 。

*練習區Homework 1* 請描述你/妳閉眼嗅聞此精油香氣10秒後，察覺的香調心得。

*練習區Homework 2* 寫下你/妳使用此精油7天後的身心感受。

*練習區Homework 3* 找出令你/妳心生歡喜的香氣處方。

西洋蓍草　　滴 ＋＿＿＿＿＿ ＋＿＿＿＿＿

用處：

用法：

效果：

酯 Esters

苯基酯 Phenyl esters

單萜醛 Aldehydes

酮 Ketones

倍半萜醇 Sesquiterpenols

倍半萜烯 Sesquiterpenes

內酯+香豆素 Lactones & Coumarins

氧化物 Oxides

單萜烯 Monoterpenes

單萜醇 Monoterpenols

酚+醚 Phenols & Ethers

# 香水樹 / 伊蘭
## Ylang Ylang

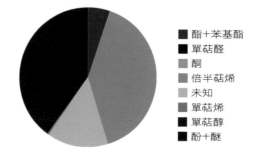

- 酯＋苯基酯
- 單萜醛
- 酮
- 倍半萜烯
- 未知
- 單萜烯
- 單萜醇
- 酚＋醚

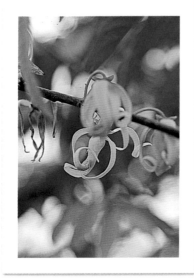

## 主要的3大化學成分 *Major 3 active constituents*

| | |
|---|---|
| **Linalool** | **<20%** |
| **Beta-caryophyllene** | **<11%** |
| **geranyl acetate** | **<11%** |

### *Ylang Ylang, "Flower of flowers"*
### 窮人的茉莉，花中之花

| | |
|---|---|
| 拉丁學名 | Cananga odorata |
| 萃取部位 | 花 |
| 香　　調 | 中音階～低音階；東方神秘調、香甜具花的氣息 |
| 香氣濃度 | 6 |
| 精油顏色 | 淡黃 |
| 速配香氣 | 茉莉、薰衣草、甜橙、廣藿香、回青橙、玫瑰、檀香、花梨木、岩蘭草 |
| 藥學特質 | 鎮靜神經、刺激腎上腺、放鬆、平衡 |
| 脈輪相合 | 生殖輪、太陽神經叢、心輪 |

## 練習區 *Homework*　請描述你/妳閉眼嗅聞此精油香氣10秒後，察覺的香調心得。

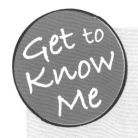

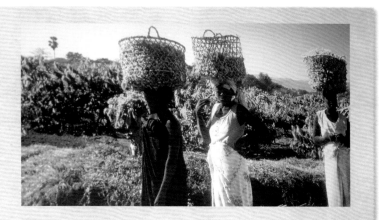

● 香水樹在馬來西亞被稱為「花中之花」。

● 在印尼經常將香水樹的花散佈在新人的床上，以促進情慾，象徵多產。

● 香水樹原產於東南亞，特別是菲律賓，但因菲律賓政治不穩定，精油大多產自馬達加斯加島、留尼望島、科摩洛島等印度洋區域。

● 香水樹精油主要以水蒸餾萃取，在蒸氣溫度最高時，收集Ylang Ylang Extra（特級香水樹），香氣甜美空靈，為香水業者所重視，持續的蒸餾可分段獲得Ylang Ylang First，Second or Third Fractions，完整的萃取過程可獲得Ylang Ylang Complete，最適宜芳療使用，因化學完整，藥學性也完整。

● 香水樹的花在盛開2～3週後，香氣最為濃郁，必須盡快在清晨採收，再立即以水蒸氣萃取收集，香調神秘獨特的香水樹精油，價格因此高。

● 有人便以同屬的卡內加（Canangal，生長在爪哇區），混雜寶貴的香水樹精油，低價出售。

## 傳統使用

● 香水樹在東南亞國家傳統的習俗中用於催情、改善冷感、陽萎，也用來預防發熱及感染的疾病，如瘧疾。

● 古時候的女子會收集香水樹花，浸漬在椰子油中，保養頭髮及皮膚，維護青春，並充當體香油。

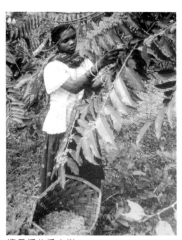

清晨採收香水樹

酯 Esters

苯基酯 Phenyl esters

單萜醛 Aldehydes

酮 Ketones

倍半萜醇 Sesquiterpenols

倍半萜烯 Sesquiterpenes

內酯+香豆素 Lactones & Coumarins

氧化物 Oxides

單萜烯 Monoterpenes

單萜醇 Monoterpenols

酚+醚 Phenols & Ethers

● **催情（浪漫）**：8滴香水樹 ＋ 8滴甜橙 ＋ 4滴廣藿香共20滴調合於20cc的椰子油中，抹於前胸、腹部及背部脊椎神經區，可於抹油前，先取5～10cc的按摩油泡澡於38度C的溫熱水15分鐘。

● **癲癇保養**：根據TimBetts，a consultant Neuropsychiatrist於1995年提出的臨床研究，以香水樹精油室內薰香、隨身配香、一週泡3次精油澡，可降低癲癇發作次數。4滴香水樹 ＋ 4滴快樂鼠尾草 ＋ 2滴茉莉。

注　意

· 大量使用會導致頭痛及頭暈。

· 低血壓避免使用。

· 敏感、發炎皮膚避免使用。

*練習區Homework* 寫下你/妳使用此精油7天後的身心感受。

*練習區Homework* 找出令你/妳心生歡喜的香氣處方。

香水樹＿＿＿＿滴 ✚ ＿＿＿＿＿＿ ✚ ＿＿＿＿＿＿＿

用處：

用法：

效果：

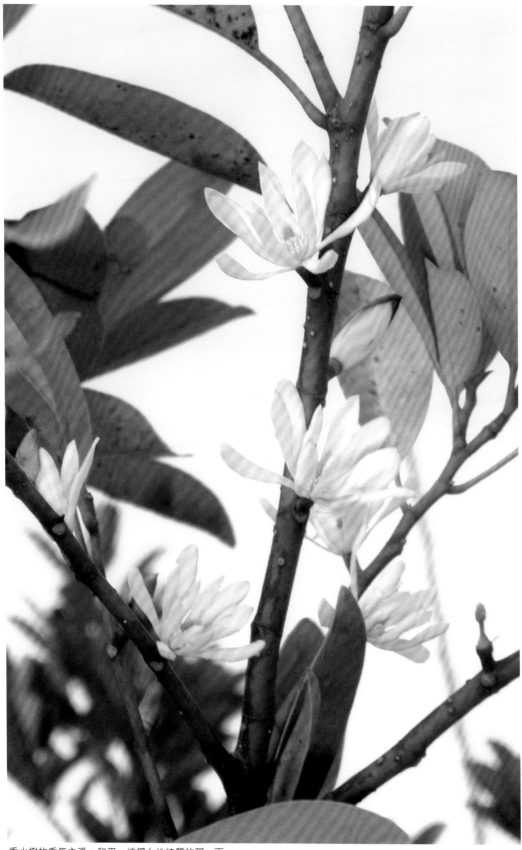

酯
Esters

苯基酯
Phenyl Esters

單萜醛
Aldehydes

酮
Ketones

倍半萜醇
Sesquiterpenols

倍半萜烯
Sesquiterpenes

內酯+香豆素
Lactones &
Coumarins

氧化物
Oxides

單萜烯
Monoterpenes

單萜醇
Monoterpenols

酚+醚
Phenols & Ethers

香水樹的香氣主張：和平，接觸女性特質的那一面

# 維吉尼亞香柏
## virginian Cedarwood

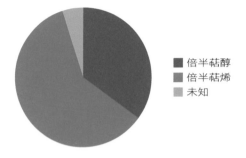

■ 倍半萜醇
■ 倍半萜烯
■ 未知

主要的3大化學成分 *Major 3 active constituents*

| | |
|---|---|
| **Cedrol** | **<26%** |
| **Alpha-cedrene** | **<25%** |
| **Thujopsene** | **<15%** |

### Cedarwood, "Spiritual Strength"
### 重拾精神的力量

| | |
|---|---|
| 拉丁學名 | Juniperus verginia |
| 萃取部位 | 木心 |
| 香　　調 | 中音～低音；粉甜的木質香脂 |
| 香氣濃度 | 4～6 |
| 精油顏色 | 淡黃或接近橙黃 |
| 速配香氣 | 安息香、乳香、廣藿香、絲柏、杜松子、玫瑰 |
| 藥學特質 | 抗炎、收斂、鎮痙攣、祛痰、利尿、通經 |
| 脈輪相合 | 海底輪、太陽神經叢、眉心輪 |

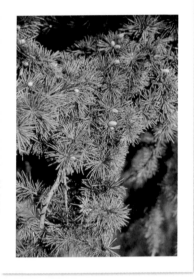

練習區 *Homework*　請描述你/妳閉眼嗅聞此精油香氣10秒後，察覺的香調心得。

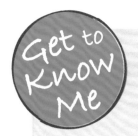

酯
Esters

苯基酯
Phenyl esters

單萜醛
Aldehydes

酮
Ketones

倍半萜醇
Sesquiterpenols

倍半萜烯
Sesquiterpenes

內酯+香豆素
Lactones &
Coumarins

氧化物
Oxides

單萜烯
Monoterpenes

單萜醇
Monoterpenols

酚+醚
Phenols & Ethers

● Cedar閃族語，意指 "精神的力量"，常作焚香敬神之用。

● 香柏木主要以產區命名；可分為二類：一是松科（pinaceae）包括大西洋香柏、喜馬拉亞香柏；另一類是柏科（Cupressaceae）包括維吉尼亞香柏、中國香柏及德州香柏。

● 聖經上的香柏是黎巴嫩香柏（Cedrus libani），是大西洋香柏的近親。

● 所羅門王之歌的第四首第10節 "我的愛人，我的新娘，妳的愛情多麼甜蜜；妳散發出的香氣勝過任何香料；妳衣裳的芬芳，正像黎巴嫩香柏的香氣"。

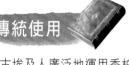

## 傳統使用

● 古埃及人廣泛地運用香柏製作木乃伊、蓋廟堂及宮殿、製船及戰車、煙薰紙草書，其濃厚香氣具防蟲蛀效果，與東方的檀香木及檜木防蟲蛀的功能相似。

● 改善青春痘、油性、發癢的肌膚，古時王公貴族廣泛使用香柏木保養肌膚，若男子不喜歡將香甜味抹在身上，那麼香柏木是極好的保養選擇，同時照顧皮膚與肌肉關節 。

● 在感冒時期以香柏木泡澡或薰香，可幫助祛痰，避免半夜咳嗽、喉嚨痛，也可作漱口劑（香柏＋沒藥＋茶樹＋鼠尾草作為除臭、抗菌、修護黏膜的漱口水）。

● 維吉尼亞香柏主要產在北加州，是神經及腺體的調節劑，有助於維護身體的穩定，主要用於紓緩壓力緊張。對呼吸系統的幫助與大西洋香柏類似。

● 大西洋香柏精油產自摩洛哥，主要功能是處理呼吸道症狀，如慢性咳嗽、支氣管炎、卡他（鼻喉黏膜炎）、對肌肉痛、風濕症及關節炎幫助很大，同時可用在改善肥胖、水腫及橘皮組織。

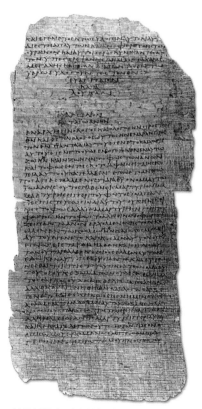

埃及紙草書，以香柏煙薰後，可避蟲害

## 症狀及緩解

● **紓壓：**8滴維吉尼亞香柏，做15分鐘精油浴，再以5滴香柏調入5cc的植物油，抹於喉部、前胸、額部、後頸脊椎區，以平衡神經系統。

● **皮膚癢／油膩：**5滴維吉尼亞香柏，調和10cc的月見草油，每次只用3～4滴混合油塗抹於全臉。

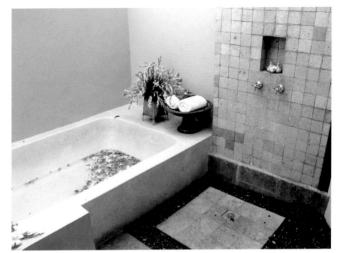

紓壓精油浴

**練習區*Homework*** 寫下你/妳使用此精油7天後的身心感受。

**練習區*Homework*** 找出令你/妳心生歡喜的香氣處方。

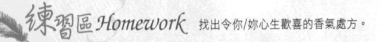

香柏木 ____ 滴 ✚ _____ ✚ _____

用處：

用法：

效果：

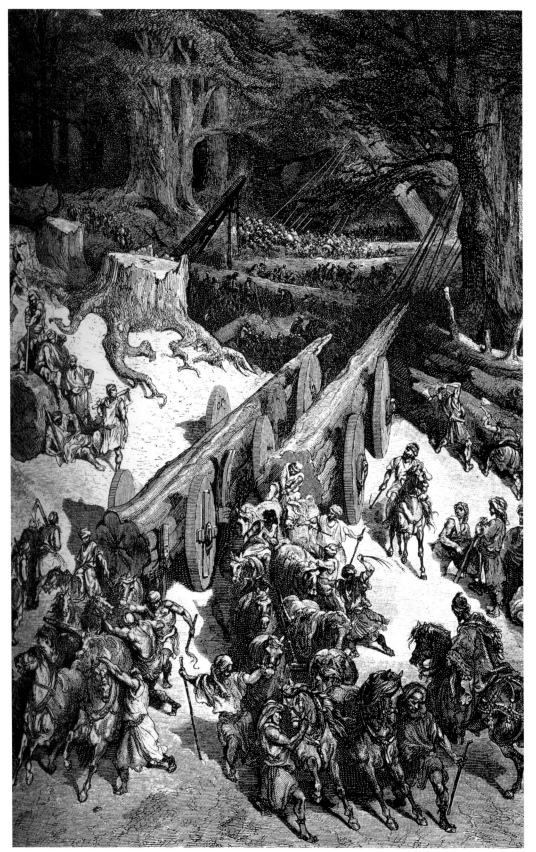

所羅門王以香柏木蓋聖殿，奉獻給上主—耶和華

酯
Esters

苯基酯
Phenyl esters

單萜醛
Aldehydes

酮
Ketones

倍半萜醇
Sesquiterpenols

倍半萜烯
Sesquiterpenes

內酯+香豆素
Lactones &
Coumarins

氧化物
Oxides

單萜烯
Monoterpenes

單萜醇
Monoterpenols

酚+醚
Phenols & Ethers

# 廣藿香
## Patchouli

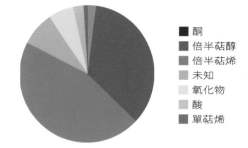

| 圖例 | |
|---|---|
| ■ | 酮 |
| ■ | 倍半萜醇 |
| ■ | 倍半萜烯 |
| ■ | 未知 |
| ■ | 氧化物 |
| ■ | 酸 |
| ■ | 單萜烯 |

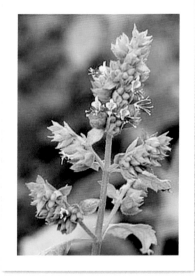

### 主要的3大化學成分 *Major 3 active constituents*

| | |
|---|---|
| **beta-caryophyllene** | **<20%** |
| **Patchouli alcohol** | **<33%** |
| **α-bulnesene** | **<16%** |

> **Patchouli, "the aroma of Hippie"**
> 嘻皮的香氣

| 拉丁學名 | Pogostemon cablin |
|---|---|
| 萃取部位 | 乾燥的葉 |
| 香　　調 | 低音；強烈的泥土味、木質味、煙味 |
| 香氣濃度 | 5～7 |
| 精油顏色 | 深橘色 |
| 速配香氣 | 檀香、花梨木、香柏木、乳香、沒藥、天竺葵、岩蘭草、香水樹、檸檬、玫瑰、茉莉 |
| 藥學特質 | 鎮定、收斂、抗憂鬱、催情、滋補、癒疤、消毒殺菌 |
| 脈輪相合 | 海底輪、生殖輪 |

### 練習區 *Homework*　請描述你/妳閉眼嗅聞此精油香氣10秒後，察覺的香調心得。

酯<br>
Esters

苯基酯<br>
Phenyl Esters

單萜醛<br>
Aldehydes

酮<br>
Ketones

倍半萜醇<br>
Sesquiterpenols

倍半萜烯<br>
Sesquiterpenes

內酯+香豆素<br>
Lactones &<br>
Coumarins

氧化物<br>
Oxides

單萜烯<br>
Monoterpenes

單萜醇<br>
Monoterpenols

酚+醚<br>
Phenols & Ethers

● 廣藿香主要產於熱帶的亞洲區，如印尼、菲律賓、馬來西亞、印度。

● 容易生長，不需要施肥及除蟲劑。經常由當地農夫小規模種植，並將乾燥後的葉子，以水蒸餾萃取。
  精油的顏色有黃、綠色，但經過一定年分後，會變成深橘色，香氣更成熟、穩定，而且更受歡迎。

● 廣藿香與木質類精油一樣，年分越久，香氣越好。

● 廣藿香的香氣，可以驅退衣服的蠹蟲，因此常作為高級衣服，特別是羊毛衣的薰香料。有些老舊的衣服，聞起來與廣藿香神似，具有木質泥土香。

● 在1960年代的嘻皮Hippie，最愛廣藿香的自然原味。

● 在香水界中，廣藿香與鼠尾草、檀香、沒藥都是屬於極佳的定香劑。

● 廣藿香的醫療價值表現在抗炎、抗病毒、抗傳染及療癒創傷，例如：濕疹、牛皮癬、頭皮屑、口腔及陰道感染，可與檀香或茶樹合用。

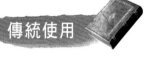

## 傳統使用

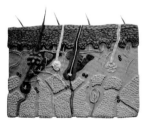

皮膚組織

● 香氣特別適合用於迷惑或焦慮的情緒上，幫助腳踏實地，找到根基。

● 經常用於促進組織再生，癒合創傷，刺激新細胞生長，改善乾粗的皮膚。

● 數年前，兄長因電灼傷臉及手背，送到長庚醫院加護病房，臉部二級灼傷，並傷及睫毛及眉毛。後以乳香、薰衣草、廣藿香稀釋調和，每日早晚塗抹於臉部，皮膚更新良好，沒有留下一點疤痕，連昔日的青春痘的痘疤也修護完好。

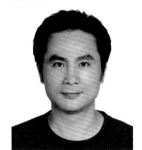

40歲，以精油修護灼傷皮膚，效果佳

## 症狀及緩解

● **皮膚乾癬：** 3滴廣藿香 + 3滴薰衣草 + 5cc植物油，一日三次，塗抹於患部。

● **心神不寧：** 1滴廣藿香塗抹於鎖骨區或3滴薰香，靜心冥想30分鐘。

· 抑制食飲。

· 低量使用，具鎮定效果。

· 高量使用，具刺激效果。

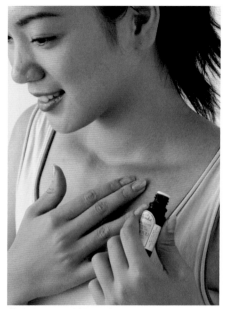

抹於鎖骨，利於靜心冥想

*練習區 Homework* 寫下你/妳使用此精油7天後的身心感受。

*練習區 Homework* 找出令你/妳心生歡喜的香氣處方。

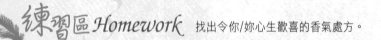

廣藿香 _____ 滴 ＋ _____ ＋ _____

用處：

用法：

效果：

# 治療皮膚乾癬的精油處方
廣藿香3滴 ＋ 薰衣草3滴 ＋ 植物油（Jojoba油）5cc

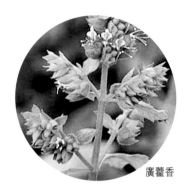
廣藿香

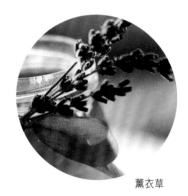
薰衣草

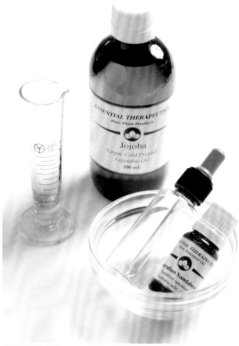
調配精油處方

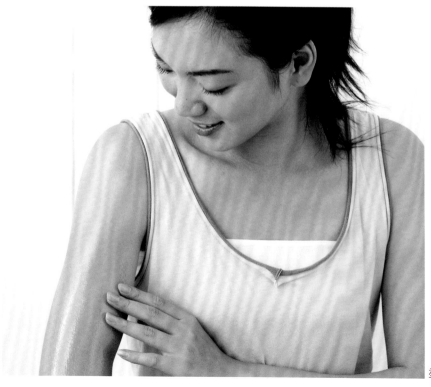
塗抹於患部

酯
Esters

苯基酯
Phenyl Esters

單萜醛
Aldehydes

酮
Ketones

倍半萜醇
Sesquiterpenols

倍半萜烯
Sesquiterpenes

內酯+香豆素
Lactones &
Coumarins

氧化物
Oxides

單萜烯
Monoterpenes

單萜醇
Monoterpenols

酚+醚
Phenols & Ethers

# 內酯及香豆素精油
# Lactones &
# Coumarins

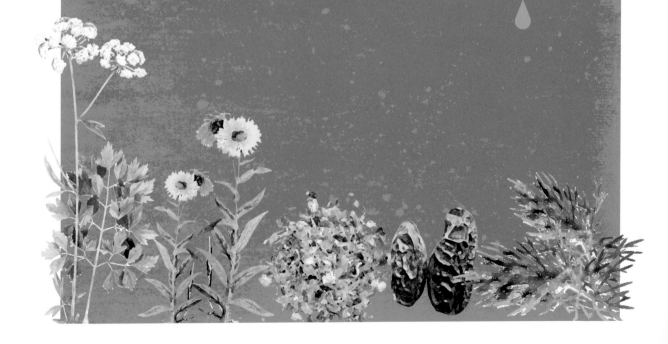

## 常見的內酯及含較高量內酯的精油

### Alantolactone $(C_{15}H_{20}O_2)$

土木香 Sweet inula 　　　　20% ━━━

### Delta-jasmine lactone $(C_{10}H_{16}O_2)$

茉莉 Jasmine 　　　　　　　1% ▎

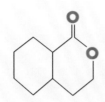

內酯的化學結構圖

**藥學特質**

溶解黏液、抗炎、止痛。

**生理癒性**

祛痰效果更勝酮、抗瘧疾。

**心理癒性**

使人泰然自若。

## 常見的香豆素及含較高量香豆素的精油

### Coumarin $(C_9H_6O_2)$

零陵香豆素 Tonka bean 　　50% ━━━━━━

中國肉桂 Cassia 　　　　　12% ━━

### Herniarin $(C_9H_6(OCH_3)O_2)$

龍艾 Taragon 　　　　　　0.2% ▎

薰衣草 Lavender (trace)

### Umbelliferone $(C_9H_6(OH)O_2)$

蒔蘿 Dill 　　　　　　　　2% ▎

香豆素的化學結構圖

**藥學特質**

鎮定、抗淋巴水腫、抗痙攣。

**生理癒性**

退燒，降血壓，助眠，冠心阻塞、缺血等。

**心理癒性**

鬆弛緊繃的神經，讓人平靜而愉悅。

注　意

· 易引起光敏反應。

# 土木香
## Sweet Inula

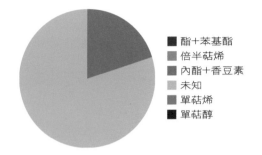

| | |
|---|---|
| ■ | 酯＋苯基酯 |
| ■ | 倍半萜烯 |
| ■ | 內酯＋香豆素 |
| ■ | 未知 |
| ■ | 單萜烯 |
| ■ | 單萜醇 |

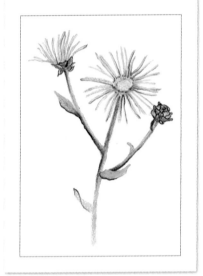

## 主要的2大化學成分 *Major 2 active constituents*

| | |
|---|---|
| *Atlantolactone* | **<2%** |
| *Bornyl acetate* | **<48%** |
| *Borneol* | **<9%** |

### Sweet Inula, "To save your lungs"
### 止咳良方

| | |
|---|---|
| 拉丁學名 | Inula graveolens |
| 萃取部位 | 近根莖部、花 |
| 香　　調 | 高音；有如蜂蜜般香甜 |
| 香氣濃度 | 7 |
| 精油顏色 | 綠色 |
| 速配香氣 | 茉莉、橙花、天竺葵、佛手柑、回青橙、薰衣草、綠花白千層、香柏木 |
| 藥學特質 | 溶解黏液、祛痰效果佳、抗炎、止痛、抗痙攣、消毒殺菌 |
| 脈輪相合 | 太陽神經叢、心輪 |

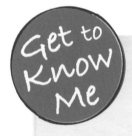

Get to Know Me

● 土木香受芳療師傾心是近20年的事。因為價格不斐，使用率並不高，與花瓣精油如橙花價格相當，且供量少，因此並不普及。

● 根據法國芳療醫學的研究，土木香具有極優的祛痰及排除身體過多黏液的效果，特別是處理感冒、鼻竇炎、鼻喉黏膜炎、耳痛等症狀有顯著效果。

● 若用沒藥或香柏排痰，其效果不彰時，則應改用土木香。除此之外，土木香還有抗菌效果，對於肺部深處的細菌感染發炎，有很好的防治效果。

## 傳統使用

● 土木香含有內酯（Lactones）對祛痰，分解黏液效果特別好。

● 對於呼吸道的感染，如咳不出痰或咳出濃黃色的痰，改善效果最明顯，適合慢性疾病，如慢性支氣管炎使用。

注　意

## 症狀及緩解

● **慢性支氣管炎**：3滴土木香 ＋ 10ml荷荷芭油，抹於喉部、前胸、後背。

● **止咳化痰**：1滴絲柏 ＋ 1滴土木香 ＋ 1杯250cc熱水，大口吸入，鼻子吐出。

· 芳療只用Inula graveolens，不採用Inula helenium，後者易引起皮膚過敏。
· 可能引起皮膚敏感（4%）。
· 孕婦及幼兒避免使用。

*練習區 Homework*  請描述你/妳閉眼嗅聞此精油香氣10秒後，察覺的香調心得。

*練習區 Homework*  寫下你/妳使用此精油7天後的身心感受。

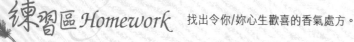

*練習區 Homework*  找出令你/妳心生歡喜的香氣處方。

土木香　　　滴 ＋ 　　　　　　＋

用處：

用法：

效果：

酯
Esters

苯基酯
Phenyl esters

單萜醛
Aldehydes

酮
Ketones

倍半萜醇
Sesquiterpenols

倍半萜烯
Sesquiterpenes

內酯+香豆素
Lactones & Coumarins

氧化物
Oxides

單萜烯
Monoterpenes

單萜醇
Monoterpenols

酚+醚
Phenols & Ethers

# 歐洲當歸
## Lovage root

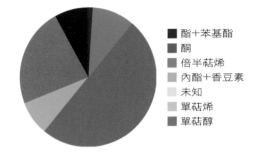

圖例：
- ■ 酯＋苯基酯
- ■ 酮
- ■ 倍半萜烯
- ■ 內酯＋香豆素
- ■ 未知
- ■ 單萜烯
- ■ 單萜醇

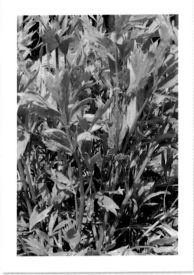

## 主要的3大化學成分 *Major 3 active constituents*

| | |
|---|---|
| *phthalides* | **<50%** |
| *Monoterpene* | **<23%** |
| *Sesquiterpene* | **<10%** |

### Lovage, "Multipurpose woman oil"
### 獨活草

| | |
|---|---|
| 拉丁學名 | Levisticum officinale |
| 萃取部位 | 根 |
| 香　　調 | 低音；甜中帶苦、乾烈，有如中國當歸或四物的香氣，複雜而多樣 |
| 香氣濃度 | 8 |
| 精油顏色 | 琥珀色 |
| 速配香氣 | 佛手柑、快樂鼠尾草、山雞椒、黑胡椒 |
| 藥學特質 | 刺激、溫暖、滋補、作用在肝腎 |
| 脈輪相合 | 海底輪，生殖輪 |

## Get to Know Me

- 歐洲當歸是不可忽視的藥草精油，葉片大而顯目，味道像極了四物，因此喚名為「歐洲當歸」或偶有人稱之「獨活草」。由於藥效與中國當歸類似，在大陸也易找到它的蹤跡。在眾多活化肝或腎的精油當中，唯有歐洲當歸是直接刺激此二器官及脾、肝、腎3條經絡，非常適合用在肝腎平衡、調理。

- 調養肝病時，可用8滴歐洲當歸，調合10ml椰子油，熱抹在肝區，一日最好早晚2次。搭配斷食，效果更好，很快改善疲勞及倦怠感。

- 大魚大肉所造成的腹部飽脹感，或因蛋白質代謝所造成的尿酸過高，以歐洲當歸精油稀釋成5%後，塗抹在腹部、後腰腎區、大腿內外側，還可預防腎結石。根據眾多臨床經驗，泡精油澡後，再抹歐洲當歸精油，對於下腹消腫的效果，可在次日感受到。

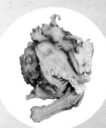

中國當歸

酯
Esters

苯基酯
Phenyl esters

單萜醛
Aldehydes

酮
Ketones

倍半萜醇
Sesquiterpenols

倍半萜烯
Sesquiterpenes

內酯+香豆素
Lactones &
Coumarins

氧化物
Oxides

單萜烯
Monoterpenes

單萜醇
Monoterpenols

酚+醚
Phenols & Ethers

## 傳統使用

● 古希臘醫學傳統中，便是以歐洲當歸改善淋巴代謝、去水氣，及用來活化消化機能和作為女性子宮滋補回春之用。

● 歐洲古時的醫生、接生婆都愛用歐洲當歸，幫助婦女治療月經痛、分娩痛、白帶及分泌物等婦女問題。據推估其有效原因是：藥性暖化溼冷的子宮，進而推動肝腎之氣，並滋補了女性荷爾蒙。

## 症狀及緩解

● **下腹部腫脹，消化失調：**歐洲當歸5滴 ＋ 甜杏仁油10ml，抹於下腹、臀、腿。

● **瘀青：**歐洲當歸6滴 ＋ 山金車油5ml ＋ 聖約翰草油5ml抹於患部及脾區。尤其以車禍的撞擊所引起的瘀傷，具有明顯的消腫退瘀效果。

注意

·懷孕及腎病者，避免使用。

練習區 *Homework* 請描述你/妳閉眼嗅聞此精油香氣10秒後，察覺的香調心得。

練習區 *Homework* 寫下你/妳使用此精油7天後的身心感受。

練習區 *Homework* 找出令你/妳心生歡喜的香氣處方。

歐洲當歸 ＿＿＿滴 ＋ ＿＿＿＿＿＿ ＋ ＿＿＿＿＿＿

用處：

用法：

效果：

# 氧化物精油
# oxides

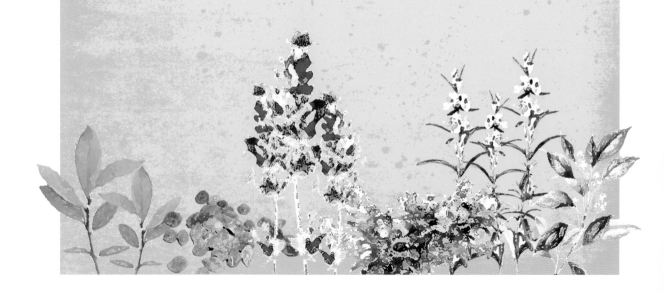

# 常見的氧化物及含較高量氧化物的精油

## 1,8-cineole $(C_{10}H_{18})$

| | | |
|---|---|---|
| 藍桉尤加利 Eucalyptus globules | 70% | ▆▆▆▆▆▆▆▆▆▆ |
| 豆蔻 Cardamom | 30% | ▆▆▆▆ |
| 芳枸葉 Fragonia | 28% | ▆▆▆▆ |
| 穗狀薰衣草 Spike Lavender | 15% | ▆▆ |
| 鼠尾草 Sage | 15% | ▆▆ |
| 迷迭香 Rosemary | 15% | ▆▆ |

## menthofuran $(C_{10}H_{14}O)$

| | | |
|---|---|---|
| 辣薄荷 Peppermint | 4% | ▆ |
| 玉米薄荷 Cornmint | 1% | ▏ |

## Rose oxide $(C_{10}H_{18}O)$

| | | |
|---|---|---|
| 天竺葵 Geranium | 1% | ▏ |
| 岩玫瑰 Cistus | 0.5% | ▏ |
| 奧圖玫瑰 Rose Otto | 0.3% | ▏ |

氧化物的化學結構圖

## 藥學特質

止痛、淨化、抗炎、涼爽、利肝、提振、袪痰。

## 生理癒性

活化纖毛、止咳、袪痰、利呼吸、消化、免疫系統、抗發炎、抗菌、抗真菌等。

## 心理癒性

增進邏輯思考，為精神打氣。

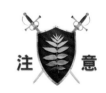

注意

· 過量使用，易堆積體內，導致神經毒性、肝毒性、呼吸敏感。

# 豆蔻
## Cardamon

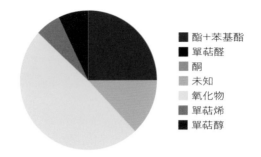

| | |
|---|---|
| ■ | 酯＋苯基酯 |
| ■ | 單萜醛 |
| ■ | 酮 |
| ■ | 未知 |
| ■ | 氧化物 |
| ■ | 單萜烯 |
| ■ | 單萜醇 |

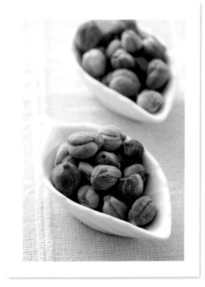

## 主要的3大化學成分 Major 3 active constituents

| | |
|---|---|
| **1,8-cineole** | **<31%** |
| **Alpha-terpinyl acetate** | **<44%** |
| **Linalool** | **<5%** |
| **Linalyl acetate** | **<6%** |

### Cardamom, "Fire in the belly"
### 激發腹中之火

| | |
|---|---|
| 拉丁學名 | Elettaria cardamomum |
| 萃取部位 | 未成熟的種子 |
| 香　　調 | 高度，香氣類似尤加利，帶有香料味 |
| 香氣濃度 | 9 |
| 精油顏色 | 無色或淡黃色 |
| 速配香氣 | 黑胡椒、松、薑、尤加利、百里香 |
| 藥學特質 | 抗菌、抗痙攣、止咳、祛痰、助消化 |
| 脈輪相合 | 太陽神經叢、生殖輪 |

## Get to Know Me

- 豆蔻與薑同屬薑科，但精油來源於未成熟的種子中，並非根狀的莖。

- 與薑相似，能溫中散寒，具有溫暖滋補的特質。適用有消化、咳嗽問題，或用作振奮精神。

- 氣味芳香，埃及人製成香水。

- 製成香氛系列置於浴廁中薰香，除臭效果相當好。

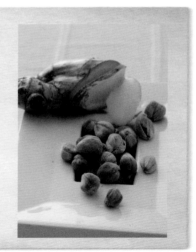

## 傳統使用

● 由於豆蔻能溫中健胃，印度人多將豆蔻用於治療消化不良、胃脹氣、胃灼熱及腹瀉等。

● 在中國的傳統草藥醫學，豆蔻被視為補充元氣，激勵肺氣、脾氣及提振精神之用。

● 與茴香共用，可處理消化不良，若與尤加利合用則可紓緩咳嗽。

## 症狀及緩解

● **胃脹氣**：將豆蔻泡香草茶，於飯後飲用。3滴豆蔻 ＋ 2滴藏茴香於5cc的基底油，抹於肚臍四周並稍加按摩。

● **咳嗽（冷性）**：2滴豆蔻 ＋ 3滴尤加利 ＋ 5滴檀香 ＋ 15cc基底油，抹於前胸及後背。一杯熱開水加2滴豆蔻，嗅吸。

### 注意

· 不宜內服豆蔻精油。
· 無毒、不過敏。

---

*練習區 Homework* 請描述你/妳閉眼嗅聞此精油香氣10秒後，察覺的香調心得。

*練習區 Homework* 寫下你/妳使用此精油7天後的身心感受。

*練習區 Homework* 找出令你/妳心生歡喜的香氣處方。

豆　　　滴 ＋　　　　　＋

用處：

用法：

效果：

---

酯 Esters

苯基酯 Phenyl esters

單萜醛 Aldehydes

酮 Ketones

倍半萜醇 Sesquiterpenols

倍半萜烯 Sesquiterpenes

內酯+香豆素 Lactones & Coumarins

**氧化物 Oxides**

單萜烯 Monoterpenes

單萜醇 Monoterpenols

酚+醚 Phenols & Ethers

# 芳枸葉
## Fragonia

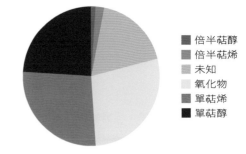

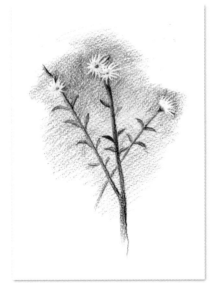

圖例：
- 倍半萜醇
- 倍半萜烯
- 未知
- 氧化物
- 單萜烯
- 單萜醇

## 主要的3大化學成分 *Major 3 active constituents*

| | |
|---|---|
| **1,8- cineole** | **<20%** |
| **Alpha-pinene** | **<27%** |
| **Alpha-terpineol** | **<7%** |
| **Linalool** | **<8%** |

> *Fragonia, "near perfect balance of chemical constituents"*
> 近乎完美的黃金化學比例

| | |
|---|---|
| 拉丁學名 | Agonis fragrans |
| 萃取部位 | 葉子 |
| 香　　調 | 高音；芳香略辛的香氣，淡淡的甜，有如融合了茶樹、澳洲尤加利及肉豆蔻的新鮮、輕快、清爽的氣息 |
| 香氣濃度 | 7 |
| 精油顏色 | 水色 |
| 速配香氣 | 桃金孃科、白千層屬、檸檬、迷迭香等 |
| 藥學特質 | 抗感染、祛痰、抗菌、抗炎、止痛、抗風濕、抗痙攣、創造祥和心境 |
| 脈輪相合 | 心輪、喉輪、眉心輪 |

*練習區 Homework* 請描述你/妳閉眼嗅聞此精油香氣10秒後，察覺的香調心得。

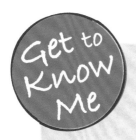

酯
Esters

苯基酯
Phenyl esters

單萜醛
Aldehydes

酮
Ketones

倍半萜醇
Sesquiterpenols

倍半萜烯
Sesquiterpenes

內酯+香豆素
Lactones &
Coumarins

**氧化物**
**Oxides**

單萜烯
Monoterpenes

單萜醇
Monoterpenols

酚+醚
Phenols & Ethers

● Fragonia 是萃取自Myrtaceae（桃金孃科）末端枝的新精油，此植物生長在西澳州的西南方，完全沒使用化學藥劑或化學肥料栽種的有機植物。

● Fragonia 可達2.4公尺的小矮灌木，屬於西澳州南方海岸的地區性植物，在過去的切花產業，被認定為「茶樹的替代品」，最近才被賦予新的品名：Fragonia，以真正反映其植物精油的愉悅芳香（fragrant）的特性。

● 與茶樹相似，Fragonia含有高量的單萜醇，不同的是，Fragonia還含有獨特多元的單萜醇類組合，有著更柔和宜人的香氣。

● Fragonia如同其它的桃金孃科植物，有不止一種的化學組態（chemotype），或易產出化學成分不同的精油。Fragonia的培育者及精油萃取者－John Day透過與西澳州農業部的合作，決定最適用的化學組態，這特別的化學組態已註冊為Fragonia精油，作為未來使用Fragonia精油的標準。

● Fragonia精油已在西澳大學作了微生物測試，如同茶樹，Fragonia對抗微生物有良好的表現，研究專家結論：「Fragonia 的抑菌（MICs）及殺菌（MCCs）能力與下述精油類似：茶樹、檸檬草、野馬鬱蘭」。

● 不同的細菌測試證明，它不僅有照護呼吸系統及處理不同感染的能力。事實上，Dr. Daniel Pénoël，世界知名的法國芳療醫生，把它當作頂尖的精油（top position），是因為它創造內在的「平靜祥和，Making Peace」力量。如果你能理解，大多數疾病都有情緒困擾的因素存在，顯而易見的，賦予患者心靈層面的和諧，與處理病菌或消炎一樣重要。

● 目前這類精油非常罕有，它未被大量生產，因此希望每一滴精油都能用於所當用，幫助我們更了解它真正獨特的醫療價值。作為研究學習的初階，至少在第一階段，你該先單方的使用它，過一陣子之後，才與其它精油調合使用。

## 傳統使用

● 農業研發的法人團體（Rural Industries Research and Development Corporation），對Fragonia的研究建議：
「Agonis fragrans的初步臨床應用，可用在關節、肌肉、關節炎的疼痛及呼吸道感染方面。由於近似完美的化學成分比例（含有氧化物、單萜烯、單萜醇），亦發現它能用來平衡情緒，並在海內外芳療醫學應用上也得到關注。」
註：引用自Robinson, C.的文章：Agonis fragrans精油的化學組態選擇及評估，大南方發展委員會（Great Southern Development Commission）。

● Dr. Daniel Pénoël，世界知名的法國芳療醫生，在行醫時已應用Fragonia，根據他的經驗分享如下：
「在使用芳療藥方時，我們不使用『雙盲測試』的架構，因為精油是透過皮膚、口、鼻等吸收，要做到『雙盲測試』，必須患者及醫師都不能聞才行！我發展的概念是所謂的「從『雙盲測試』到『三方察覺』」。
也就是說：醫師、患者、植物，三者都察覺到作用正在發生，我了解這不是醫學團體的標準想法，但我們的做法需要自己的標準來評定，而這標準必須與對症下藥式的療法有所不同⋯⋯」。當你從嗅覺去熟悉Fragonia精油時，你會發覺它非常吸引人，我還沒碰上不喜歡它的人。

● Dr. Daniel Pénoël，在某個周日下午，看它的氣相色層分析，非常動心、震撼地正在看著一個獨特的組合，不是那些組成精油的個別化學分子，而是化學組成分子間的相對比例，尤其是單萜醇類。
很驚訝「黃金比例」的神聖數字幾乎是很完美地在它的化學組成中呈現，震撼地大開眼界！Daniel說：我們必須超越化學分析，以完整地了解它和諧平衡的獨特力量。這直覺的感動，後來被無數使用它的患者所確認。

## 症狀及緩解

● 如果你想在心靈層次試驗Fragonia，建議使用1～2滴純劑，臨睡前使用在你想試的特定脈輪，如喉輪、鎖骨區。睡醒後，記下那晚的夢境或任何生活、情緒的體驗。

● Dr. Daniel Pénoël曾提供一個有趣的個案，是關於一位正在做心理治療的女患者。她在使用Fragonia精油的那一天起，便開始能夠表達並釋放被阻塞的情感，這些都是在長期心理治療過程中未曾被釋放的。對使用能量療法的人而言，上述急速變化並不足為奇，後來，她說她在夢裡也能「平靜祥和」，甚至夢見她去世的親友，這真是很棒的療癒經驗。

● 滴1～2滴的Fragonia於蘋果果肉適度抹勻，再輕鬆地吃蘋果，可防治感冒初期的喉嚨搔癢。

・Fragonia精油含有低量的桉油醇，在適當低劑量的一般使用上，都很安全、無毒性，即使在純劑使用下，皮膚也不致過敏。
・與所有精油一樣，避免孩童拿取。
・濕疹或皮膚敏感者，先作低劑量的過敏測試（Patch Test）。

練習區 *Homework* 2　寫下你/妳使用此精油7天後的身心感受。

練習區 *Homework* 3　找出令你/妳心生歡喜的香氣處方。

芳枸葉 ＿＿＿＿滴 ✚ ＿＿＿＿＿＿＿ ✚ ＿＿＿＿＿＿＿

用處：

用法：

效果：

酯
Esters

苯基酯
Phenyl esters

單萜醛
Aldehydes

酮
Ketones

倍半萜醇
Sesquiterpenols

倍半萜烯
Sesquiterpenes

內酯+香豆素
Lactones &
Coumarins

**氧化物**
**Oxides**

單萜烯
Monoterpenes

單萜醇
Monoterpenols

酚+醚
Phenols & Ethers

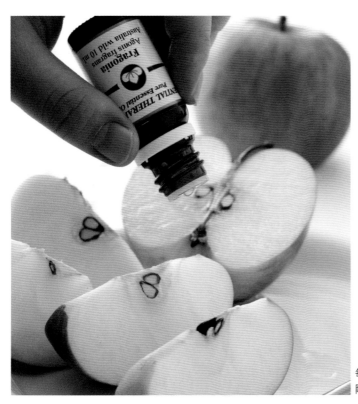

每一瓣蘋果，滴上1滴的芳枸葉，味道
剛剛好入口

# 藍桉尤加利
## Eucalyptus Blue Gum

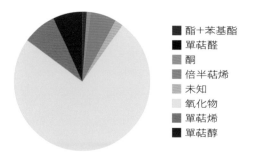

圖例：
- 酯＋苯基酯
- 單萜醛
- 酮
- 倍半萜烯
- 未知
- 氧化物
- 單萜烯
- 單萜醇

## 主要的3大化學成分 *Major 3 active constituents*

| | |
|---|---|
| **1,8- cineole** | **<67%** |
| **Alpha-pinene** | **<15%** |
| **α-terpineol** | **<3%** |

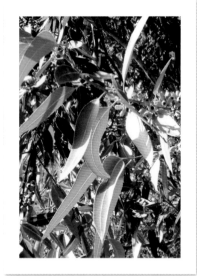

### Eucaplytus, "Clear Sinus Congestion"
### 清鼻竇阻塞之苦

| | |
|---|---|
| 拉丁學名 | Eucalyptus globulus |
| 萃取部位 | 葉子 |
| 香　　調 | 高音；藍桉尤加利帶有木質香，淡淡的甜；澳洲尤加利帶有新鮮、輕快、清爽的氣息 |
| 香氣濃度 | 8 |
| 精油顏色 | 無色 |
| 速配香氣 | 白千層、檸檬、迷迭香等 |
| 藥學特質 | 抗感染、祛痰、抗菌、抗炎、止痛、抗風濕、抗痙攣 |
| 脈輪相合 | 心輪、喉輪、眉心輪 |

練習區 *Homework* 　請描述你/妳閉眼嗅聞此精油香氣10秒後，察覺的香調心得。

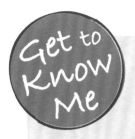

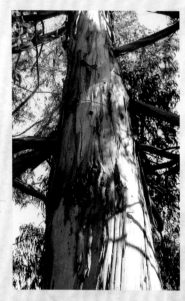

● "Eucalyptos" 希臘字指 "Well Cover"，與尤加利花盛開前後現象，自 "覆蓋" 到 "開封" 有關。

● 在澳洲有超過500種不同的尤加利，不管走到那，都可發現各種樹種、風情的尤加利樹。空氣品質好而乾淨的澳洲，尤加利樹貢獻不少。

● 中國、西班牙、南非亦有生產尤加利精油。常見於芳療的品種，有澳洲尤加利（E. radiata）、藍桉尤加利（E. globulus）、多苞葉尤加利（E. polybractea）、史密斯尤加利（E. smith）、檸檬尤加利（E. citriodora）、及戴維斯尤加利（E. Dives）。

● 尤加利以精餾法萃取，以去除雜質。

● 1930年代，其他國家開始生產尤加利精油，因而重創澳洲經濟。二次世界大戰後，1947年澳大利亞的尤加利精油產量達到一年1000噸高峰，其中有70%外銷。

● 目前全世界年產量2000～3000噸，其中只有5～10%為澳洲生產。

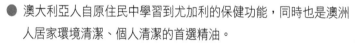

## 傳統使用

● 澳大利亞人自原住民中學習到尤加利的保健功能，同時也是澳洲人居家環境清潔、個人清潔的首選精油。

● 在1919年的流感大流行時，尤加利可是流感的防治用藥之一。

● 澳洲原住民直接焚燒葉子，以煙薰消毒，預防婦女產後感染。

● 尤加利精油用於幫助改善鼻塞或鼻竇炎，有助退燒、止痛，是呼吸道疾病及感冒或流感的主要處方精油。

● Dr. Valnet（法國芳療醫生）的研究指出，2%的尤加利可殺死空氣中的70%的葡萄球菌。

● Dr. Daniel Pénoël指出，1,8-cineole含量在70%以上的澳洲尤加利，可強化 γ 及 β 免疫球蛋白功能，具有強化自身免疫機能的效能。

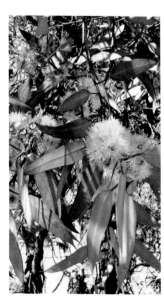

酯
Esters

苯基酯
Phenyl esters

單萜醛
Aldehydes

酮
Ketones

倍半萜醇
Sesquiterpenols

倍半萜烯
Sesquiterpenes

內酯+香豆素
Lactones & Coumarins

氧化物
Oxides

單萜烯
Monoterpenes

單萜醇
Monoterpenols

酚+醚
Phenols & Ethers

## 症狀及緩解

● **鼻塞而缺氧：** 2滴尤加利 ＋ 1滴辣薄荷於一杯250cc的熱水中嗅吸；或各1滴於掌心中，摩擦生熱後嗅吸；或滴於口罩內，讓呼吸順暢，有如拜訪溪頭、杉林溪一樣心肺舒暢。

● **流感引起的肌肉酸痛：** 2滴尤加利 ＋ 2滴松 ＋ 1滴百里香（沉香醇）＋ 5滴薰衣草 ＋ 20cc的基底油，先以複方精油泡澡後，休息30分鐘，靜待發汗，可調製成按摩油抹於酸痛處，快速紓緩流行性感冒所引起的酸痛。

　　流行性感冒的防治，首重泡澡發汗，透過桃金孃科的香藥油泡澡，能促進腺體發汗，在流行性感冒發生的第一天，立即泡精油澡，往往使流感不藥而癒。這是自然療法刺激身體啟動保衛機制的絕妙表現。

● **帶狀疱疹：** 尤加利、茶樹、佛手柑可紓緩神經疼痛及處理小範圍的水泡。

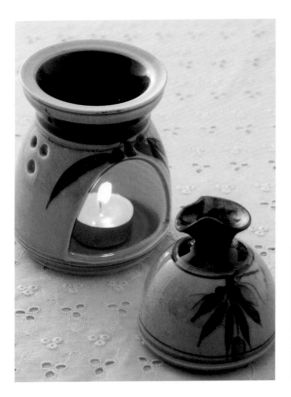

## 注　意

· 高劑量內服有毒。
· 高劑量引起腎臟不舒服。
· 高血壓、癲癇及孕婦避免。
· 老年人、小孩應低量使用。
· 尤加利必須含有超過70% 1,8-cineole（桉油醇）。
· 不可含有 γ 及 β -hellandrene的成分。

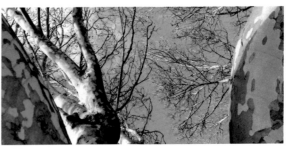

練習區 *Homework* 　寫下你/妳使用此精油7天後的身心感受。

練習區 Homework 找出令你/妳心生歡喜的香氣處方。

尤加利 _____ 滴 ✚ _____ ✚ _____

用處：

用法：

效果：

酯
Esters

苯基酯
Phenyl esters

單萜醛
Aldehydes

酮
Ketones

倍半萜醇
Sesquiterpenols

倍半萜烯
Sesquiterpenes

內酯+香豆素
Lactones &
Coumarins

**氧化物**
**Oxides**

單萜烯
Monoterpenes

單萜醇
Monoterpenols

酚+醚
Phenols & Ethers

100Kg的尤加利葉可萃取10Kg的精油

# 月桂 (葉)
## Bay laurel

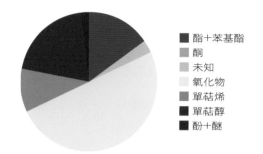

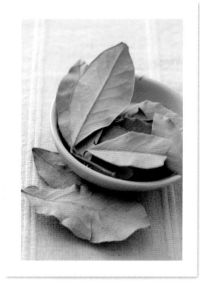

### 主要的3大化學成分 Major 3 active constituents

| | |
|---|---|
| *1,8- cineole* | **<50%** |
| *Linalool* | **<19%** |
| *terpinyl acetate* | **<14%** |

### Bay Laurel, "to look to one's laurels"
### 月桂的榮冠

| | |
|---|---|
| 拉丁學名 | Laurus nobilis |
| 萃取部位 | 葉子 |
| 香　　調 | 高音階；甜甜香料，前味與桃金孃類似 |
| 香氣濃度 | 7 |
| 精油顏色 | 淡淡的黃綠色 |
| 速配香氣 | 百里香、馬鬱蘭、尤加利、茴香、柑橘 |
| 藥學特質 | 祛痰、清阻塞、抗菌、抗痙攣、鎮定、安撫 |
| 脈輪相合 | 生殖輪、太陽神經叢、心輪 |

## Get to Know Me

- "Laurus" 源自拉丁文之 "Laudis"，意指 "讚賞"。自古奧林匹克運動會的傳統中，贏得運動競賽的冠軍者，都會獲得由月桂編織的頭冠，接受眾人的歡呼與致意。

- 在阿波羅太陽神廟，女祭司會在祭祀前先焚燒月桂獻給太陽神阿波羅。

- 羅馬人將月桂視為智慧、保護及和平的象徵。

- 精油蘊藏在葉子及果實內（與丁香類似），但芳療則採用是由月桂葉子萃取的月桂精油。

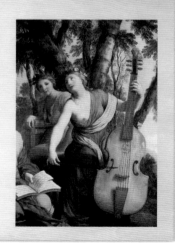

## 傳統使用

● 印度人將西印度產的月桂葉用於頭皮，作為生髮水用。與甜月桂不同的是，西印度月桂含較高的酚（eugenol 56%, chavicol 21.6%, myrcene 13%）。

● 月桂有很好的清阻塞及祛痰的效果，適用於淋巴結腫大的現象。

● 有助獲得心靈的平靜，增加洞見及啟發創意，適合用於焚香。

● 傳統的月桂用於刺激食慾，幫助消化，亦有助於化瘀活血。

## 症狀及緩解

● **生髮水：** 西印度月桂精油2cc ＋ 迷迭香1cc精油 ＋ 卵磷脂調合劑15cc ＋ 迷迭香精露85cc，充分混合後，噴於髮根，並加以適度的按摩。

● **淋巴腫大：** 5滴月桂葉 ＋ 10cc基底油，按摩於淋巴結處，再加以熱敷或拍打。以矽膠手套拍打為宜。

注　意

· 孕婦避免使用。
· 過度使用有麻醉效果。
· 易造成皮膚敏感。

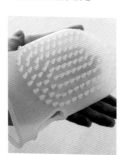

矽膠手套

*練習區 Homework 1*　請描述你/妳閉眼嗅聞此精油香氣10秒後，察覺的香調心得。

*練習區 Homework 2*　寫下你/妳使用此精油7天後的身心感受。

*練習區 Homework 3*　找出令你/妳心生歡喜的香氣處方。

月桂葉 ＿＿＿滴 ＋ ＿＿＿＿＿＿＿ ＋ ＿＿＿＿＿＿＿

用處：

用法：

效果：

酯
Esters

苯基酯
Phenyl esters

單萜醛
Aldehydes

酮
Ketones

倍半萜醇
Sesquiterpenols

倍半萜烯
Sesquiterpenes

內酯+香豆素
Lactones & Coumarins

**氧化物**
**Oxides**

單萜烯
Monoterpenes

單萜醇
Monoterpenols

酚+醚
Phenols & Ethers

195

# 穗狀薰衣草
## Spike Lavender

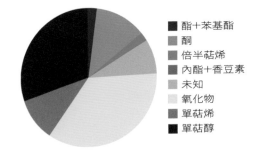

圖例：
- 酯＋苯基酯
- 酮
- 倍半萜烯
- 內酯＋香豆素
- 未知
- 氧化物
- 單萜烯
- 單萜醇

### 主要的3大化學成分 *Major 3 active constituents*

| | |
|---|---|
| **1,8-cienole** | **<37%** |
| **Linalool** | **<31%** |
| **Camphor** | **<8%** |

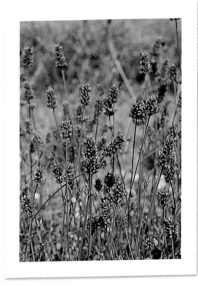

---

**Spike Lavender, "Cousin of True Lavender"**
真正薰衣草的近親

| | |
|---|---|
| 拉丁學名 | Lavandula latifolia |
| 萃取部位 | 花上 |
| 香　　調 | 高音 |
| 香氣濃度 | 6 |
| 精油顏色 | 清水色，近淺黃 |
| 速配香氣 | 歐白芷、佛手柑、香柏木、洋甘菊、快樂鼠尾草、永久花、天竺葵、茉莉、沒藥、玫瑰、檀香、岩蘭草、香水樹、廣藿香 |
| 藥學特質 | 鎮定、放鬆、廣效抗菌、抗痙攣、祛痰、除蚊 |
| 脈輪相合 | 頂輪、心輪 |

---

練習區 *Homework* 請描述你/妳閉眼嗅聞此精油香氣10秒後，察覺的香調心得。

酯
Esters

苯基酯
Phenyl esters

單萜醛
Aldehydes

酮
Ketones

倍半萜醇
Sesquiterpenols

倍半萜烯
Sesquiterpenes

內酯+香豆素
Lactones &
Coumarins

**氧化物**
**Oxides**

單萜烯
Monoterpenes

單萜醇
Monoterpenols

酚+醚
Phenols & Ethers

### Get to Know Me

● 生長在較低地區，香氣偏樟腦味，甜度較弱。

● 穗狀薰衣草是薰衣草的另一品種、近親，精油的化學組成不同，香氣較類似迷迭香精油。穗狀薰衣草精油本身不含沈香酯，主要含桉油醇（～32%），沈香醇（～39%）及樟腦（～13%）。
生長高度約在海拔700公尺的山區，有時會與真正薰衣草的種植地重疊，因此常會雜交形成另一品種：醒目薰衣草（Lavandin）。

● 穗狀薰衣草的主要產區在西班牙及法國。

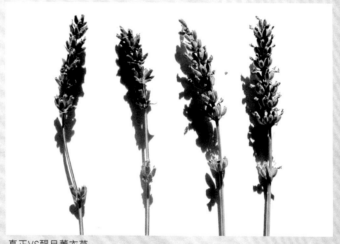

真正VS醒目薰衣草

### 傳統使用

● 穗狀薰衣草是非常有用的精油，具有抗感染、祛痰、療癒傷口等功效，更有較優的提振激勵效能，而非薰衣草聞名的鎮定安撫特質，較適合用於呼吸道感染或感冒的紓緩。

● Lavandula源自於拉丁文的 "lavare" 意思是 "to wash"（清潔淨化），因此許多傳統的沐浴清潔用品，都會添加薰衣草。

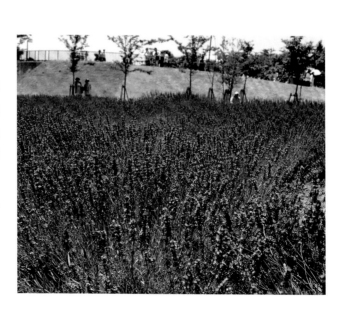

● **蚊蟲叮咬／小範圍的燒灼傷：**1滴於傷口處約10至15分鐘，擦一次，一日不宜超過15滴。

● **感冒頭痛：**15滴薰衣草＋3滴的辣薄荷，嗅吸或抹於太陽穴。

● **水痘：**水痘會出現發癢、疼痛的症狀，容易傳染，每位小朋友的嚴重度不一。尤其當皮膚發癢時，常忍不住抓抓抓，留下永久的疤痕，父母見其痛苦，真是心痛不忍。製成止癢的潤膚水或膠，可幫助渡過水痘高峰期。穗狀薰衣草＋茶樹＋佛手柑＋尤加利＋洋甘菊各5滴於100cc的山榆精露中，使用前搖勻，濕敷於患處。可取同樣的精油處方各2滴滴於泡澡水中，紓緩症狀，同時加速水痘消失。

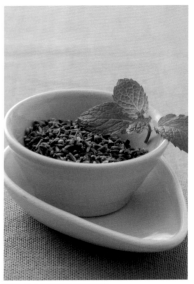

· 成分依產地有所不同。
· 孕婦小心使用。
· 高血壓、癲癇症避免使用。
· 勿內服。
· 適合用在呼吸，1滴在鼻腔附近。
· 改善冷性頭痛，小孩用可，但勿高劑量使用。

薰衣草＋辣薄荷處理頭痛

練習區 *Homework* 寫下你/妳使用此精油7天後的身心感受。

練習區 *Homework* 找出令你/妳心生歡喜的香氣處方。

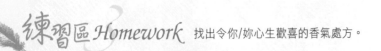

穗狀薰衣草 ___滴 ➕ ＿＿＿＿＿＿＿ ➕ ＿＿＿＿＿＿＿

用處：

用法：

效果：

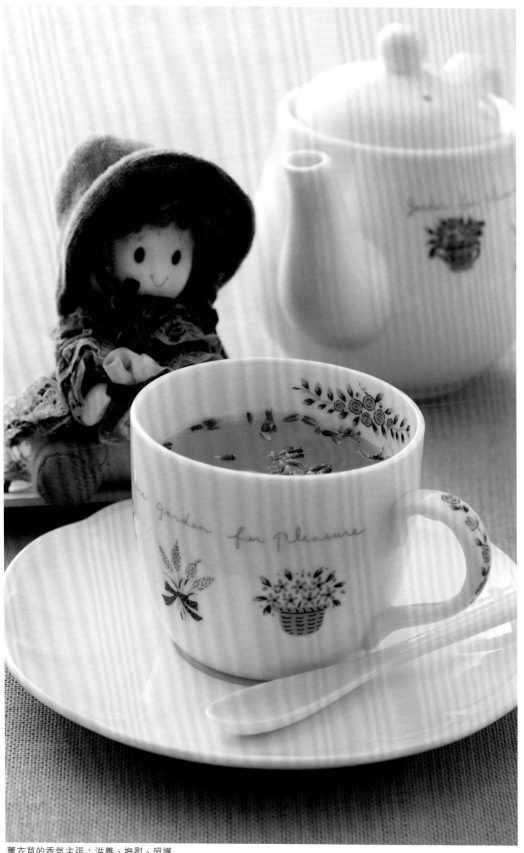

薰衣草的香氣主張：滋養、撫慰、照護

酯
Esters

苯基酯
Phenyl esters

單萜醛
Aldehydes

酮
Ketones

倍半萜醇
Sesquiterpenols

倍半萜烯
Sesquiterpenes

內酯+香豆素
Lactones &
Coumarins

**氧化物**
**Oxides**

單萜烯
Monoterpenes

單萜醇
Monoterpenols

酚+醚
Phenols & Ethers

# 綠花白千層
## True Niaouli CT1 cineole

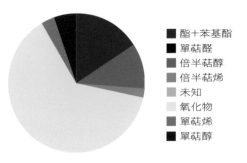

圖例：
- ■ 酯＋苯基酯
- ■ 單萜醛
- ■ 倍半萜醇
- ■ 倍半萜烯
- ■ 未知
- ■ 氧化物
- ■ 單萜烯
- ■ 單萜醇

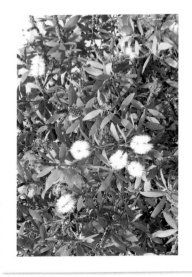

**主要的3大化學成分** *Major 3 active constituents*

| | |
|---|---|
| *1,8-cineole* | **<42%** |
| *Viridiflorol* | **<19%** |
| *Limonene* | **<6%** |

> *Niaouli, "a substitue for Eucalyptus & Tea Tree"*
> 尤加利及茶樹的綜合體

| | |
|---|---|
| 拉丁學名 | Melaleuca quinquenervia |
| 萃取部位 | 葉及嫩枝 |
| 香　　調 | 高音；新鮮、甜而有樟腦味 |
| 香氣濃度 | 6 |
| 精油顏色 | 淺黃 |
| 速配香氣 | 佛手柑、尤加利、辣薄荷、松、迷迭香 |
| 藥學特質 | 止痛、癒疤、抗卡它、抗菌、祛痰、抗痙攣、抗風濕 |
| 脈輪相合 | 眉心輪、喉輪 |

練習區 *Homework* 請描述你/妳閉眼嗅聞此精油香氣10秒後，察覺的香調心得。

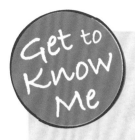

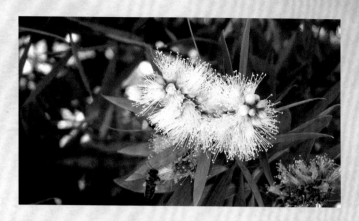

酯
Esters

苯基酯
Phenyl esters

單萜醛
Aldehydes

酮
Ketones

倍半萜醇
Sesquiterpenols

倍半萜烯
Sesquiterpenes

內酯+香豆素
Lactones & Coumarins

**氧化物**
**Oxides**

單萜烯
Monoterpenes

單萜醇
Monoterpenols

酚+醚
Phenols & Ethers

- 綠花白千層屬於白千層屬（Melaleuca）家族之一，其他的成員，尚包括有茶樹、白千層、馬努卡、卡努卡及檸檬茶樹。

- 白千層精油具有極佳的殺菌、抗炎、預防感染，能提升免疫的功能。

- 綠花白千層在臨床運用上以塗抹皮膚，可預防放射線治療癌症所引起的皮膚潰瘍或深層組織纖維化的問題。

- 可在放射治療前一晚，調製成5％的綠花白千層乳液，抹在將被放射的皮膚處，放射治療後，再立即塗抹綠花白千層乳液。

- 綠花白千層精油是全方位的居家常備良油，在臨床研究上具有抗癌效果，特別是非荷爾蒙相關的癌症，如直腸癌有顯著效能。

## 傳統使用

- 綠花白千層具有處理微靜脈循環不良的現象，可改善靜脈曲張、痔瘡、靜脈炎、瘀青、挫傷、動脈硬化及纖維肌瘤。

- 對於有膽固醇過高紀錄的人，易使血管硬化而引起中風、高血壓現象，那麼以綠花白千層泡澡或按摩後，照射遠紅外線是很好的降膽固醇法。（按摩油配方：10滴綠花白千層+15ml基底油）

- 綠花白千層的另一獨特用處是作用在腦下垂體以釋放激素、活化卵巢機能，幫助改善月經前症狀，如經痛、月經不定時。

- 對於缺乏雌激素的更年期婦女亦有幫助，效果有如蜂王乳。男士則可作用於攝護腺癌的防治。

- 強力的抗炎、療癒作用，有如結合茶樹、尤加利及薰衣草精油，非常適用在皮膚保養。如皮膚炎、灼傷、潰瘍、牛皮癬、皰疹、念珠菌感染、青春痘、老化、皺紋皮膚。

● 綠花白千層若抹在關節處,可改善風濕關節炎;若抹在肝膽區,可刺激肝氣,復原肝炎;抹在腹部區,可改善腸胃炎、脹氣及潰瘍;抹在胸區,則可驅風寒、治感冒的咳嗽、哮喘、氣喘、胸緊。

● 對於坐骨神經痛的急性疼痛,以綠花白千層5%調在聖約翰草藥油中,有明顯的止痛、消炎效果。

● **愛滋病的增強免疫**:增強免疫力、抵抗感染的精油,如綠花白千層、茶樹、尤加利、百里香、羅文沙葉,以薰香、泡澡及按摩的方式進行,精油的選擇以病患喜歡的味道為先。
添加愛與關懷的香氣於免疫處方中,對缺乏愛的病友特別重要。愛與關懷的精油有花梨木、天竺葵、快樂鼠尾草、佛手柑、橙花、玫瑰、茉莉。

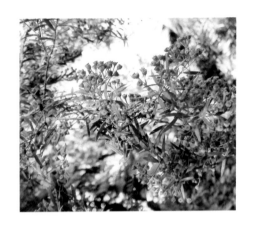

注意　・孕期避免使用。

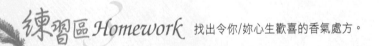 練習區Homework 寫下你/妳使用此精油7天後的身心感受。

練習區Homework 找出令你/妳心生歡喜的香氣處方。

綠花白千層　滴 ＋ ＿＿＿＿＿ ＋ ＿＿＿＿＿

用處:

用法:

效果:

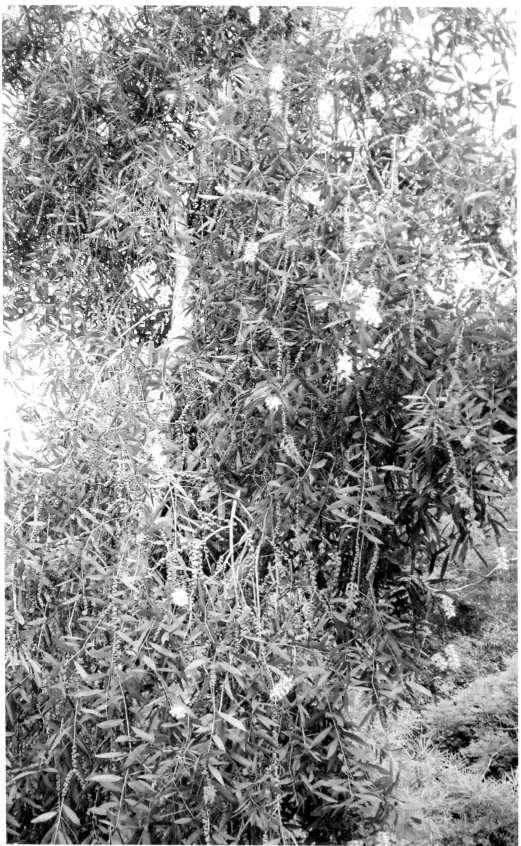

綠花白千層的香氣主張：保護

酯
Esters

苯基酯
Phenyl esters

單萜醛
Aldehydes

酮
Ketones

倍半萜醇
Sesquiterpenols

倍半萜烯
Sesquiterpenes

內酯+香豆素
Lactones &
Coumarins

**氧化物**
**Oxides**

單萜烯
Monoterpenes

單萜醇
Monoterpenols

酚+醚
Phenols & Ethers

# 桃金孃
## Myrtle CT2 Myrtenal acetate

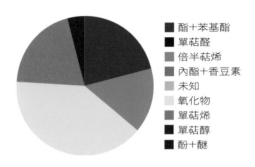

圖例：
- 酯＋苯基酯
- 單萜醛
- 倍半萜烯
- 內酯＋香豆素
- 未知
- 氧化物
- 單萜烯
- 單萜醇
- 酚＋醚

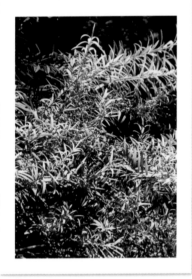

### 主要的3大化學成分 Major 3 active constituents

| | |
|---|---|
| **Myrtenyl acetate** | **<36%** |
| **1,8-cineole** | **<30%** |
| **Alpha-pinene** | **9%** |

> **Myrtle, "a traditional Cough Syrup"**
> 希臘的咳嗽糖漿

| | |
|---|---|
| 拉丁學名 | Myrtus communis |
| 萃取部位 | 嫩枝及葉 |
| 香　　調 | 中音；新鮮、甜甜、馨香氣息 |
| 香氣濃度 | 6 |
| 精油顏色 | 淡黃色 |
| 速配香氣 | 月桂、尤加利、迷迭香、茶樹、檸檬 |
| 藥學特質 | 鎮定、滋補、抗卡它、袪痰、消毒殺菌 |
| 脈輪相合 | 眉心輪 |

## Get to Know Me

- 原產地在北非，後來在地中海區的歐洲也容易找到，其以科西嘉的桃金孃品質最好，又名紅桃金孃。

- 與尤加利及茶樹同為桃金孃科，功能類似。舒緩胸部感染及感冒的咳嗽症狀。

- 香氣甜美，精緻不刺鼻，作用溫和，更適合老人、小孩或體弱者。較尤加利更加適合於夜晚使用。

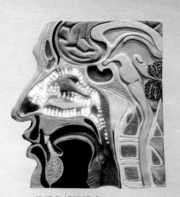

舒緩鼻部不適症

酯
Esters

苯基酯
Phenyl esters

單萜醛
Aldehydes

酮
Ketones

倍半萜醇
Sesquiterpenols

倍半萜烯
Sesquiterpenes

內酯+香豆素
Lactones &
Coumarins

氧化物
Oxides

單萜烯
Monoterpenes

單萜醇
Monoterpenols

酚+醚
Phenols & Ethers

## 傳統使用

● 將桃金孃（又名香桃木）的葉子浸泡在酒中，形成桃金孃酊劑，可治肺及膀胱感染。

● 也用在肌肉及關節的疼痛。

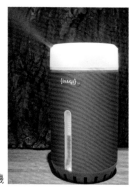

超音波水氧機

## 症狀及緩解

● **咳嗽：**2滴桃金孃精油 ＋ 1滴辣薄荷在250cc的熱水中，大口吸入於肺部，可舒緩咳嗽及預防支氣管炎。夜晚8滴水氧機散香，紓緩夜半咳嗽。

● **肌肉痛：**5滴桃金孃於10cc的山金車療癒油，抹於酸痛處，外加熱敷30分鐘，效果更好。

注意　· 高劑量及長期使用會刺激黏膜。

練習區 *Homework* 1　請描述你/妳閉眼嗅聞此精油香氣10秒後，察覺的香調心得。

練習區 *Homework* 2　寫下你/妳使用此精油7天後的身心感受。

練習區 *Homework* 3　找出令你/妳心生歡喜的香氣處方。

桃金孃 ＿＿＿＿滴 ＋ ＿＿＿＿＿＿＿ ＋ ＿＿＿＿＿＿＿

用處：

用法：

效果：

# 羅文莎葉
## Ravensara

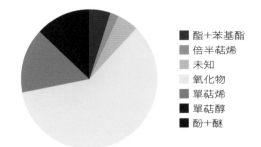

| 圖例 | |
|---|---|
| ■ | 酯＋苯基酯 |
| ■ | 倍半萜烯 |
| ■ | 未知 |
| ■ | 氧化物 |
| ■ | 單萜烯 |
| ■ | 單萜醇 |
| ■ | 酚＋醚 |

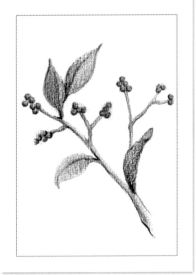

## 主要的3大化學成分 Major 3 active constituents

| | |
|---|---|
| *1,8 cineol* | **<60%** |
| *sabinene* | **<14%** |
| *terpinen-4-ol* | **<8%** |

### Ravensara, "Good Leaf"
### 好葉子

| | |
|---|---|
| 拉丁學名 | Ravensara aromatica |
| 萃取部位 | 葉子 |
| 香　　調 | 高音～中音；香氣強烈，甜美宜人 |
| 香氣濃度 | 8 |
| 精油顏色 | 無色 |
| 速配香氣 | 尤加利、松、百里香 |
| 藥學特質 | 淨化滋補、抗病毒、抗菌、祛痰、消毒殺菌、抗真菌 |
| 脈輪相合 | 心輪、喉輪、太陽神經叢 |

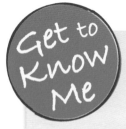

**Get to Know Me**

- 「Ravina」指葉子；「tsara」意「好」是馬達加斯加島居民給予此樹的名字。自古當地人就以樹皮、果實、葉子作為香料及醫療用途。但在1980以後，才被應用於芳療之中。

- Hinoki檜木精油（Yellow Cedarwood）尚未進入國際芳療界，Hinoki深受中日兩國人民的喜愛，多取材蓋房子、廟宇及傢俱，Hinoki精油適用在呼吸道、提振精神、肌肉、關節及皮膚保養。

- 羅文莎葉之於馬達加斯加島，就如同尤加利之於澳洲一般，廣受人民使用，羅文莎葉安全、溫和、適用範圍廣，可媲美薰衣草。

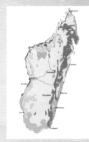

馬達加斯加

酯
Esters

苯基酯
Phenyl esters

單萜醛
Aldehydes

酮
Ketones

倍半萜醇
Sesquiterpenols

倍半萜烯
Sesquiterpenes

內酯+香豆素
Lactones &
Coumarins

**氧化物**
**Oxides**

單萜烯
Monoterpenes

單萜醇
Monoterpenols

酚+醚
Phenols & Ethers

## 傳統使用

● 防治感冒及治療呼吸道症狀如鼻竇炎、鼻喉黏膜炎、中耳炎、支氣管炎，以薰香、泡澡、吸入法使用。

● 由於溫和、較不傷皮膚，可利用其抗病毒特質，紓緩口唇疱疹及帶狀皰疹。

## 症狀及緩解

● **疱疹：**5滴羅文莎葉 ＋ 5cc聖約翰草油，抹於疱疹處。

● **感冒初期：**羅文莎葉6～8滴泡澡。羅文莎葉 ＋ 松 ＋ 百里香 ＋ 尤加利共6～8滴薰香。

注　意

・較尤加利安全。

練習區 *Homework 1* 請描述你/妳閉眼嗅聞此精油香氣10秒後，察覺的香調心得。

練習區 *Homework 2* 寫下你/妳使用此精油7天後的身心感受。

練習區 *Homework 3* 找出令你/妳心生歡喜的香氣處方。

羅文莎葉 ＿＿滴 ＋ ＿＿＿＿＿＿ ＋ ＿＿＿＿＿＿

用處：

用法：

效果：

# 桉油醇迷迭香
## Rosemary CT2 cineole

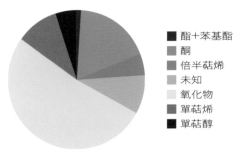

- ■ 酯＋苯基酯
- ■ 酮
- ■ 倍半萜烯
- ■ 未知
- ■ 氧化物
- ■ 單萜烯
- ■ 單萜醇

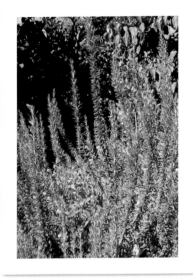

## 主要的3大化學成分 Major 3 active constituents

| | |
|---|---|
| **1,8-cineole** | **<52%** |
| **Camphor** | **<11%** |
| **Alpha-pinene** | **<10%** |

### Rosemary, "Herb of Memory"
記憶的香藥草

| | |
|---|---|
| 拉丁學名 | Rosemarinus officinali |
| 萃取部位 | 葉及花的上端 |
| 香　　調 | 高音～中音；樟腦味帶有特有的尤加利味 |
| 香氣濃度 | 6 |
| 精油顏色 | 無 |
| 速配香氣 | 尤加利、柑橘 |
| 藥學特質 | 止痛、抗痙攣、激勵、活化、祛痰、抗炎、抗菌、抗病毒、抗真菌 |
| 脈輪相合 | 太陽神經叢、眉心輪、喉輪 |

## 練習區 Homework
請描述你/妳閉眼嗅聞此精油香氣10秒後，察覺的香調心得。

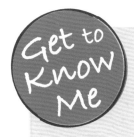

Get to Know Me

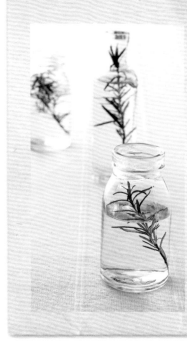

● 迷迭香的屬名Ros（dew） and Marinus（sea）是海之露珠（Sea dew），因為性喜生長在海邊，地中海區皆可找到蹤跡。

● 許多國家皆有產迷迭香，由於迷迭香生長環境的氣候、緯度及土壤的不同，雖然同一植物品種也會發展出3種不同化學含量的迷迭香。

● 樟腦迷迭香（Rosemary CT1Camphor, Spain），產於西班牙。

● 桉油醇迷迭香（Rosemary CT2 1,8 Cineole, Tunisia），產於突尼西亞，具有較高量的1,8- cineole。

● 馬鞭草酮迷迭香（Rosemary Verbenone, Corsica），產於科西嘉島。

● 水蒸汽蒸餾法萃取迷迭香CT2 cineole，大約須1 小時又30分鐘。

● $CO_2$萃取法用在萃取CT2 cineole，可獲得迷迭香抗氧化劑 Amiox antioxidant。

酯
Esters

苯基酯
Phenyl esters

單萜醛
Aldehydes

酮
Ketones

倍半萜醇
Sesquiterpenols

倍半萜烯
Sesquiterpenes

內酯+香豆素
Lactones & Coumarins

氧化物
Oxides

單萜烯
Monoterpenes

單萜醇
Monoterpenols

酚+醚
Phenols & Ethers

## 傳統使用

● 希臘羅馬時代的學生在讀書時，會頭帶迷迭香環。

● 葬禮時也用於焚燒以回憶死者。

● 新人亦可在婚禮時佩帶迷迭香，以永遠記得婚姻的誓言。

● 將迷迭香置於枕頭下據說可預防惡夢。

● Rosemary CT2 1,8-cineole 產於Tunisia、Morocco，具有較高量的1,8- cineole 主要用於支氣管及肺部的疑難雜症，如驅痰、感冒、氣喘及ENT（耳鼻喉）的問題，由於含Camphor量少，較常被大眾芳療使用。

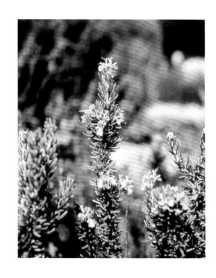

● **初期感冒：**先以8滴迷迭香CT2盆浴15分鐘，浴後，再將10滴迷迭香混於10ml的植物油，抹於四肢。充分休息30分鐘。

● **康復療養：**術後、創傷、產後或流感癒後身心疲累，可能需要一段時間恢復期，桉油醇迷迭香具有強健溫和刺激效果，搭配振奮食欲及精神的萊姆，以固定一週3～5次的芳香浴，及一週一次的芳香按摩，加速身心的康復。

● **過敏性及神經性的氣喘預防：**2cc的迷迭香CT2 ＋ 4cc的橘子 ＋ 4cc的神聖羅勒 ＋ 50cc的椰子油，每次取2cc的按摩油，塗抹於前胸、後背，一週連續五日，作為預防發作保養用。

薰香的處方改為真正薰衣草1.5cc ＋ 穗狀薰衣草1cc ＋ 甜馬鬱蘭1.5cc ＋ 乳香1cc。每次取10滴於水氧機散香，早晚各一次。或取4滴於水晶溢香瓶中，經常嗅吸。

**注　意**

・孕婦第三期可使用。
・小孩使用須低量，小心使用。
・高血壓、癲癇、失眠者避免使用。
・避免內服，小孩口服5cc具有致命的危險。
・Rosemary CT1 & CT3含有較高量的camphor，具神經毒性（根據內服計量的多寡，可能會引起混亂、嘔心，甚至抽筋的神經失調症狀）。

*練習區Homework* 寫下你/妳使用此精油7天後的身心感受。

*練習區Homework* 找出令你/妳心生歡喜的香氣處方。

迷迭香CT2　　滴 ＋ ＿＿＿＿＿＿＿ ＋ ＿＿＿＿＿＿＿

用處：

用法：

效果：

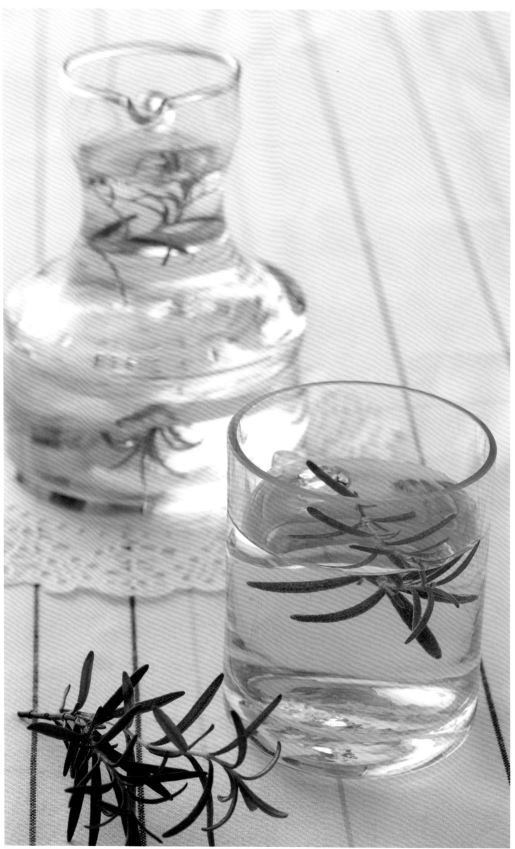

酯
Esters

苯基酯
Phenyl esters

單萜醛
Aldehydes

酮
Ketones

倍半萜醇
Sesquiterpenols

倍半萜烯
Sesquiterpenes

內酯+香豆素
Lactones &
Coumarins

**氧化物**
**Oxides**

單萜烯
Monoterpenes

單萜醇
Monoterpenols

酚+醚
Phenols & Ethers

桉油醇迷迭香的香氣主張：創造力

# 單萜烯精油
## Monoterpenes

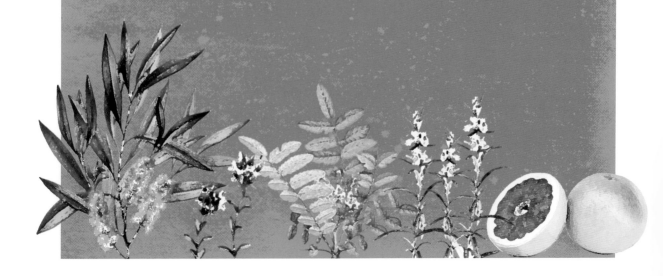

# 常見的單萜烯及含較高量單萜烯的精油

## Myrcene ($C_{10}H_{16}$)

| | | |
|---|---|---|
| 西印月桂 Bay (West Indian) | 13% | |
| 杜松子 Juniper berry | 11% | |

## Alpha-pinene ($C_{10}H_{16}$)

| | | |
|---|---|---|
| 坤希草 Kunzea | 55% | |
| 絲柏 Cypress | 45% | |
| 蘇格蘭松 Scotch Pine | 42% | |
| 乳香 Frankincense | 35% | |
| 杜松子 Juniper berry | 33% | |
| 歐白芷 Angelica root | 25% | |
| 迷迭香 Rosemary CT1 | 22% | |
| 永久花 Immortelle | 22% | |
| 尤加利 Eucalyptus | 15% | |
| 桃金孃 Myrtle | 8% | |

## Limonene ($C_{19}H_{16}$)

| | | |
|---|---|---|
| 葡萄柚 Grapefruit | 93% | |
| 甜橙 Sweet Orange | 89% | |
| 橘子 Mandarin | 71% | |
| 檸檬 Lemon | 70% | |
| 欖香脂 Elemi | 54% | |
| 萊姆 Lime | 50% | |
| 藏茴香 Caraway | 46% | |
| 佛手柑 Bergamot | 38% | |
| 黑胡椒 Black Pepper | 15% | |

## Para-cymene ($C_{10}H_{14}$)

| | | |
|---|---|---|
| 百里香 Red Thyme | 22% | |
| 印度藏茴香 Ajowan | 16% | |
| 乳香 Frankincense | 14% | |
| 白千層 Cajuput | 7% | |

## Delta 3-carene ($C_{10}H_{16}$)

| | | |
|---|---|---|
| 蘇格蘭松 Scotch pine | 20% | |
| 黑胡椒 Black pepper | 16% | |

## 藥學特質

刺激、提振、止痛（刺激內啡呔生成，減輕痛苦，但意識仍清楚）、清阻塞、淨化、抗菌、抗病毒、袪痰、刺激肝膽之膽汁分泌、發紅劑。

## 生理癒性

抗菌（消除空氣中的致病菌）；發紅，促進局部血流循環，稍有止痛能力（肌肉關節痛）；清阻塞（膽脂肪結石）；袪痰，乾化黏液；激活腦下垂體-腎上腺機能，釋放腎上腺素；抑制癌症的發生及擴散等。

## 心理癒性

激勵，消弭焦慮，給予力量，增進活力。

注意

· 較刺激黏膜。

· 萜烯化合物易氧化變質，造成皮膚或呼吸道過敏反應或喪失原有的抗菌力。

· 開封後，最好6～12月內用完。

# 歐白芷根
## Angelica Root

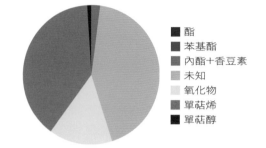

- 酯
- 苯基酯
- 內酯＋香豆素
- 未知
- 氧化物
- 單萜烯
- 單萜醇

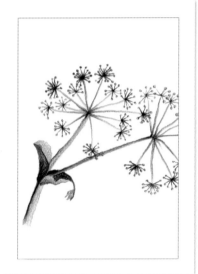

**主要的3大化學成分** Major 3 active constituents

| | |
|---|---|
| **Alpha-pinene** | **<30%** |
| **Alpha & Beta phellandrene** | |
| **Bornyl acetate** | **<2%** |

### Angelica, "Root of Holy Spirit"
### 天使的香藥草

| | |
|---|---|
| 拉丁學名 | Angelica archangelica or Angelica officinalis |
| 萃取部位 | 1. 根部及地下莖 |
| | 2. 種子（以治脹氣、消化不良為主） |
| 香　　調 | 基調，香草味 |
| 香氣濃度 | 9 |
| 精油顏色 | 淡黃轉至黃棕色 |
| 速配香氣 | 廣藿香、快樂鼠尾草、豆蔻、岩蘭草、柑橘類精油 |
| 藥學特質 | 淨化、滋補、平衡（先提振後鎮定精神）、溫暖、深根茁壯的力量 |
| 脈輪相合 | 頂輪至乙太體；頂輪至海底輪；整合 |

練習區 *Homework*　請描述你/妳閉眼嗅聞此精油香氣10秒後，察覺的香調心得。

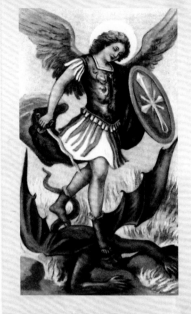
● 歐白芷根精油被認為是全方位的補藥及萬靈香藥草。療癒你能想到的各種疾病。

● 它的名字 "archangelica" 應該是紀念聖經中的大天使長－米迦勒（Archangel Michael）；在新約聖經，啟示錄12章第7節，米迦勒帶領天使們擊敗戾龍（撒旦），米迦勒因而被西方傳統尊為 "擊龍的勇者"。歐白芷花盛開於米迦勒的紀念日：9月27日。

● 歐白芷根的價值就有如現代的人參一樣。西方人稱之為 "Angel Root"，"天使的根部"。其莖部可與手臂一樣的粗壯，根部穩穩地牢固於地下。歐白芷根精油可幫助找到內在的力量，支持你度過人生中的困境。

● 歐白芷根是療癒鼻竇炎的良藥，以嗅吸或鼻部水療發揮作用。

● 340磅的歐白芷根可獲得1磅的精油。

## 傳統使用

● 歐白芷根精油被選用在難以處理的婦女疾病，如月經失調症候群（PMS），淨化子宮如惡露、處理經痛、遲經。

● 提升免疫系統，適合給產後陰虛婦女使用，可刺激造血機能，大補元氣。

● 在中古世紀，歐白芷根是很受歡迎的藥草，用於黑死病流行時期，巴拉塞爾斯（Paracelsus，16世紀的內科醫生）將歐白芷用於防治黑死病；提升免疫力，預防感染。內服1～2滴歐白芷根可預防感冒。

● 中醫草藥學運用至少10種不同的歐白芷（俗稱當歸），改善各種婦女病，包括不孕症。

● 幫助消化、祛痰、促進下肢末梢循環（搭配冷熱水療）、淨化血液、幫助造血、改善貧血及穩定神經系統。

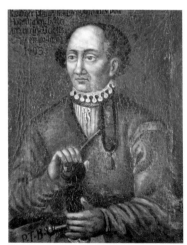

巴拉塞爾斯

酯
Esters

苯基酯
Phenyl esters

單萜醛
Aldehydes

酮
Ketones

倍半萜醇
Sesquiterpenols

倍半萜烯
Sesquiterpenes

內酯與香豆素
Lactones & Coumarins

氧化物
Oxides

**單萜烯**
**Monoterpenes**

單萜醇
Monoterpenols

酚
Phenols

● **各種月事失調（PMS）**：以10滴歐白芷根精油滴入水晶溢香瓶，配帶於胸前，經常嗅吸，利於神經內分泌的平衡。再以 5滴歐白芷 ＋ 3滴快樂鼠尾草調和溫潤的酪梨油10cc。每日抹於下腹、尾椎、胸口及前額。若能每週進行3～5次精油水療，效果更佳。

● **鼻竇炎**：將 1滴歐白芷根精油 ＋ 3滴迷迭香CT 2 ＋ 4滴薰衣草 ＋ 1滴絲柏 ＋ 1滴沉香醇百里香，充分混和調勻後，取3滴並滴入熱水中，盡量深呼吸。一日2～3次。

**注意**
· 懷孕初期避免使用。
· 高量使用，可能引起皮膚敏感。
· 0.78%劑量，引起光敏反應。

*練習區 Homework*  寫下你/妳使用此精油7天後的身心感受。

*練習區 Homework*  找出令你/妳心生歡喜的香氣處芳。

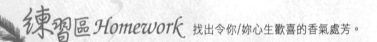

歐白芷根　　滴 ＋ ＿＿＿＿＿＿＿ ＋ ＿＿＿＿＿＿＿

用處：

用法：

效果：

月事失調的保養品：

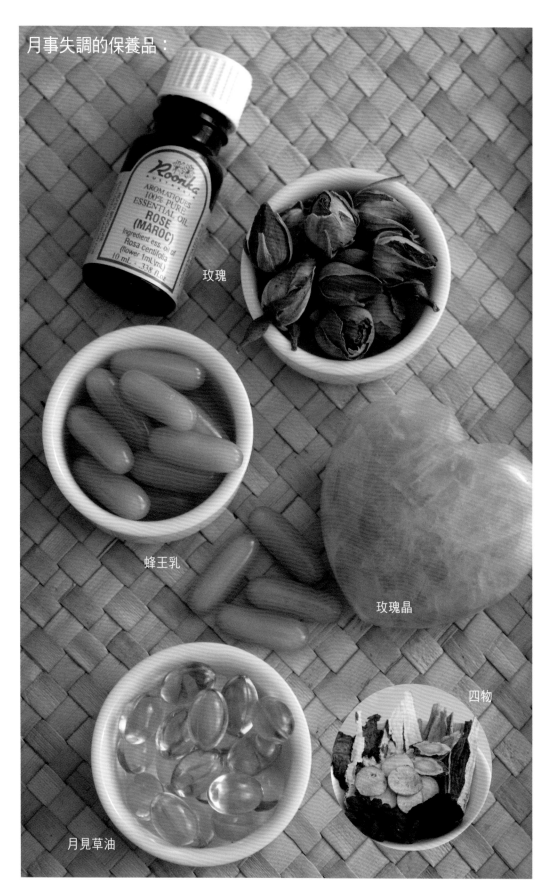

玫瑰

蜂王乳

玫瑰晶

四物

月見草油

酯
Esters

苯基酯
Phenyl esters

醛
Aldehydes

酮
Ketones

倍半萜醇
Sesquiterpenols

倍半萜烯
Sesquiterpenes

內酯+香豆素
Lactones &
Coumarins

氧化物
Oxides

單萜烯
Monoterpenes

單萜醇
Monoterpenols

酚+醚
Phenols & Ethers

# 岩玫瑰
## Cistus, Labdanum
### European Rockrose

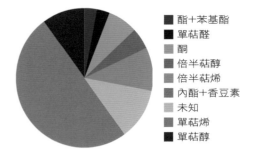

酯＋苯基酯
單萜醛
酮
倍半萜醇
倍半萜烯
內酯＋香豆素
未知
單萜烯
單萜醇

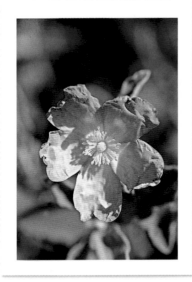

**主要的3大化學成分** Major 3 active constituents

| | |
|---|---|
| *Camphene* | **<10%** |
| *Alpha- pinene* | **<6%** |
| *Menthatriene* | **<4%** |

**Cistus (Rock Rose), "Holy Ointment"**
聖經中的玫瑰

| | |
|---|---|
| 拉丁學名 | Citus ladanifer |
| 萃取部位 | 葉片會流出如黏液的膠狀樹脂 |
| 香　　調 | 主調～基調，溫暖強烈的酸甜香脂味 |
| 香氣濃度 | 9 |
| 精油顏色 | 深黃色 |
| 速配香氣 | 柑橘、永久花、乳香、絲柏、松 |
| 藥學特質 | 滋補、抗病毒、抗感染、抗菌、溫暖、陽性、收斂 |
| 脈輪相合 | 第三隻眼 |

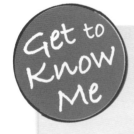

Get to Know Me

- 原產於中東及地中海區的山邊，目前主要產地在西班牙。

- 岩玫瑰的葉片會自動流出如橡膠似的汁，常附著在靠近岩玫瑰的山羊身上，人們自羊毛上收集岩玫瑰樹脂，再以水蒸汽蒸餾取得精油。

- 在夏日時，只要星星之火，即可使整個岩玫瑰灌木林焚燒。火焰的溫度迫使岩玫瑰種子蹦開，開始萌芽，新生。

- 岩玫瑰的香氣及療癒價值，自古深受古文明國家所重視。在聖經中也多次提及岩玫瑰的神聖香調，用於安撫憂傷的心靈。

酯
Esters

苯基酯
Phenyl Esters

單萜醛
Aldehydes

酮
Ketones

倍半萜醇
Sesquiterpenols

倍半萜烯
Sesquiterpenes

內酯+香豆素
Lactones &
Coumarins

氧化物
Oxides

單萜烯
Monoterpenes

單萜醇
Monoterpenols

酚+醚
Phenols & Ethers

## 傳統使用

- 處理病毒性的疾病如疱疹、感冒、呼吸道的病毒性感染、早期的麻疹、德國麻疹、百日咳。
- 幫助強化乳香、沒藥精油修護皮膚的效能。
- 改善淋巴結腫大、皮膚問題，如溼疹、牛皮癬症狀。

## 症狀及緩解

- **淋巴代謝弱：** 添加少許岩玫瑰精油於水腫按摩處方中（如杜松子、薰衣草、迷迭香CT1），即可提升配方效能。
- **溼疹／皮膚復原慢：** 添加少許岩玫瑰於臉部保養處方中（如薰衣草、洋甘菊、香蜂草），可加速療癒。

練習區 Homework　請描述你/妳閉眼嗅聞此精油香氣10秒後，察覺的香調心得。

練習區 Homework　寫下你/妳使用此精油7天後的身心感受。

練習區 Homework　找出令你/妳心生歡喜的香氣處方。

岩玫瑰 ＿＿＿＿ 滴 ✚ ＿＿＿＿＿＿＿ ✚ ＿＿＿＿＿＿＿

用處：

用法：

效果：

# 野生絲柏
## Cypress

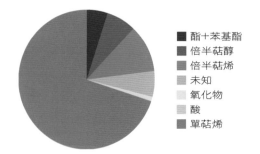

- 酯＋苯基酯
- 倍半萜醇
- 倍半萜烯
- 未知
- 氧化物
- 酸
- 單萜烯

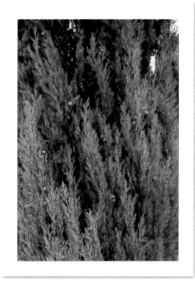

## 主要的3大化學成分 Major 3 active constituents

| | |
|---|---|
| **Alpha-pinene** | **<48%** |
| **Delta3-carene** | **<20%** |
| **Cedrol** | **<7%** |

### Wild cypress, "Ever-living"
### 永垂不朽的流動

| | |
|---|---|
| 拉丁學名 | Cupressus sempervirens |
| 萃取部位 | 1. 葉 |
| | 2. 木質的果實 |
| 香　　調 | 基底～主調，清新的木質香 |
| 香氣濃度 | 4 |
| 精油顏色 | 透明黃中帶綠色調 |
| 速配香氣 | 木質香的精油 |
| 藥學特質 | 收斂、淨化、緊實組織 |
| 脈輪相合 | 喉輪 |

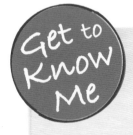

Get to Know Me

● 希臘、羅馬、埃及的歷史文化傳統將絲柏視為永生的象徵，sempervirens原意是 "Ever-living"（長存），古希臘人將絲柏獻給地府之王—Pluto。

● 絲柏經常用於收攝過量的體液流出，如經血過多、汗多症、皮脂分泌過多。

● 平衡女性荷爾蒙，處理各種婦科及更年期障礙。抑止過度的咳嗽及腹瀉。

● 30磅的葉或嫩枝，可獲得1磅的精油。

酯
Esters

苯基酯
Phenyl esters

單萜醛
Aldehydes

酮
Ketones

倍半萜醇
Sesquiterpenols

倍半萜烯
Sesquiterpenes

內酯+香豆素
Lactones &
Coumarins

氧化物
Oxides

**單萜烯**
**Monoterpenes**

單萜醇
Monoterpenols

酚+醚
Phenols & Ethers

## 傳統使用

● 希波克拉底建議將絲柏用於痔瘡出血的狀況，有很好的止血效果。

● Dr. Jean Valnet將絲柏用於咳嗽及支氣管炎。適合痙攣咳嗽患者，透過嗅吸及按摩於前胸及後背區。

● 絲柏激勵雌激素的分泌、紓緩經痛及更年期初期的血量過多症。內服可治癒卵巢囊腫。

● 改善油性、青春痘及頭皮屑的困擾。

## 症狀及緩解

● **痔瘡**：產後有痔瘡難忍狀況，將3滴絲柏於一盆乾淨的溫水，浸泡臀部3～5分鐘；再以20滴絲柏，調和於50ml的精油專用乳中，抹於患部。

● **咳嗽**：1～2滴絲柏於手帕，直接嗅吸，或10滴於超音波水氧機中，改善感冒患者半夜咳嗽的症狀。

注　意

· 患有高血壓、孕婦、癌症及子宮、乳房纖維症者避免使用。

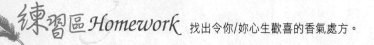

練習區 Homework　請描述你/妳閉眼嗅聞此精油香氣10秒後，察覺的香調心得。

練習區 Homework　寫下你/妳使用此精油7天後的身心感受。

練習區 Homework　找出令你/妳心生歡喜的香氣處方。

絲柏 _____ 滴 ＋ _____ ＋ _____

用處：

用法：

效果：

# 乳香
## Frankincense

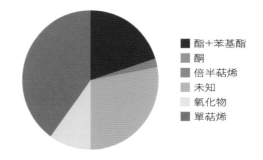

■ 酯＋苯基酯
■ 酮
■ 倍半萜烯
■ 未知
■ 氧化物
■ 單萜烯

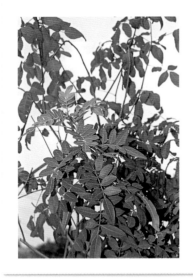

## 主要的3大化學成分 *Major 3 active constituents*

| | |
|---|---|
| **Alpha-pinene** | **<35%** |
| **Alpha-phellandrene** | **<15%** |
| **Limonene** | **<14%** |

### Frankincence, "the holy herb for God"
### 屬上主的聖香

| | |
|---|---|
| 拉丁學名 | Boswellia carteri |
| 萃取部位 | 油油黏黏的"樹脂" |
| 香　　調 | 主調～基調，酸甜的香膏味 |
| 香氣濃度 | 9 |
| 精油顏色 | 淡綠色或淺黃色 |
| 速配香氣 | 使柑橘帶有神秘香調，東方神祕香如檀香、肉桂 |
| 藥學特質 | 清潔、放鬆、滋補、溫暖 |
| 脈輪相合 | 連接1～7輪，頂輪及第三隻眼 |

## 練習區 *Homework*  請描述你/妳閉眼嗅聞此精油香氣10秒後，察覺的香調心得。

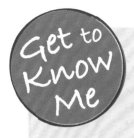

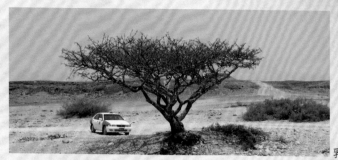

乳香樹

● 乳香產於東非及阿拉伯半島的沙漠區域，飽含強烈日光的能量，香氣濃、滋補性強。

● 埃及人傳統上用於婦科治療、美容保養，認為是從頭到腳皆可使用的好藥油。

● 中東地區多以焚香敬神，Baby耶穌誕生時的第一份禮物。羅馬天主教傳統，也焚乳香作為崇拜神的香供品。

● 舊約聖經的民數記16章46～48節：摩西對亞倫説：「拿你的香爐來，把祭壇上的炭火放在裡面，再放一些香在炭火上，趕快帶到人民那兒，為他們行潔淨禮，趕快去！上主的怒氣已發作，瘟疫開始蔓延了。」亞倫聽從摩西的話，帶著香爐跑去集結的人群中。他看見瘟疫已經發作，就把香放在炭火上，為人民行潔淨禮，瘟疫就停止了。

● 在出埃及中的30章第34～36節，我們知道香主要是以乳香、沒藥、白松香、香螺的香料配成，是獻給上主的聖物。

● 乳香精油有用水蒸氣蒸餾取得，也有用$CO_2$萃取，$CO_2$萃取的精油香氣，更為 "乾淨"、 "純粹"。

## 傳統使用

● 與其他樹脂類精油一樣，處理皮膚的各種問題，如促進傷口癒合，抗炎、止血。

● 其乾化及收斂的特質類似絲柏，對於氣喘，呼吸道感染或呼吸急促的症狀，有神奇的效果。

● 幫助穩定心情，適合冥想及宗教祈禱。

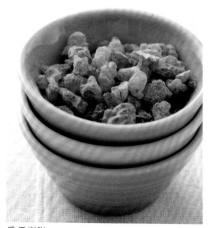

乳香樹脂

酯 Esters
苯基酯 Phenyl esters
單萜醛 Aldehydes
酮 Ketones
倍半萜醇 Sesquiterpenols
倍半萜烯 Sesquiterpenes
內酯+香豆素 Lactones & Coumarins
氧化物 Oxides
單萜烯 Monoterpenes
單萜醇 Monoterpenols
酚+醚 Phenols & Ethers

- **疤痕／乾燥皮膚**：6滴乳香 ＋ 1滴沒藥 ＋ 4滴玫瑰於50ml的精油專用乳。可適度調入5cc的胡蘿蔔療癒油，以提高滋潤修護效果，每日早晚一次。

- **懷孕期的呼吸急促**：2滴乳香抹於鎖骨或10滴於生活空間薰香。

- **提高性靈的敏銳度**：1滴乳香 ＋ 1滴沒藥 ＋ 2滴香柏 ＋ 4滴檀香於水晶溢香瓶，閉目嗅吸4分鐘。

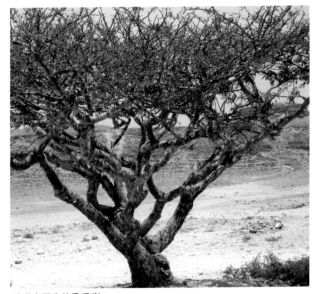

沙漠中野生的乳香樹

*練習區Homework* 寫下你/妳使用此精油7天後的身心感受。

*練習區Homework* 找出令你/妳心生歡喜的香氣處方。

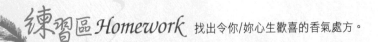

乳香 ＿＿＿＿ 滴 ＋ ＿＿＿＿＿＿ ＋ ＿＿＿＿＿＿

用處：

用法：

效果：

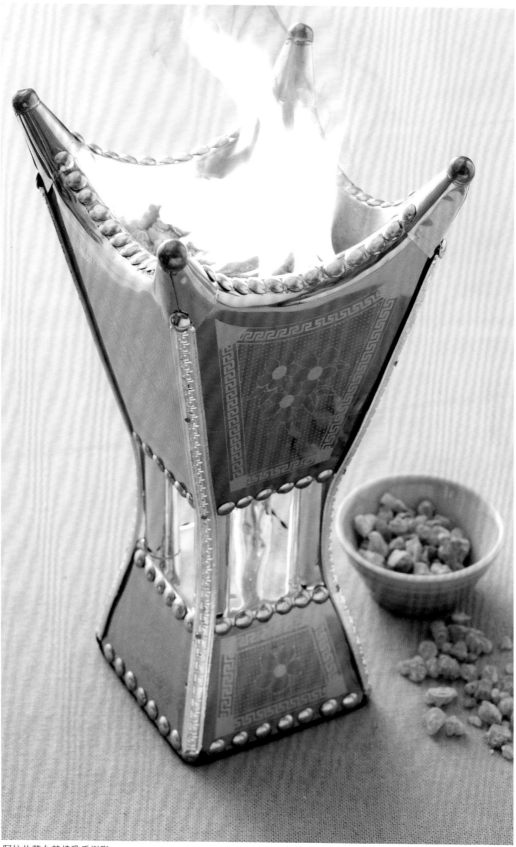

阿拉伯薰台焚燒乳香樹脂

酯
Esters

苯基酯
Phenyl esters

單萜醛
Aldehydes

酮
Ketones

倍半萜醇
Sesquiterpenols

倍半萜烯
Sesquiterpenes

內酯+香豆素
Lactones &
Coumarins

氧化物
Oxides

單萜烯
Monoterpenes

單萜醇
Monoterpenols

酚+醚
Phenols & Ethers

# 白松香
## Galbanum

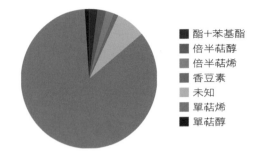

■ 酯＋苯基酯
■ 倍半萜醇
■ 倍半萜烯
■ 香豆素
■ 未知
■ 單萜烯
■ 單萜醇

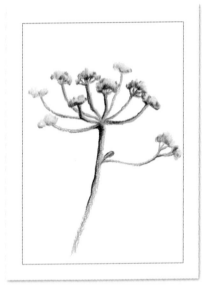

## 主要的化學成分 Major active constituent

**Alpha & Beta -Pinenes**　**<8% & <60%**
**Delta-3-carene**

### Galbanum, "Powerful balsamic"
### 難以忽視的香氣

| | |
|---|---|
| 拉丁學名 | Ferula galbaniflua |
| 萃取部位 | 膠狀的松脂 |
| 香　　調 | 主調，如松脂的香膏，乾淨的苦味 |
| 香氣濃度 | 9～10 |
| 精油顏色 | 清黃色中有綠色調 |
| 速配香氣 | 薰衣草、天竺葵、松及東方神秘味 |
| 藥學特質 | 提振、淨化、抗炎、滋補 |
| 脈輪相合 | 頂輪 |

練習區Homework　請描述你/妳閉眼嗅聞此精油香氣10秒後，察覺的香調心得。

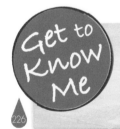

Get to Know Me

● 數千年前，白松香被許多宗教及古文明國家用在薰香上，多次出現在舊約聖經中。

● 原產於中東及西亞、包括伊朗、土耳其、阿富汗及黎巴嫩。

● 切開白松香的樹幹根部，可獲得油性的樹脂，再蒸餾取得香氣濃厚的精油。

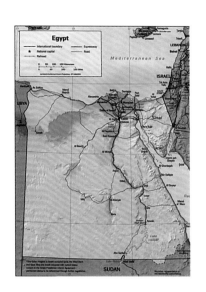

## 傳統使用

● 埃及人用於木乃伊製作，也用在皮膚美容、治療皮膚創傷、潰瘍及疤痕。

● 迪奧斯科瑞迪認為白松香具有利尿、調經、止痛、抗痙攣的功用。

● 香水業經常以白松香作定香劑。

● 在出埃及記中的30章第34～36節，香主要是以乳香、沒藥、白松香、香螺的香料配成，是獻給上主的聖物，亞倫聽從摩西的話，取香焚燒，為人民消除瘟疫。

## 症狀及緩解

● **慢性皮膚炎 / 疤痕：**給久久不易痊癒的各種皮膚問題，添加一點點白松香精油在你的各種皮膚處方中，發揮"推波助瀾"的效力。

● **風溼關節痛：**減輕劇痛，添加少量的白松香在原處方中，即有驚人的效果。

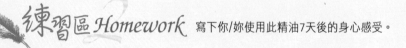 寫下你/妳使用此精油7天後的身心感受。

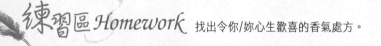 找出令你/妳心生歡喜的香氣處方。

白松香　　　　滴 ✚ ＿＿＿＿＿＿ ✚ ＿＿＿＿＿＿

用處：

用法：

效果：

酯 Esters

苯基酯 PhenylEsters

單萜醛 Aldehydes

酮 Ketones

倍半萜醇 Sesquiterpenols

倍半萜烯 Sesquiterpenes

內酯+香豆素 Lactones & Coumarins

氧化物 Oxides

單萜烯 Monoterpenes

單萜醇 Monoterpenols

酚+醚 Phenols & Ethers

# 葡萄柚
## Grapefruit

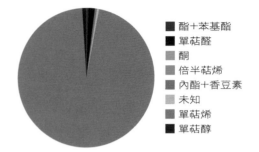

圖例：
- 酯＋苯基酯
- 單萜醛
- 酮
- 倍半萜烯
- 內酯＋香豆素
- 未知
- 單萜烯
- 單萜醇

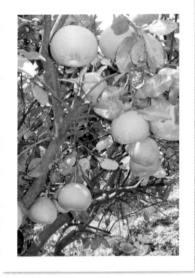

## 主要的3大化學成分 Major 3 active constituents

| | |
|---|---|
| *Limonene* | **<93%** |
| *Myrcene* | **<2%** |
| *Alpha-pinene* | **<1%** |

### Grapefruit, "Stimulant of the lymphatic system"
### 暢快的排毒利水

| | |
|---|---|
| 拉丁學名 | Cistrus paradisi |
| 萃取部位 | 果皮 |
| 香　　調 | 前調，如甜又新鮮的葡萄柚 |
| 香氣濃度 | 5 |
| 精油顏色 | 清黃色中有綠色調 |
| 速配香氣 | 柑橘及各種清新氣息的精油，如松、橙花、尤加利 |
| 藥學特質 | 抗憂鬱、提振、淨化、抗炎、滋補、利尿、排毒 |
| 脈輪相合 | 心輪 |

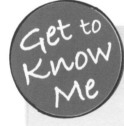

Get to Know Me

● 葡萄柚有二種，一種果肉是白色，另一種是粉紅色的果肉。二者所萃取的精油，其顏色、香氣、化學組成、療效並沒有顯著差別。

● 大部分的葡萄柚皆產於美國加州。

● 檸檬萜為其主要之化學成分（93%），使之帶有柑橘香，同時具有抗癌的效果。雖然其它的柑橘精油也有高比例的檸檬萜成分，但並無如葡萄柚有較佳的排毒（尿酸）利尿的效果，因此葡萄柚經常用於水腫、肥胖的症狀。

酯
Esters

苯基酯
Phenyl Esters

單萜醛
Aldehydes

酮
Ketones

倍半萜醇
Sesquiterpenols

倍半萜烯
Sesquiterpenes

內酯香豆素
Lactones &
Coumarins

氧化物
Oxides

單萜烯
Monoterpenes

單萜醇
Monoterpenols

酚+醚
Phenols & Ethers

## 傳統使用

● 葡萄柚過去經常用於抗憂鬱、水腫、肥胖及橘皮組織的困擾。

● 肝火旺及淋巴循環欠佳,多採用葡萄柚精油。肝火旺可由口乾舌燥及性急而暴躁的脾氣這二點察覺。

● 對陽光較不敏感,較不易引起光敏反應,白日使用柑橘精油,可改用葡萄柚。

● 改善濕熱的風濕痛。

● 與其它的柑橘精油一樣有排解緊張、挫折焦躁的情緒,紓緩鬱結的怒氣的功效。

## 症狀及緩解

● **減重 / 排水 / 排毒:**5滴葡萄柚 ＋ 4滴茴香 ＋ 3滴杜松子,一齊加入20cc的無味冷壓芝麻油或50cc的蘆薈凍。每日早晚按摩或塗抹一次,12滴精油是一天的用量。連續7天,第二週改為每日一次。第三週改為二日一次。每週泡3～5次精油澡,取減重的複方精油共12滴。三週驗收成果。若搭配飲食調整平均可減重3～5公斤。

·4%以上劑量,
　有光敏反應。

● **幼兒健康浴:**4滴葡萄柚 ＋ 3滴羅馬洋甘菊 ＋ 奶油球3個。

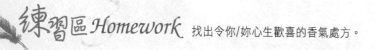

練習區*Homework* 請描述你/妳閉眼嗅聞此精油香氣10秒後,察覺的香調心得。

練習區*Homework* 寫下你/妳使用此精油7天後的身心感受。

練習區*Homework* 找出令你/妳心生歡喜的香氣處方。

葡萄柚 　　滴 ＋ ＿＿＿＿＿＿＿ ＋ ＿＿＿＿＿＿＿

用處:

用法:

效果:

# 杜松子
## Juniper berry

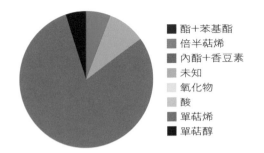

- 酯+苯基酯
- 倍半萜烯
- 內酯+香豆素
- 未知
- 氧化物
- 酸
- 單萜烯
- 單萜醇

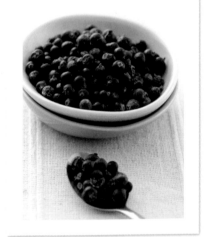

## 主要的3大化學成分 *Major 3 active constituents*

| | |
|---|---|
| **Alpha-pinene** | **<33%** |
| **Myrcene** | **<11%** |
| **Beta-farnesene** | **<11%** |

### Juniper berry supreme, "The best detoxifying oil"
### 掃除下半身堆積的毒物

| | |
|---|---|
| 拉丁學名 | Juniperus communis ssp communis |
| 萃取部位 | 漿果 |
| 香　　調 | 主調，甜甜的清新木質味 |
| 香氣濃度 | 5 |
| 精油顏色 | 清水色 |
| 速配香氣 | 各種木質香的精油 |
| 藥學特質 | 利尿、淨化、收斂 |
| 脈輪相合 | 太陽神經叢及第三隻眼 |

## Get to Know Me

- 特級杜松果精油只萃取成熟的杜松果，一般的杜松精油，可能混雜了葉、細枝或不成熟的漿果，不適用於芳療，因為易引起腎臟區的疼痛。

- 優良的杜松果精油帶有甜甜的木質清香，是最佳的身心淨化劑。

- 利尿及淋巴的淨化，同時作用在脾、胰、腎，具有絕佳的排毒效果，是紓緩水腫及肌肉關節困擾的第一選擇。

- "Juniper" 在拉丁的語意為 "young berry"。

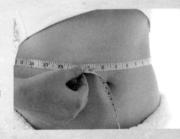

## 傳統使用

● 最早埃及人用在木乃伊的製作、焚香敬神，作為靈性的淨化，也用於緩解痛風、水腫、關節炎的不適及濕冷的風濕痛。

● 抗炎的特質適用於泌尿道及呼吸道的防治。

● 蒙古人及美洲印第安人將杜松果用於產後淨化子宮的保養。

● 中古世紀（15～16世紀）的歐洲焚燒杜松果，抵禦黑死病或掃除靈性的不乾淨。

● 在法國的醫院以杜松及迷迭香焚香，淨化空間及氣場。

## 症狀及緩解

● **肌肉關節痛：** 杜松子5滴 ＋ 穗狀薰衣草2滴 ＋ 3滴迷迭香CT1 ＋ 聖約翰草療癒油15cc，先精油水療後，再將此處方抹於患部，一日塗抹2～3次。

● **黏液囊炎：** 杜松子2滴 ＋ 德國甘菊2滴 ＋ 牛膝草1滴 ＋ 山金車療癒油10cc（一日份），一日塗抹2～3次。搭配同配方水療更能紓緩疼痛。

● **油性肌膚（青春痘）：** 杜松子2滴 ＋ 綠泥岩粉3湯匙 ＋ 薰衣草精露1.5～2湯匙，每2日敷臉一次。

注　意

· 孕期避免使用。
· 腎臟病患者小心或避免使用。

練習區 Homework　請描述你/妳閉眼嗅聞此精油香氣10秒後，察覺的香調心得。

練習區 Homework　寫下你/妳使用此精油7天後的身心感受。

練習區 Homework　找出令你/妳心生歡喜的香氣處方。

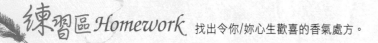

杜松子　　　滴 ＋ ＿＿＿＿＿＿ ＋ ＿＿＿＿＿＿

用處：

用法：

效果：

酯 Esters

苯基酯 Phenyl Esters

單萜醛 Aldehydes

酮 Ketones

倍半萜醇 Sesquiterpenols

倍半萜烯 Sesquiterpenes

內酯+香豆素 Lactones & Coumarins

氧化物 Oxides

單萜烯 Monoterpenes

單萜醇 Monoterpenols

酚+醚 Phenols & Ethers

# 坤希草
## Kunzea

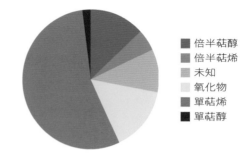

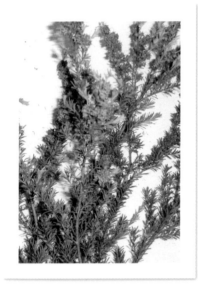

**主要的3大化學成分** *Major 3 active constituents*

| | |
|---|---|
| *alpha-pinene* | *<55%* |
| *1,8-cineole* | *<15%* |
| *globulol* | *<7%* |

### Kunzea, "A New gift from Australia"
澳洲給世界的新獻禮

| | |
|---|---|
| 拉丁學名 | Kunzea ambigua |
| 萃取部位 | 葉子 |
| 香　　調 | 主調，甜甜的清新木質味，帶有肉桂味 |
| 香氣濃度 | 7 |
| 精油顏色 | 清水色 |
| 速配香氣 | 各種木質香、葉類及氧化物的精油 |
| 藥學特質 | 抗炎、提振情緒、止痛 |
| 脈輪相合 | 心輪、眉心輪 |

**練習區** *Homework* 請描述你/妳閉眼嗅聞此精油香氣10秒後，察覺的香調心得。

酯
Esters

苯基酯
Phenyl esters

醛
Aldehydes

酮
Ketones

倍半萜醇
Sesquiterpenols

倍半萜烯
Sesquiterpenes

內酯+香豆素
Lactones & Coumarins

氧化物
Oxides

單萜烯
Monoterpenes

單萜醇
Monoterpenols

酚+醚
Phenols & Ethers

- Kunzea 是一種新的精油，萃取自Kunzea ambigua，是芳療界的新精油，屬於桃金孃科，此植物野生在澳洲的塔斯瑪尼亞島的東北方。高大的Kunzea 生長在樹叢森林，可達5公尺，在還是小樹時，即能萃取精油，Kunzea精油有獨特的化學組成，有高含量的倍半萜烯化合物。

- 塔斯瑪尼亞島的種植者John Hood花了十二年的辛勤努力，才有這種新的精油，現身於芳療產業，John有能力決定收成的最佳狀況，使精油品質穩定，並有最佳的天然化學組態。

- 如同許多桃金孃科的植物，同一品種植物會產出不止一種化學組態（chemotype）的精油，Kunzea也不例外，發現松油萜烯比桉油醇含量多，這在桃金孃科並不常見，而最驚人的是它含豐富的倍半萜烯化合物，其他的精油含倍半萜烯化合物，可能只有一種、兩種或三種存在。但在Kunzea就有5種！各為藍桉醇、綠花白千層醇、齒葉桉油烯醇、喇叭醇、Bicyclogermacrene。

- John Hood已得到許多Kunzea精油使用者的推薦，也斥資作了許多微生物測試，Kunzea 特別對抑制金黃葡萄球菌具有活性效果，Kunzea精油已獲得澳洲醫療物品管制局認可，證實它的醫療效果。

## 傳統使用

- 關節炎與風濕症疼痛的舒緩，流行性感冒症狀的舒緩，肌肉疼痛的舒緩，幫助舒緩神經緊張、壓力及輕微焦慮。

- Dr. Daniel Pénoël是世界知名的法國芳療醫師, 他給Kunzea極高評價：
「Kunzea精油對減輕疼痛，緩和濕疹，治療呼吸道失調很有效，而且對控制輕微的焦慮也很有幫助，我不是說它能取代任何對炎症療法的藥方，在極度嚴重的個案裡，Kunzea的效果仍是有限。但在許多需要降低及控制發炎情況下，它就會有用。
目前在澳洲，只有在外用宣稱醫療效果，然而，它最重要的特性在內用（口服或肛門栓劑）時才會完全顯露。」

● **Dr. Daniel Pénoël的個案：一位乳癌，作化療的患者**

因化療的副作用，她的肺內造成嚴重發炎，並非感染，而是如同「被燒了」一般， 我決定使用Kunzea ambigua精油作肛門栓劑，一天一次，她沒有停止其他對炎症療法的藥方，與使用肛門栓劑之前相比，我們可確定其在臨床上對於症狀的改善及增進活力的效能。定期的血液測試中，由於紅血球沉降速度降低，可得知發炎反應確實減低；相反的，當肛門栓劑停止使用約兩週後，她除了感到能量明顯的減弱，血液測試又呈現發炎反應增加。

● **Dr. Daniel Pénoël的另一個不可思議的個案：一位患有節段性結腸炎（Crohn's disease）的病人**

她患此病始於14歲，現在她已三十多歲了，並非說Kunzea可治療此病，在患病多年後，已嚴重破壞腸子，我的意圖只是要幫助她的整體狀況，她服用Kunzea精油，在使用Kunzea精油前，她常慢跑，但跑不過1英哩，使用Kunzea精油十天後，她感到明顯的變化，她開始跑到十公里，後來甚至能跑二十公里！十分驚人，僅是內服Kunzea精油就產生這麼大的效果。此外，她還對食物有長期的失調（常見於該病患者），在一個月以後，她態度改變，比以前控制得更好，最後，她能夠做出個人的重大決定。這證明，即使Kunzea ambigua不能單獨治癒疾病，但它對於輔助原本藥方有很大的幫助，而原先用的療法也不必停用。

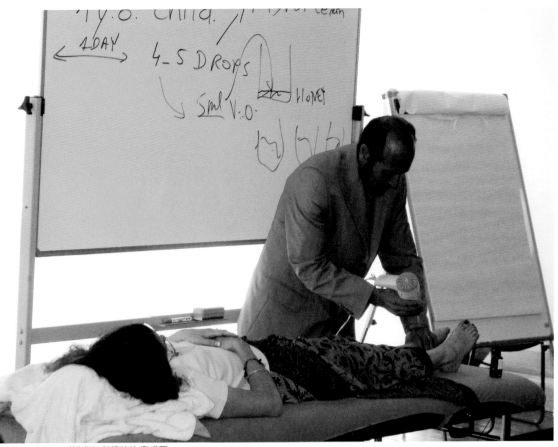

Dr. Daniel Pénoël以尤加利精油治療感冒

● John的使用者推薦報告，發現Kunzea精油對以下有效：

　特定的濕疹及皮膚炎、皮癬菌症、足潰瘍、凍瘡、舒緩昆蟲咬傷、輕微燒燙傷、再發性帶狀疱疹、
　偏頭痛的疼痛。

● 筆者個人體驗Kunzea精油對防治針眼，效果真正好，對坐骨神經痛也有不可言喻的效果。

・Kunzea精油的整體組成，含有低量的桉油醇，在適當低劑量的外部使用上，都
很安全無毒性；即使在純劑使用下，皮膚也不致過敏。與所有精油一樣，避免
孩童拿取，並對濕疹或皮膚敏感者，先作低劑量皮膚測試。

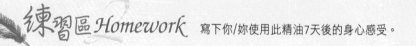

練習區 *Homework*　寫下你/妳使用此精油7天後的身心感受。

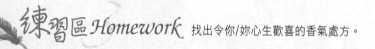

練習區 *Homework*　找出令你/妳心生歡喜的香氣處方。

坤希草　　滴 ✚ ＿＿＿＿＿＿ ✚ ＿＿＿＿＿＿

用處：

用法：

效果：

酯
Esters

苯基酯
Phenyl Esters

單萜醛
Aldehydes

酮
Ketones

倍半萜醇
Sesquiterpenols

倍半萜烯
Sesquiterpenes

內酯+香豆素
Lactones &
Coumarins

氧化物
Oxides

單萜烯
Monoterpenes

單萜醇
Monoterpenols

酚+醚
Phenols & Ethers

# 檸檬
## Lemon

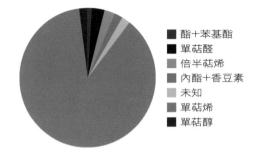

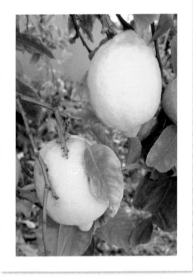

圖例：
- ■ 酯＋苯基酯
- ■ 單萜醛
- ■ 倍半萜烯
- ■ 內酯＋香豆素
- ■ 未知
- ■ 單萜烯
- ■ 單萜醇

## 主要的3大化學成分 Major 3 active constituents

| | |
|---|---|
| **Limonene** | **<70%** |
| **Beta-pinene** | **<11%** |
| **Gamma-terpinene** | **<8%** |

### Lemon, "Refresh the Skin and Mind"
抗菌好味道

| | |
|---|---|
| 拉丁學名 | Citrus limonun |
| 萃取部位 | 果皮 |
| 香　　調 | 前調，清新香甜，獨特的檸檬味 |
| 香氣濃度 | 5 |
| 精油顏色 | 淡淡的黃綠色 |
| 速配香氣 | 柑橘及各種清新氣息的精油，如松、橙花、尤加利 |
| 藥學特質 | 陽性、收斂、淨化、消毒殺菌 |
| 脈輪相合 | 太陽神經叢 |

練習區 Homework　請描述你/妳閉眼嗅聞此精油香氣10秒後，察覺的香調心得。

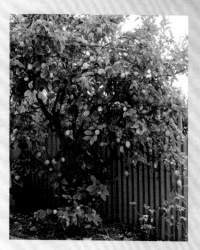

● 檸檬在希臘羅馬時代就有記載，主要用於海鮮，消毒殺菌並增添食物風味用，也是很好的血液淨化劑，因為富含維生素C及檸檬酸，後來發現可以預防英國海軍們的壞血症。然而檸檬精油並不具有維生素C的成分。

● 檸檬精油有絕佳的抗菌效果，釋放於空氣中的檸檬精油分子抗菌力可長達20天。殺菌效力可持續5分鐘～4小時，適合醫院、公共場所殺菌及除臭。

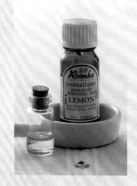

● 檸檬生長需要溫暖的氣候及大量的日照，在地中海氣候區的地方，如南澳、佛州、南歐等。檸檬樹，全年都會結果實，顏色有綠色至全黃色。一棵檸檬樹，一年約產450cc的精油。因此好的檸檬精油價格偏高。

● 許多的清潔用品，大多添加檸檬味，但卻是以合成檸檬香取代真正的檸檬精油，因為合成的味道強，品質穩定。

● 已經開封的柑橘類精油，保存期限會縮短至6～8個月，因此開封後最好置於冷藏室，以保鮮、延長使用期限。

傳統使用

● 檸檬香氣清新宜人，抗菌力強，紓緩緊繃情緒。非常適合公共空間薰香，以減少空氣中的傳染病源。

● 根據Fischer-Rizzi S.談到檸檬精油可以殺死以下細菌：
腦膜炎球菌；斑疹傷寒菌；葡萄狀球菌及造成肺炎的細菌。

● 檸檬精油在空氣中的抗菌效力，可達20天。

● 除臭效果佳，可紓緩癌症末期的體臭。具有刺激白血球形成，提升免疫力，以保護身體免於流行性感冒的傳染。

● 止血、止蚊蟲叮咬的癢。

● 檸檬在芳療的使用相當廣泛，特別用在情緒、皮膚保養、改善靜脈曲張、肥胖症及橘皮組織等。

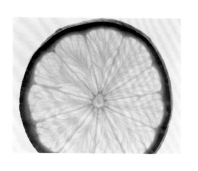

237

## 症狀及緩解

● **殺菌除臭／提振情緒（pick-me-up）**：4滴檸檬 ＋ 2滴佛手柑 ＋ 2滴香水樹精油於水氧機中，每日2次；或隨身配帶精油項鍊。

● **血壓高**：檸檬精油、甜馬鬱蘭及香水樹各1滴 ＋ 快樂鼠尾草3滴作精油浴，並以同等劑量調和10cc的甜杏仁油。以輕而緩的力道抹於背部，有助於回復正常血壓。

● **疣**：將純劑點於患處，面部及敏感的皮膚區，一日6次，若擔心檸檬精油滲入不足，可用貼布覆蓋。

● **癌症末期口腔及泌尿道的清潔除臭**：2滴的檸檬精油 ＋ 2滴的茶樹 ＋ 2滴的鼠尾草 ＋ 5cc的沒藥酊劑 ＋ 500cc的生理食鹽水。先將精油混於沒藥酊劑，再調入生理食鹽水中，可再對半稀釋，每次使用250cc。

· 低量使用，避免日曬。
· 低血壓避免使用。
· 2%以上劑量，有光敏反應。

---

*練習區 Homework* ２　寫下你/妳使用此精油7天後的身心感受。

*練習區 Homework* ３　找出令你/妳心生歡喜的香氣處方。

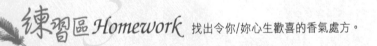

檸檬 ＿＿＿＿＿ 滴 ✚ ＿＿＿＿＿＿ ✚ ＿＿＿＿＿＿＿＿

用處：

用法：

效果：

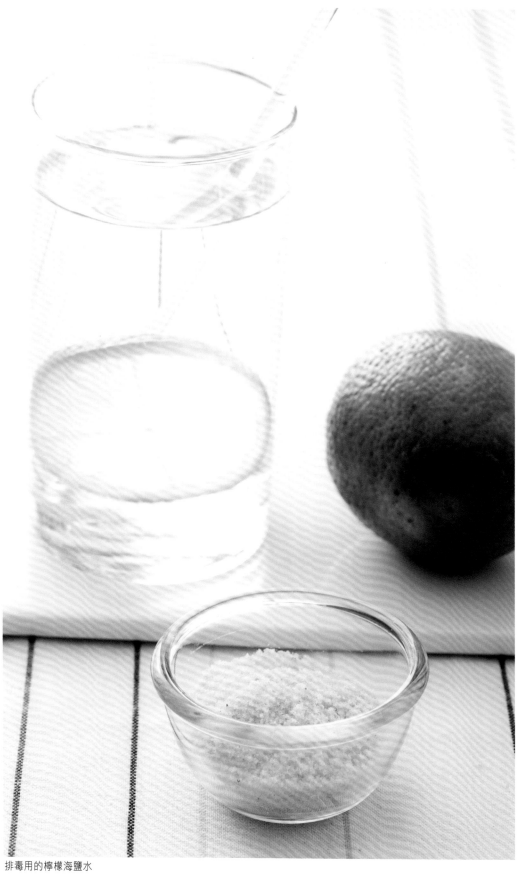

酯
Esters

苯基酯
Phenyl esters

單萜醛
Aldehydes

酮
Ketones

倍半萜醇
Sesquiterpenols

倍半萜烯
Sesquiterpenes

內酯+香豆素
Lactones &
Coumarins

氧化物
Oxides

**單萜烯**
**Monoterpenes**

單萜醇
Monoterpenols

酚+醚
Phenols & Ethers

排毒用的檸檬海鹽水

# 萊姆
## Lime

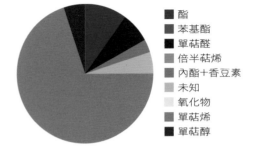

圖例：
- ■ 酯
- ■ 苯基酯
- ■ 單萜醛
- ■ 倍半萜烯
- ■ 內酯＋香豆素
- ■ 未知
- ■ 氧化物
- ■ 單萜烯
- ■ 單萜醇

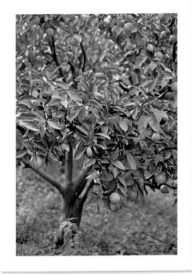

## 主要的3大化學成分 Major 3 active constituents

| | |
|---|---|
| *Limonene* | **<58%** |
| *Gamma-terpinene* | **<16%** |
| *Beta-pinene* | **<6%** |

### Lime, "Refreshing Tonic"
### 清新的百憂解

| | |
|---|---|
| 拉丁學名 | Citrus medica |
| 萃取部位 | 果皮 |
| 香　　調 | 前調，清新香甜，甜中帶苦，獨特的柑橘味 |
| 香氣濃度 | 5 |
| 精油顏色 | 淡淡的黃色，帶有淺淺的橄欖綠的色調 |
| 速配香氣 | 柑橘及各種清新氣息的精油，如松、橙花、尤加利 |
| 藥學特質 | 淨化、消毒殺菌、抗感染、滋補、收斂 |
| 脈輪相合 | 太陽神經叢 |

## Get to Know Me

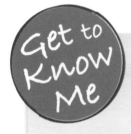

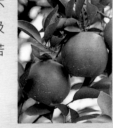

● 萊姆精油是檸檬精油的近親。精油化學組合稍有不同，香氣便有些許不同。檸檬氣味較為單純，以香及甜為主，而萊姆氣味較為溫和，並多了些柑橘皮的苦味於精油中。

● 萊姆與苦橙一樣，亦可自葉及嫩枝中萃取出精油。

● 柑橘類的精油皆以冷壓萃取精油，而萊姆精油分為水蒸氣萃取及冷壓萃取二種。二者的化學組合相似，但百分比稍有不同。

## 傳統使用

● 清新又提振情緒的萊姆廣受大眾喜愛，兼具優質的抗菌、抗傳染、抗病毒的功效，過去多用於公共空間殺菌除臭或皮膚外傷的清潔抗菌上。

## 症狀及緩解

● **心情憂鬱（pick me up）**：力不從心、慵懶或情緒莫名低落時，以8滴萊姆精油於生活空間薰香，外出時配帶精油項鍊，內裝3滴精油。每二小時閉眼嗅吸4分鐘。

● **收斂肌膚**：適用於青春痘、油性肌膚或鬍後肌膚，以2滴的精油於一洗臉盆水中，置入洗面方巾，擰半乾，濕敷於面上，限夜晚使用，預防產生光敏反應。壓力大而情緒急躁的男性，以此法作面部保養，可兼具紓壓放鬆身心的成效。

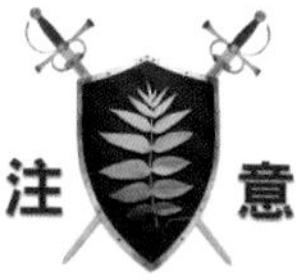

·低量使用，避免日曬。
·0.7%以上劑量，有光敏反應。

*練習區 Homework* 請描述你/妳閉眼嗅聞此精油香氣10秒後，察覺的香調心得。

*練習區 Homework* 寫下你/妳使用此精油7天後的身心感受。

*練習區 Homework* 找出令你/妳心生歡喜的香氣處方。

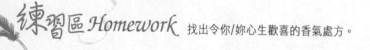

萊姆　　　滴　**+**　　　　　　　**+**

用處：

用法：

效果：

酯 Esters

苯基酯 Phenyl esters

單萜醛 Aldehydes

酮 Ketones

倍半萜醇 Sesquiterpenols

倍半萜烯 Sesquiterpenes

內酯+香豆素 Lactones & Coumarins

氧化物 Oxides

**單萜烯 Monoterpenes**

單萜醇 Monoterpenols

酚+醚 Phenols & Ethers

# 橘子
## Mandarin

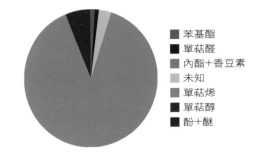

| | |
|---|---|
| ■ | 苯基酯 |
| ■ | 單萜醛 |
| ■ | 內酯＋香豆素 |
| ■ | 未知 |
| ■ | 單萜烯 |
| ■ | 單萜醇 |
| ■ | 酚＋醚 |

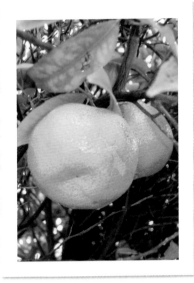

## 主要的4大化學成分 Major 4 active constituents

| | |
|---|---|
| *Limonene* | **<73%** |
| *Gamma-terpinene* | **<16%** |
| *Alpha-peinene* | **<3%** |
| *Alpha-sinensal* | **<1%** |

### Mandrin, "Bring good luck"
### 多吉多利

| | |
|---|---|
| 拉丁學名 | Citrus reticulate |
| 萃取部位 | 果皮 |
| 香　　調 | 前調～主調，酸甜入心 |
| 香氣濃度 | 5 |
| 精油顏色 | 黃橘色 |
| 速配香氣 | 柑橘及帶酸香的精油，如岩玫瑰、乳香、松、橙花 |
| 藥學特質 | 清新、活力、放鬆、滋養 |
| 脈輪相合 | 心輪 |

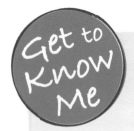

**Get to Know Me**

● 橘子（滿得利），意指中國人、中國話、大吉大利、多吉多利。橘子果肉富含維生素A、B＋、C、K、柑橘酸，具消除疲勞、預防感冒及促進新陳代謝功能。

● 橘子皮含維生素P、β-隱黃素，可降低血壓、膽固醇，強化微血管，擴張冠狀動脈，抗氧化（預防老化）及防治大腸癌。

● 橘子精油含有一種特別的含氮成分（methyl N-anthranilate）在振奮情緒之後，卻具有放鬆神經的效果，此成分也存在於甜橙、橙花及茉莉精油。

## 傳統使用

● 橘子精油是安全性高的精油，老少均宜，孕婦也可放心使用，適合薰香紓壓、振奮情緒、紓緩焦躁不安而失眠的狀況，可改善時差及日夜顛倒而引起的精神渙散情況，或消化不良。

● 與甜橙、葡萄柚同樣有乾化黏液、處理水腫問題的功效，可以用於懷孕末期準媽媽下肢腫脹的困擾上。

## 症狀及緩解

● **孕期水腫及妊娠紋**：3滴橘子精油加2滴薰衣草精油於10cc的玫瑰果油中，由下往上抹。

● **時差，睡眠失調**：2滴橘子於一盆溫水中，放入洗面毛巾，再敷於臉上，嗅吸。

　以3滴橘子 ＋ 3滴天竺葵 ＋ 3滴薰衣草，作精油浴10分鐘。再調和5%於蘆薈凍，抹於腹部及背後尾椎處。

● **壓力及過敏性的氣喘**：2cc橘子 ＋ 2cc神聖羅勒 ＋ 1cc迷迭香CT 2 ＋ 50cc的植物油，每次使用2cc，請家人代為抹於前胸、後背，或自己抹於手腳及前胸，連續5天，為預防發作。

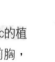

注 意

· 低量使用。

練習區 Homework 請描述你/妳閉眼嗅聞此精油香氣10秒後，察覺的香調心得。

練習區 Homework 2 寫下你/妳使用此精油7天後的身心感受。

練習區 Homework 3 找出令你/妳心生歡喜的香氣處方。

橘子　　　　滴 ＋ ＿＿＿＿＿＿＿＿＿ ＋ ＿＿＿＿＿＿＿＿＿

用處：

用法：

效果：

酯 Esters

苯基酯 Phenyl esters

單萜醛 Aldehydes

酮 Ketones

倍半萜醇 Sesquiterpenols

倍半萜烯 Sesquiterpenes

內酯·香豆素 Lactones & Coumarins

氧化物 Oxides

**單萜烯 Monoterpenes**

單萜醇 Monoterpenols

酚+醚 Phenols & Ethers

# 甜橙
## Orange

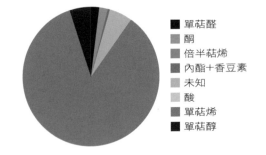

單萜醛
酮
倍半萜烯
內酯＋香豆素
未知
酸
單萜烯
單萜醇

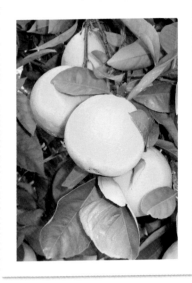

## 主要的3大化學成分 Major 3 active constituents

| | |
|---|---|
| **Limonene** | **<89%** |
| **Myrcene** | **<2%** |
| **Beta-bisabolene** | **<2%** |
| **Methyl N-Methyl anthranilate** | **<1%** |

### Sweet Orange, "Golden Apple"
### 金黃色的"蘋果"

| | |
|---|---|
| 拉丁學名 | Citrus sinensis |
| 萃取部位 | 果皮 |
| 香　調 | 前調，香甜的柑橘味 |
| 香氣濃度 | 5 |
| 精油顏色 | 橘黃色 |
| 速配香氣 | 柑橘及香甜的精油，如玫瑰、馬鬱蘭、甜羅勒 |
| 藥學特質 | 活力、紓壓、源源不絕的能量 |
| 脈輪相合 | 生殖輪 |

練習區 Homework　請描述你/妳閉眼嗅聞此精油香氣10秒後，察覺的香調心得。

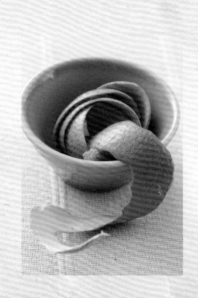

● 原產於中國及印度，富含維生素A、B、C。中醫是將乾燥的甜橙皮用來治感冒、咳嗽，而橘子皮是治消化脹氣。

● 黃澄澄的甜橙，帶來溫暖的情緒感受，具有放鬆及創造歡樂溫馨的氣氛。

● 依然記得10年前至澳洲某一沙龍，室內薰著甜橙＋薰衣草＋香水樹，讓我立刻情緒"溫暖"起來，覺得自己倍受寵愛與呵護，至今仍念念不忘那時的心靈感動。甜橙經常被用於芳療的各種紓壓處方上，讓配方更好聞，使用者更舒適。

● 1000個甜橙可萃取出約20磅的精油。

## 傳統使用

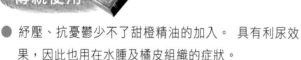

● 紓壓、抗憂鬱少不了甜橙精油的加入。 具有利尿效果，因此也用在水腫及橘皮組織的症狀。

● 甜橙精油（Sweet Orange）與苦橙（Bitter Orange）用法相似，但苦橙香氣較類似橙花，稍神秘些。

● 甜橙混合絲柏及松精油可保養木製家俱，免於蟲害。

● 內服甜橙精油，減緩頻脈。

● 皮膚保養，用於改善乾燥、粗硬、老化的肌膚。

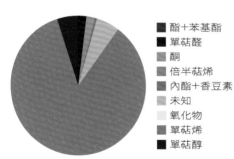

■ 酯＋苯基酯
■ 單萜醛
■ 酮
■ 倍半萜烯
■ 內酯＋香豆素
■ 未知
■ 氧化物
■ 單萜烯
■ 單萜醇

苦橙的化學成分圖

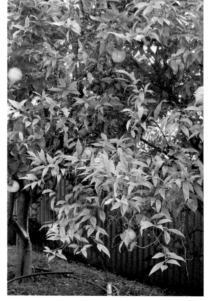

注　意　· 1.4%以上有光敏反應。

酯
Esters

苯基酯
Phenyl Esters

單萜醛
Aldehydes

酮
Ketones

倍半萜醇
Sesquiterpenols

倍半萜烯
Sesquiterpenes

內酯＋香豆素
Lactones &
Coumarins

氧化物
Oxides

單萜烯
Monoterpenes

單萜醇
Monoterpenols

酚＋醚
Phenols & Ethers

## 症狀及緩解

● **憂鬱及心情 "Blue"**：3滴甜橙或苦橙於溢香瓶，隨時嗅吸。3滴甜橙 ＋ 3滴薰衣草 ＋ 2滴香水樹於水氧機散香。

● **橘皮組織**：3滴甜橙 ＋ 2滴迷迭香 ＋ 3滴絲柏於10cc的基底油，揉握於大腿處。

● **羅曼蒂克的氣氛**：2滴香水樹 ＋ 2滴甜橙 ＋ 1滴廣藿香於5cc的椰子油，作為催情按摩處方或薰香或精油浴。

● **便秘**：4滴苦橙 ＋ 4滴黑胡椒 ＋ 2滴迷迭香CT3於10cc的冷壓芝麻中，按摩於腹部及肛門區。

注意　·低量使用，避免日曬。

*練習區Homework* 寫下你/妳使用此精油7天後的身心感受。

*練習區Homework* 找出令你/妳心生歡喜的香氣處方。

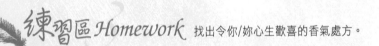

甜橙 ＿＿＿＿滴 ＋ ＿＿＿＿＿＿＿＿ ＋ ＿＿＿＿＿＿＿＿

用處：

用法：

效果：

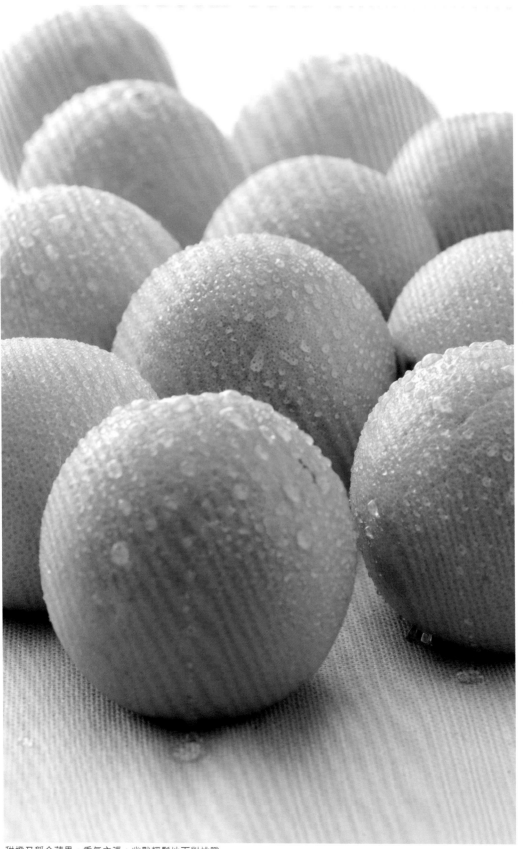

酯
Esters

苯基酯
(Phenyl)esters

醛
Aldehydes

倍半萜醇
Sesquiterpenols

倍半萜烯
Sesquiterpenes

內酯香豆素
Lactones &
Coumarins

氧化物
Oxides

**單萜烯**
**Monoterpenes**

單萜醇
Monoterpenols

酚
Phenols

甜橙又稱金蘋果。香氣主張：幽默輕鬆地面對挑戰

# 黑胡椒
## Black pepper

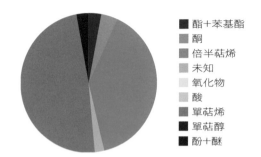

■ 酯＋苯基酯
■ 酮
■ 倍半萜烯
■ 未知
■ 氧化物
■ 酸
■ 單萜烯
■ 單萜醇
■ 酚＋醚

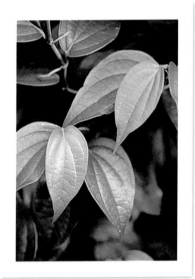

## 主要的3大化學成分 Major 3 active constituents

| Beta-caryophyllene | <35% |
|---|---|
| Delta-3-carene | <16% |
| Limonene | 15% |

### Black Pepper, "Oil for the Middle age"
### 四肢暖和的希望

| 拉丁學名 | Piper nigrum |
|---|---|
| 萃取部位 | 種籽 |
| 香　　調 | 主調，穿透、清新帶有乾木質香，溫暖的感覺 |
| 香氣濃度 | 7 |
| 精油顏色 | 清透水色 |
| 速配香氣 | 香料類精油、薑、肉豆蔻、馬鬱蘭 |
| 藥學特質 | 刺激、活絡、溫暖的能量 |
| 脈輪相合 | 海底輪、太陽神經叢、心輪 |

## Get to Know Me

● 胡椒作為食品的香料，在東西方文化的使用歷史超過4000年之久。

● 大部分萃取自香料類植物的精油都具有幫助消化的功能，黑胡椒精油就用在促進胃液分泌及活絡肝功能上。

● 黑胡椒精油萃取自未成熟的乾燥果實，若是果實成熟，就變成白胡椒，然而並無白胡椒精油的萃取。

● 有水蒸汽蒸餾黑胡椒，也有$CO_2$萃取。前者香氣"神"似松精油，而後者更像新鮮研磨的黑胡椒粉。

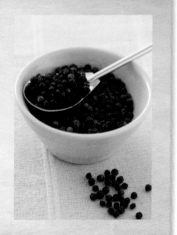

酯
Esters

苯基酯
Phenyl esters

單萜醛
Aldehydes

酮
Ketones

倍半萜醇
Sesquiterpenols

倍半萜烯
Sesquiterpenes

內酯+香豆素
Lactones &
Coumarins

氧化物
Oxides

單萜烯
Monoterpenes

單萜醇
Monoterpenols

酚+醚
Phenols & Ethers

## 傳統使用

● 黑胡椒是很好的發紅劑，改善末稍虛冷症及促進局部血液及淋巴循環，具有止肌肉痛、活絡周邊神經組織。

● 溫暖及刺激的特質，作用在肝及胰，可幫助消化、促進食慾、消脹氣、改善便秘。為中老年人保健養生的常備精油，可提高生活品質。

## 症狀及緩解

### 注　意

● 手腳冰冷：2滴黑胡椒精油 ＋ 4滴天竺葵 ＋ 4滴薑於10cc的基底油，塗抹於下肢，由下往上抹，冬日時，可穿上有機棉襪，保持整夜腳丫子的暖和。或精油浴。

● 冷性感冒，寒顫：5滴黑胡椒 ＋ 3滴丁香 ＋ 2滴薑作精油浴10分鐘，並調和成5%按摩油抹於四肢。

・低量使用，預防皮膚敏感。
・過量長期使用易刺激腎臟。
・孕婦避免使用。
・避免和順勢療法的療程混用。

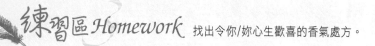

*練習區 Homework* 　請描述你/妳閉眼嗅聞此精油香氣10秒後，察覺的香調心得。

*練習區 Homework* 　寫下你/妳使用此精油7天後的身心感受。

*練習區 Homework* 　找出令你/妳心生歡喜的香氣處方。

黑胡椒　　　滴 ＋ ＿＿＿＿＿＿＿ ＋ ＿＿＿＿＿＿＿

用處：

用法：

效果：

# 蘇格蘭松
## Scotch Pine

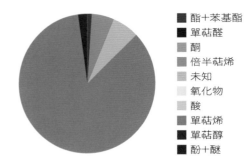

圖例：
- ■ 酯＋苯基酯
- ■ 單萜醛
- ■ 酮
- ■ 倍半萜烯
- ■ 未知
- ■ 氧化物
- ■ 酸
- ■ 單萜烯
- ■ 單萜醇
- ■ 酚＋醚

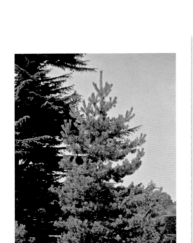

## 主要的3大化學成分 Major 3 active constituents

| | |
|---|---|
| **Alpha-pinene** | **<42%** |
| **Delta-3-carene** | **<21%** |
| **Limonene** | **<6%** |

### Scotch Pine, "Walking in the Forest"
### 為肺部注入一縷清香

| | |
|---|---|
| 拉丁學名 | Pinus sylverstris |
| 萃取部位 | 1. 松針（品質最佳） 2. 木屑 3. 松脂 4. 細枝 |
| 香　　調 | 主調，具檸檬香的森林味 |
| 香氣濃度 | 5 |
| 精油顏色 | 淡淡的黃 |
| 速配香氣 | 肉桂、丁香、百里香、馬鬱蘭、迷迭香及各種木質類精油 |
| 藥學特質 | 淨化、提振、乾性偏陽 |
| 脈輪相合 | 第三隻眼、開發洞見、明心見性 |

練習區 Homework　請描述你/妳閉眼嗅聞此精油香氣10秒後，察覺的香調心得。

Get to Know Me

- 松精油總類多，萃取部位也多，但以乾餾松針的精油品質好，用途廣而溫和，具有獨特的松香森林氣息。

- 松脂油應該是原始人類最早使用的藥草（油），塗抹於傷口，作預防感染，也運用在火把的助燃上。

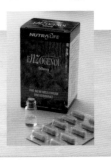

酯
Esters

苯基酯
Phenyl esters

單萜醛
Aldehydes

酮
Ketones

倍半萜醇
Sesquiterpenols

倍半萜烯
Sesquiterpenes

內酯+香豆素
Lactones &
Coumarins

氧化物
Oxides

單萜烯
Monoterpenes

單萜醇
Monoterpenols

酚+醚
Phenols & Ethers

## 傳統使用

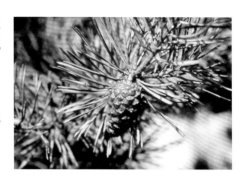

● 希波克拉底（西方醫學之父）稱讚松可治療肺部及喉部的感染。適合給各種慢性肺部疾病的人，如氣喘、肺結核、肺癌患者，作為長期保健調理。

● 作用在腎上腺的髓質及皮質，可逐漸活化生命體，

● 具有利尿及發紅效果，也用於痛風、關節炎、腎及膀胱的各種不適症。

● 松可活絡人體的二大排毒器官：肺及腎。

## 症狀及緩解

● **支氣管炎／喉炎**：2滴松精油 ＋ 1滴尤加利於一杯250cc的熱水中，以口部吸氣，鼻子吐氣。

● **氣場淨化**：於打坐冥想前，先以松6滴 ＋ 百里香4滴，透過水氧機（負離子振盪器）淨化空間。

● **病後衰弱疲憊**：松 ＋ 茶樹 ＋ 尤加利 ＋ 百里香，調成10%的按摩油，每次取1～2cc的按摩油，塗抹於腎藏區域。

注意

· 避免泡澡及按摩用，預防皮膚過敏。
· 孕婦避免使用。

*練習區Homework* 寫下你/妳使用此精油7天後的身心感受。

*練習區Homework* 找出令你/妳心生歡喜的香氣處方。

松 ＿＿＿＿＿＿ 滴 ＋ ＿＿＿＿＿＿＿＿＿ ＋ ＿＿＿＿＿＿＿＿＿

用處：

用法：

效果：

# 單萜醇精油
## Monoterpenols

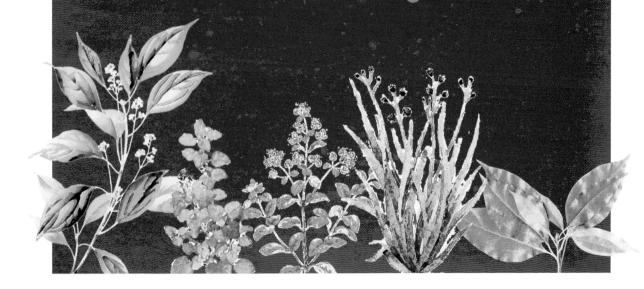

## 常見的單萜醇及含較高量單萜醇的精油

### Linalool (C₁₀H₁₇OH)

| | | |
|---|---|---|
| 芳樟葉 Ho leaf | 90% | |
| 花梨木 Rosewood | 90% | |
| 羅勒 Basil ( linalool) | 40% | |
| 薰衣草 Lavender | 37% | |

### Terpinen-4-ol (C₁₀H₁₆OH)

| | | |
|---|---|---|
| 茶樹 Tea tree | 40% | |
| 甜馬鬱蘭 Sweet Marjoram | 25% | |
| 肉豆蔻 Nutmeg | 6% | |

### Menthol (C₁₀H₁₉OH)

| | | |
|---|---|---|
| 辣薄荷 Peppermint | 45% | |

### Geraniol (C₁₀H₁₇OH)

| | | |
|---|---|---|
| 馬丁香 Palmarosa | 75% | |
| 亞香茅 Citronella | 25% | |
| 天竺葵 Geranium | 20% | |

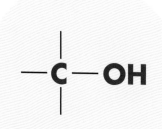

單萜醇的化學結構圖

## 藥學特質

高抗感染力，抗微生物、病毒、抗菌、抗真菌；抗菌力優於單萜烯，止痛，鎮定，抗痙攣，激勵、滋補、溫暖、提振。

## 生理癒性

提升免疫力，強化神經及內分泌系統等。

## 心理癒性

親切溫暖，給予歡愉、平衡。

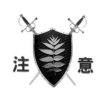

注　意

・較單萜烯及酚溫和，沒有顯著的毒性。

# 甜羅勒
## Sweet Basil

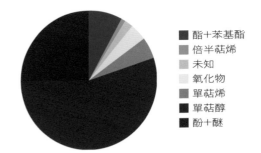

酯＋苯基酯
倍半萜烯
未知
氧化物
單萜烯
單萜醇
酚＋醚

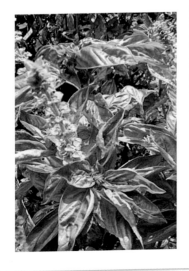

### 主要的3大化學成分 Major 3 active constituents

| | |
|---|---|
| *Linalool* | **<39%** |
| *Methyl chavicol* | **<17%** |
| *Beta-caryophyllene* | **<7%** |

### Basil, "Herb of Royal Family"
皇家藥草

| | |
|---|---|
| 拉丁學名 | Ocimum basilicum |
| 萃取部位 | 葉子及上端的花 |
| 香　　調 | 高音階；乾淨，清新，濃濃的香甜，香料味 |
| 香氣濃度 | 7 |
| 精油顏色 | 清水色 |
| 速配香氣 | 香料類，佛手柑，牛膝草，乳香，檸檬 |
| 藥學特質 | 激勵、滋補，利神經、心、腦、消化系統、肝，抗憂鬱、抗炎、止痛 |
| 脈輪相合 | 喉輪、頂輪 |

練習區 *Homework* 請描述你/妳閉眼嗅聞此精油香氣10秒後，察覺的香調心得。

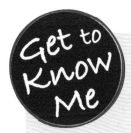

酯
Esters

苯基酯
Phenyl esters

單萜醛
Aldehydes

酮
Ketones

倍半萜醇
Sesquiterpenols

倍半萜烯
Sesquiterpenes

內酯+香豆素
Lactones &
Coumarins

氧化物
Oxides

單萜烯
Monoterpenes

**單萜醇**
**Monoterpenols**

酚+醚
Phenols & Ethers

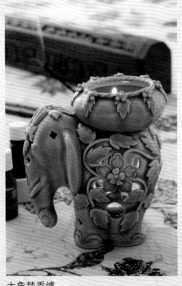

大象焚香爐

⚫ O.basilicum Linnaeus被稱為歐洲羅勒、法國羅勒或甜羅勒。

⚫ 希臘文okimon代表"快速生長";Basilicum源於希臘字"Basilicos",意指"皇家";拉丁文的"Basilicus",意指"魔鬼或邪惡的人"。

⚫ 埃及人將羅勒及沒藥調和後,焚香敬神;波斯人是用在宗教及喪禮;希臘人則認為是"悲傷",也將羅勒油放入瓦罐中,置於大門口,以祛魔避邪;在羅馬的傳統被認是"愛";在印度教被認為是"神聖",也用於皮膚搔癢、青春痘或寄生蟲,若與黑胡椒合用,即可紓緩瘧疾的熱病症狀;在中國,羅勒用於胃及腎的不適,藥草學家建議用在痙攣、嘔吐及消化性便秘問題。

⚫ 甜羅勒含有較神聖羅勒更多的沉香醇,具有較好的鎮定、安撫神經、紓壓、止痛效果。

## 傳統使用

⚫ 長期偏頭痛的症狀:
甜羅勒5滴 + 辣薄荷5滴 + 馬鬱蘭5滴 + 羅馬洋甘菊5滴
共20滴調於蘆薈精膠50ml,抹於前額後頸,發生偏頭痛時,一日使用2～3次,最好搭配冷敷及精油浴。

⚫ 現代芳療師通常將羅勒的香氣用於改善注意力、記憶力、偏頭痛、呼吸性的疾病如支氣管炎、感冒、花粉熱或鼻竇炎。

⚫ 羅勒在芳療界享有美名,例如羅勒的驅蚊效果好,以數滴沾在足部即可避免蚊子叮咬,若以羅勒及薰衣草一起薰香,不僅味道雅緻,又能將蚊子薰的暈頭轉向,無法飛行。

## 症狀及緩解

● **第一型疱疹的患者初發生時：** 立即以純劑甜羅勒，點於患部，每數小時1次，在24小時之內可止住疱疹的爆發。

● **鼻竇阻塞：** 以1滴甜羅勒於手帕上持續嗅吸。

● 以1滴的羅勒精油按壓於太陽穴及枕骨的突出處，可紓緩偏頭痛。

● 若是壓力引起的偏頭痛，應調和甜橙使用。

● 若是肌肉緊繃引起的偏頭痛可調合迷迭香CT1及馬鬱蘭。

● 若是消化不良引起的偏頭痛，則調合辣薄荷及甜橙共5%，按摩於腹部、太陽穴、頸部及肩膀 。

· 羅勒可能引起皮膚敏感，需低劑量使用。

· 孕婦須小心使用。

· 高量使用，會引發頭腦遲鈍。

· 失眠及癌症患者應避免使用。

練習區 *Homework* 2　寫下你/妳使用此精油7天後的身心感受。

練習區 *Homework* 3　找出令你/妳心生歡喜的香氣處芳。

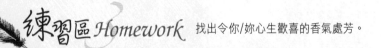

甜羅勒＿＿＿＿滴 ✚ ＿＿＿＿＿＿ ✚ ＿＿＿＿＿＿

用處：

用法：

效果：

# 改善長期偏頭痛的配方

甜羅勒5滴 ＋ 辣薄荷5滴 ＋ 馬鬱蘭5滴 ＋ 羅馬洋甘菊5滴，共20滴調於蘆薈精膠50ml，抹於前額後頸。發生偏頭痛時，一日使用2～3次，最好搭配冷敷及精油浴。

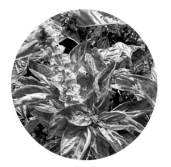

甜羅勒

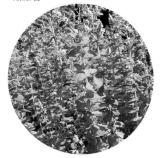

辣薄荷

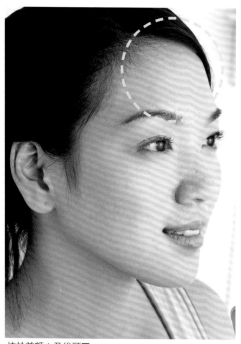

抹於前額▲及後頸▼

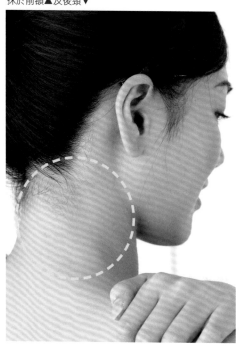

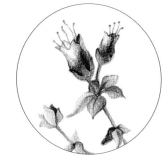

馬鬱蘭

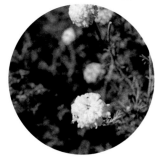

羅馬洋甘菊

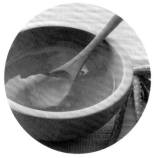

蘆薈精膠

酯
Esters

苯基酯
Phenyl esters

單萜醛
Aldehydes

酮
Ketones

倍半萜醇
Sesquiterpenols

倍半萜烯
Sesquiterpenes

內酯＋香豆素
Lactones &
Coumarins

氧化物
Oxides

單萜烯
Monoterpenes

**單萜醇**
**Monoterpenols**

酚＋醚
Phenols & Ethers

# 芳樟葉
## Ho Leaf

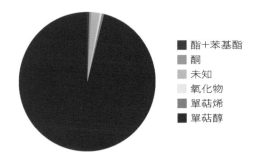

- 酯＋苯基酯
- 酮
- 未知
- 氧化物
- 單萜烯
- 單萜醇

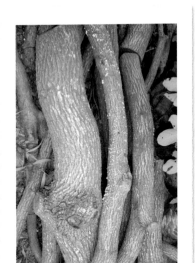

## 主要的3大化學成分 Major 3 active constituents

| Linalool | <95% |
|---|---|
| Camphor | <1% |
| Limonene | <1% |

### Ho Leaf, "the Eucalyptus of Formosa"
### 台灣的尤加利

| | |
|---|---|
| 拉丁學名 | Cinnamomum camphora var. Formosan |
| 萃取部位 | 葉子（枝幹也可萃取） |
| 香　　調 | 中音階；香甜的樟腦，帶有柑橘調 |
| 香氣濃度 | 6〜7 |
| 精油顏色 | 清透 |
| 速配香氣 | 羅勒、茶樹、葡萄柚、檀香、香水樹、玫瑰、橙花、茉莉、甘菊 |
| 藥學特質 | 抗菌、抗真菌、抗病毒、抗寄生蟲 |
| 脈輪相合 | 心輪、頂輪、海底輪 |

## Get to Know Me

- 樟樹的原生地在台灣、日本及中國。樟樹在台灣常見的有臭樟、芳樟及牛樟。臭樟產油較多，芳樟產油少，但有樟腦結晶，二者外形相似，主要以香氣區分。

- 中國的樟樹含按油醇，α-萜品醇（α-terpineol）及樟腦成分高，而芳樟葉含有較高量的沈香醇（80〜90%）及少量的香芋醇。芳樟木可萃取出沈香醇及樟腦，是極具經濟價值的芳療之木。

- 由於產於南美雨林區的花梨木瀕臨絕種，因此有人建議以芳樟葉高量的沈香醇取代花梨木所萃取的沈香醇，只不過二者是異構物的化學組成，前者是（一），後者是（＋）。藥理的差異性尚未有明確的比較。

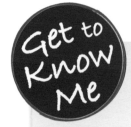

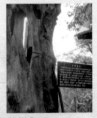

樟樹化石

## 傳統使用

● 台灣多用於呼吸道感染、感冒、口腔、泌尿道感染、皮膚癬的搔癢、皮膚割傷、創傷、灼傷、青春痘、皮膚炎、乾性及老化肌膚，溫和有效，小孩也適用。

● 嗅吸可提神醒腦、抗憂鬱、增進活力，也適合運用在性冷感及性無能上。是台灣國寶級精油之一。

## 症狀及緩解

● **提神醒腦：**1滴芳樟葉精油於鎖骨區，提振神經，適合長途旅行開車及長時間閱讀的學子，用來活化腦力。

● **感冒咳嗽：**3滴芳樟 ＋ 5cc植物油抹於後背、前胸。3滴泡澡。2滴加入100cc清水，漱口。

注　意

·勿與樟腦弄混，芳樟葉精油對皮膚較溫和。

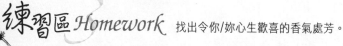

練習區 *Homework 1* 請描述你/妳閉眼嗅聞此精油香氣10秒後，察覺的香調心得。

練習區 *Homework 2* 寫下你/妳使用此精油7天後的身心感受。

練習區 *Homework 3* 找出令你/妳心生歡喜的香氣處芳。

芳樟葉　　　滴 ＋ ＿＿＿＿＿ ＋ ＿＿＿＿＿

用處：

用法：

效果：

酯
Esters

苯基酯
Phenyl esters

單萜醛
Aldehydes

酮
Ketones

倍半萜醇
Sesquiterpenols

倍半萜烯
Sesquiterpenes

內酯+香豆素
Lactones &
Coumarins

氧化物
Oxides

單萜烯
Monoterpenes

**單萜醇
Monoterpenols**

酚+醚
Phenols & Ethers

# 玫瑰天竺葵
## Rose Geranium

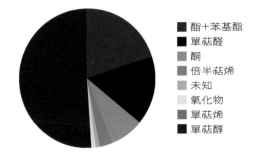

酯＋苯基酯
單萜醛
酮
倍半萜烯
未知
氧化物
單萜烯
單萜醇

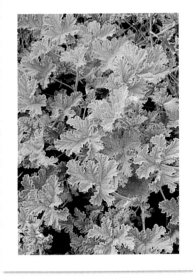

### 主要的3大化學成分 Major 3 active constituents

| | |
|---|---|
| *Citronellol* | **<22%** |
| *Geraniol* | **<18%** |
| *Linalool* | **<13%** |

**Geranium, "the Rose of the Poor"**
窮人的玫瑰

| | |
|---|---|
| 拉丁學名 | Pelargonium graveolens |
| 萃取部位 | 花及葉 |
| 香　　調 | 中音；香氣如玫瑰一般 |
| 香氣濃度 | 8 |
| 精油顏色 | 淡綠色 |
| 速配香氣 | 歐白芷、羅勒、佛手柑、香柏木、羅馬甘菊、快樂鼠尾草、甜茴香、葡萄柚、茉莉、橙花、甜橙、檀香 |
| 藥學特質 | 抗炎及抗菌；抗痙攣及放鬆；滋補、激勵 |
| 脈輪相合 | 生殖輪、太陽神經叢、心輪 |

### 練習區 Homework
請描述你/妳閉眼嗅聞此精油香氣10秒後，察覺的香調心得。

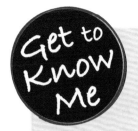

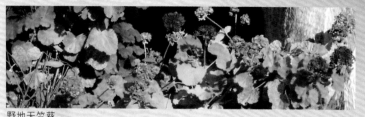

野地天竺葵

酯
Esters

苯基酯
Phenyl esters

單萜醛
Aldehydes

酮
Ketones

倍半萜醇
Sesquiterpenols

倍半萜烯
Sesquiterpenes

內酯+香豆素
Lactones &
Coumarins

氧化物
Oxides

單萜烯
Monoterpenes

單萜醇
Monoterpenols

酚+醚
Phenols & Ethers

● 原產於南非。天竺葵原是南非原住民的民俗療法的草藥，由荷蘭人引進歐洲。

● 天竺葵精露香氣甜美。摩洛哥的傳統是將天竺葵精露噴灑於往生者身上及喪服上。

● 天竺葵多添加在香皂及美容保養品上，增添柔美的香氣。

● 中國、埃及、摩洛哥及留尼旺（波本，Bourbon）皆有產。/00多種的天竺葵，以藝術裝飾品為目的而栽種，只有P. graveolens是以萃取精油目的而栽種，並用於芳療產業。

● 天竺葵有三種：波本天竺葵、中國天竺葵及埃及天竺葵；香氣不同，化學組成稍不同，價格也大大不同。

● 波本天竺葵產地在留尼旺群島，香氣最為甜美，與玫瑰相似，價格也最高，又稱為窮人的玫瑰。最高級的天竺葵又名"波旁"天竺葵。

● 中國天竺葵抗菌、抗感染、抗真菌效能強，對皮膚較溫和，因此較適用在青春痘、皮膚感染，小膿皰疹及生殖泌尿的感染。

## 傳統使用

● 有抗發炎及止痛、抗痙攣的效能，可媲美薰衣草及德國甘菊，運用於皮膚瘡傷、傷口、潰瘍及黴菌感染的症狀、腸胃炎、神經炎、結膜炎及退化性關節炎、風溼性關節炎。

● 天竺葵的平衡特質用於神經系統上，可緩和焦慮及憂鬱，提振靈性；鎮定安撫焦慮情緒及經前症候群的情緒不穩。

● 平衡腎上腺髓質（cortex），具有規律、平衡效能，支援過勞的腎上腺素及影響雌激素，有效改善經前症狀及降低更年期的熱潮紅，是女性身心健康的守護者；若因壓力緊張引起的腎上腺負擔，以天竺葵泡澡、按摩，可滋補、強化、平衡、恢復生機。

● 可激勵肝、胰機能，因此用於肝胰弱的情況；用於收斂的醫療特質，常與絲柏合用，以處理靜脈曲張、痔疾及經血過多症。

● 作為淋巴系統的補劑，利尿，可處理水腫、肥胖症、橘皮組織。

## 症狀及緩解

● **PMS，月經前症狀：** 天竺葵2滴 ＋ 快樂鼠尾草4滴 ＋ 橙花3滴泡澡，每週3～5回。或調合5%於基底油中，每日早晚塗油。

● **靜脈曲張：** 6滴絲柏 ＋ 2滴辣薄荷 ＋ 4滴天竺葵調入50cc的蘆薈膠，輕輕抹於靜脈曲張處。

● **紓壓處方：** 天竺葵2滴 ＋ 佛手柑4滴 ＋ 香水樹2滴於15cc的椰子油，塗抹於前胸、手、腳及腹部區。若請家人按摩於肩頸上背，效果更好。或佩帶精油項鍊，隨時嗅吸。

· 安全性高，但由於geraniol（天竺葵醇）含量高，易引起敏感性皮膚的過敏。
· 過敏皮膚可改用中國天竺葵。
· 具調經效能，孕婦避免使用。

練習區 *Homework* 2　寫下你/妳使用此精油7天後的身心感受。

練習區 *Homework* 3　找出令你/妳心生歡喜的香氣處方。

天竺葵 ＿＿＿＿ 滴 ✚ ＿＿＿＿＿＿＿ ✚ ＿＿＿＿＿＿＿

用處：

用法：

效果：

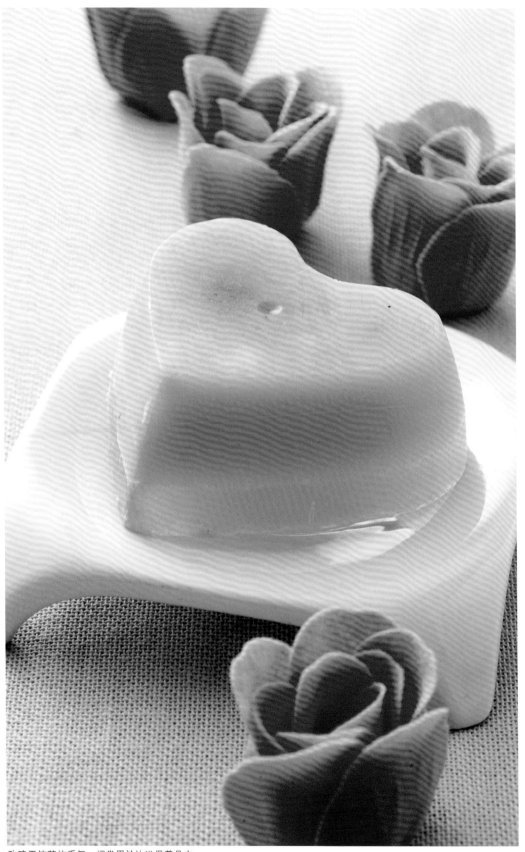

酯
Esters

苯基酯
Phenyl esters

單萜醛
Aldehydes

酮
Ketones

倍半萜醇
Sesquiterpenols

倍半萜烯
Sesquiterpenes

內酯+香豆素
Lactones &
Coumarins

氧化物
Oxides

單萜烯
Monoterpenes

**單萜醇**
**Monoterpenols**

酚+醚
Phenols & Ethers

玫瑰天竺葵的香氣，經常用於沐浴保養品中

# 甜馬鬱蘭
## Sweet Marjoram

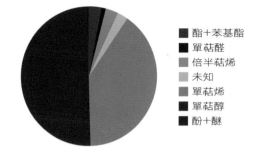

- ■ 酯＋苯基酯
- ■ 單萜醛
- ■ 倍半萜烯
- ■ 未知
- ■ 單萜烯
- ■ 單萜醇
- ■ 酚＋醚

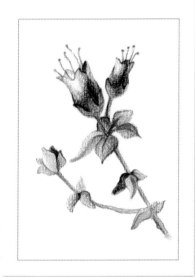

## 主要的3大化學成分 Major 3 active constituents

| | |
|---|---|
| *Terpinen-4-ol* | **<37%** |
| *ɤ-terpinene* | **<15%** |
| *cis-thuyanol-4* | **<9%** |

### Sweet Marjoram, "Sweet to Heart & Emotion"
### 甜入心神

| | |
|---|---|
| 拉丁學名 | Organum majorana |
| 萃取部位 | 葉子及乾燥的花 |
| 香　調 | 中音；溫暖乾燥的香甜味 |
| 香氣濃度 | 6 |
| 精油顏色 | 淡黃色 |
| 速配香氣 | 黑胡椒、迷迭香、薑、百里香 |
| 藥學特質 | 止痛、鎮定、擴張微血管、滋補 |
| 脈輪相合 | 太陽神經叢、眉心輪 |

## Get to Know Me

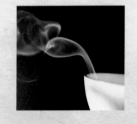

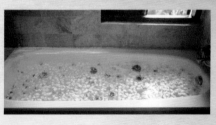

- ● 用途廣泛又具有特效，一般常用於瘀青、扭傷、拉傷、特別是腳踝關節受傷。

- ● 處理失眠效果明顯。在睡前於臥室薰香，有助於營造舒適甜美的氣氛。曾經以純劑甜馬鬱蘭、薰衣草、回青橙，為家中的長輩塗抹於背後頸椎至尾椎區，一夜安眠，效果優於按摩。

- ● 若是情緒波折而低落，可試「解憂香」的馬鬱蘭＋乳香＋玫瑰，各1滴於水晶溢香瓶，隨時嗅吸，或泡精油浴15分鐘。

## 傳統使用

● 甜馬鬱蘭入茶給麻疹患者飲用，可幫助快速發疹，縮短病程。

● 羅馬時代用於助消化、保存肉品，預防腐壞。

● 新人配帶甜馬鬱蘭頭冠象徵愛、榮耀與喜樂。

## 症狀及緩解

● **失眠，薰、泡、抹通用的處方：** 4滴甜馬鬱蘭 ＋ 2滴薰衣草 ＋ 2滴甜橙 ＋ 1滴檀香。

● **高血壓：** 2滴甜馬鬱蘭 ＋ 2滴檸檬 ＋ 2滴香水樹 ＋ 6滴快樂鼠尾草調入30cc的芝麻油中，配合背部的紓壓按摩。平日以稍低水溫泡同處方的精油澡。

**注意**

· 低血壓勿用。

· 懷孕4個月後，以1%低量使用較安全。

· 過量長期使用，易造成頭暈及頭腦遲鈍。

· 憂鬱症患者不宜使用。

*練習區 Homework 1* 請描述你/妳閉眼嗅聞此精油香氣10秒後，察覺的香調心得。

*練習區 Homework 2* 寫下你/妳使用此精油7天後的身心感受。

*練習區 Homework 3* 找出令你/妳心生歡喜的香氣處方。

甜馬鬱蘭 ＿＿＿滴 ✚ ＿＿＿＿＿＿ ✚ ＿＿＿＿＿＿

用處：

用法：

效果：

酯
Esters

苯基酯
Phenyl esters

單萜醛
Aldehydes

酮
Ketones

倍半萜醇
Sesquiterpenols

倍半萜烯
Sesquiterpenes

內酯+香豆素
Lactones &
Coumarins

氧化物
Oxides

單萜烯
Monoterpenes

單萜醇
Monoterpenols

酚+醚
Phenols & Ethers

# 橙花
## Neroli

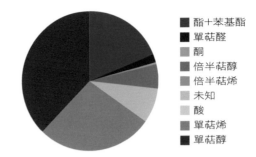

- ■ 酯＋苯基酯
- ■ 單萜醛
- ■ 酮
- ■ 倍半萜醇
- ■ 倍半萜烯
- ■ 未知
- ■ 酸
- ■ 單萜烯
- ■ 單萜醇

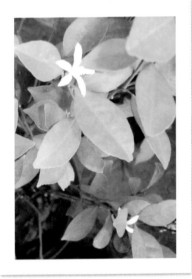

## 主要的3大化學成分 Major 3 active constituents

| Linalool | <38% |
|---|---|
| Limonene | <17% |
| Beta-pinene | <12% |

### Neroli (Bitter Orange Blossom), "Tap into your Mind & Spirit"
### 敲醒你的心靈

| | |
|---|---|
| 拉丁學名 | Citrus auranthium ssp. auranthium |
| 萃取部位 | 花 |
| 香　調 | 中音～低音；濃而精緻，令人感動的甜美 |
| 香氣濃度 | 5 |
| 精油顏色 | 清透 |
| 速配香氣 | 柑橘、花梨木、玫瑰、洋甘菊、安息香、香水樹 |
| 藥學特質 | 抗憂鬱、紓壓、催情、細胞再生 |
| 脈輪相合 | 心輪、頂輪及乙太體 |

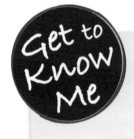

Get to Know Me

- 苦橙樹原產於中國，葡萄牙人在12世紀帶回歐洲，主要產區在義大利、突尼西亞、摩洛哥、埃及、法國，以水蒸氣蒸餾萃取。

- 苦橙樹的花又名「橙花」（Bitter Orang Blossom），因為在17世紀黑死病流行時，一位義大利的Nerola公主—Anna Maria de la Tr'emoill特別愛用苦橙花的香氣薰染她的皮手套、信函、披肩、緞帶，因此苦橙花（Bitter Orange Blossom）從此便依公主之名為名：Neroli。

- 1000磅的橙花，可萃取出1磅的精油。

## 傳統使用

● 橙花的香氣甜美高雅，鎮定安撫情緒，深入心靈，在義大利、西班牙的傳統婚宴，會以橙花作為新娘的捧花，象徵純潔，並可安撫緊張的新人，幫助迎接全新的人生。

● 對規律心跳、紓壓、抗憂鬱十分有效，最宜用於焦慮、緊張、痙攣，特別適用於緊張性的心肌緊窒及腸道痙攣。腹瀉症狀以內服效果為佳。

● 橙花引發純真的愛，使心神專注回歸自身，橙花浴可幫你暫時忘記今日的煩惱。5～6滴於水氧機散香，可深度調整心靈情緒，幫助入眠。

## 症狀及緩解

● **焦慮：**6滴橙花 ＋ 10cc荷荷芭油（3%），抹於臉、前胸。橙花水50cc ＋ 玫瑰水50cc，當作紓壓香水，噴灑於臉、前胸，很甜美馨香，適合給您家中的小公主使用。

● **腸痙攣（壓力引起）：**3%的橙花與荷荷芭油，順時針按摩於肚臍四周。

● **更年期焦慮：**橙花及快樂鼠尾草等比例，2.5%於椰子油，按摩於肩、頸、脊椎、臀部及腹部。

· 安全油品，但孕婦小心使用。

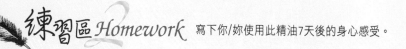 請描述你/妳閉眼嗅聞此精油香氣10秒後，察覺的香調心得。

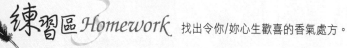 寫下你/妳使用此精油7天後的身心感受。

練習區*Homework* 找出令你/妳心生歡喜的香氣處方。

橙花 _____ 滴 ➕ _____ ➕ _____

用處：

用法：

效果：

酯
Esters

苯基酯
Phenyl esters

單萜醛
Aldehydes

酮
Ketones

倍半萜醇
Sesquiterpenols

倍半萜烯
Sesquiterpenes

內酯+香豆素
Lactones &
Coumarins

氧化物
Oxides

單萜烯
Monoterpenes

單萜醇
Monoterpenols

酚+醚
Phenols & Ethers

# 馬丁香 / 玫瑰草
## Palmarosa

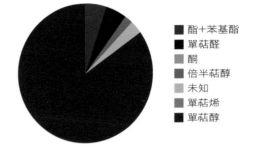

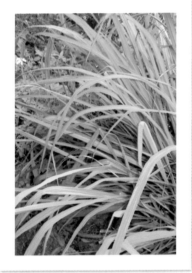

## 主要的3大化學成分 Major 3 active constituents

| | |
|---|---|
| **Geraniol** | **<80%** |
| **Geranyl acetate** | **<9%** |
| **Linalool** | **<3%** |

### Palmarosa, "Folk Medicine"
### 民間草藥

| | |
|---|---|
| 拉丁學名 | Cymbopogon martini |
| 萃取部位 | 葉子 |
| 香　　調 | 高音；甜甜的花香調，類似玫瑰及天竺葵 |
| 香氣濃度 | 7 |
| 精油顏色 | 淡黃色 |
| 速配香氣 | 玫瑰、天竺葵、香柏木、檀香木、香水樹、柑橘、香茅、香蜂草、檸檬草 |
| 藥學特質 | 保濕、消毒殺菌、抗病毒、抗真菌 |
| 脈輪相合 | 太陽神經叢 |

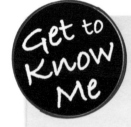

## Get to Know Me

- 馬丁香是萃取自具芳香的葉片，香氣甜美含80%的geraniol（天竺葵醇），而具有廣效的殺菌、抗真菌能力，較phenol（酚類）溫和，因此經常添加在沐浴、肥皂清潔用品中。

- 身體的異味，除了腺體分泌過度外，常引發各種菌類聚集，發出令人不悅的臭味。馬丁香精油的殺菌效果除抑臭外，更可確實處理體臭發生的原因。

- 馬丁香與檸檬草（C. citrates）及香茅草（C. winterianus）同為禾本科香茅屬，後二者具有強烈的檸檬香氣，並用於驅蚊。

- 原名是"印度天竺葵"或"土耳其天竺葵"，曾經以海運的方式，從孟買沿途經紅海運到保加利亞，添加在玫瑰精油中，以稀釋昂貴的玫瑰精油，降低成本。

- 馬丁香驅蚊效果不彰，與玫瑰、天竺葵用法相似；有時甚至添加在玫瑰、天竺葵精油中，混合售出。

酯
Esters

苯基酯
Phenyl esters

單萜醛
Aldehydes

酮
Ketones

倍半萜醇
Sesquiterpenols

倍半萜烯
Sesquiterpenes

內酯+香豆素
Lactones &
Coumarins

氧化物
Oxides

單萜烯
Monoterpenes

單萜醇
Monoterpenols

酚+醚
Phenols & Ethers

## 傳統使用

● 過去曾是澳洲土著的民間草藥，主要的產區國家包括印度、尼泊爾、印尼、巴西、馬達加斯加島。

● 抗菌、抗病毒、抗真菌，滋補性高，需用於對抗各種感染及修護組織，如呼吸道、泌尿道、肌肉關節。

● 多用於皮膚保養，特別適合乾燥皮膚，有助保濕回春，緩解皮膚疾病如溼疹、青春痘、癬、皮膚炎。滋補神經、心血管及子宮。

**注意**

· 雖然性質溫和，但泡澡時，若用過量的馬丁香，可能會引起皮膚敏感。

## 症狀及緩解

● **乾燥缺水肌膚：** 馬丁香2滴 ＋ 天竺葵2滴 ＋ 甜橙2滴於30ml的精油專用乳中，早晚抹於全臉及頸部。

● **體臭：** 2～3滴於手掌搓勻，抹於腋下；男性可試試檀香、香柏木或檜木精油。

**練習區 Homework 1** 請描述你/妳閉眼嗅聞此精油香氣10秒後，察覺的香調心得。

**練習區 Homework 2** 寫下你/妳使用此精油7天後的身心感受。

**練習區 Homework 3** 找出令你/妳心生歡喜的香氣處方。

馬丁香 ___ 滴 ＋ _____ ＋ _____

用處：

用法：

效果：

# 辣薄荷
## Peppermint

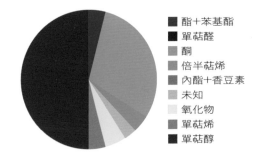

圖例：
- 酯＋苯基酯
- 單萜醛
- 酮
- 倍半萜烯
- 內酯＋香豆素
- 未知
- 氧化物
- 單萜烯
- 單萜醇

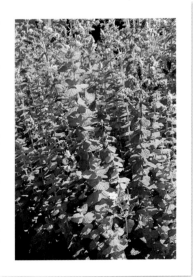

### 主要的3大化學成分 *Major 3 active constituents*

| | |
|---|---|
| (-)-menthol | **<43%** |
| menthone | **<20%** |
| 1,8-cineole | **<6%** |

---

### Peppermint, "Coolest Herb"
### 沁涼入心

| | |
|---|---|
| 拉丁學名 | Mentha piperita var. officinalis |
| 萃取部位 | 葉子及花的上部 |
| 香　　調 | 快板～中板，穿透的涼勁，帶有樟腦味 |
| 香氣濃度 | 7 |
| 精油顏色 | 無色至淡黃色 |
| 速配香氣 | 絲柏、尤加利、馬鬱蘭、迷迭香、松、柑橘、薰衣草 |
| 藥學特質 | 消毒殺菌、消炎、止痛、祛痰、激勵、收斂、涼爽 |
| 脈輪相合 | 喉輪、眉心輪、頂輪 |

---

練習區 *Homework*　請描述你/妳閉眼嗅聞此精油香氣10秒後，察覺的香調心得。

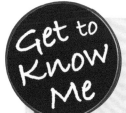

● 辣薄荷是人工栽培的品種，由青葉薄荷及水薄荷混種。

● 辣薄荷是用途廣泛的精油，常見於食品香料、工業香料及醫藥用途。原產於歐洲，主要產區在美國、法國、澳洲、及中國。美國產量占90%，不管是辣薄荷精油或辣薄荷茶，對消化不良或腸胃道痙攣幫助都很大。以**英國**、**澳洲**及**義大利**的品質最優，香氣甜美，較溫和，不刺激皮膚。

● 其他產區如巴西、中國、日本可產出含高量的薄荷腦75%，甚至日本的薄荷葉尚可有結晶釋出。香氣較為單一，以萃取薄荷腦為主，具有商業用途，特別是用在清潔用品、食品、飲料添加、醫藥使用，並不用於芳香治療。

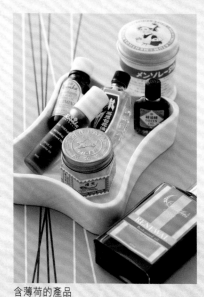

含薄荷的產品

● 許多漱口水、牙膏都會添加薄荷腦成分，聞起來也像薄荷，但是許多產品是合成薄荷腦，有天然薄荷的香氣，卻無薄荷天然抗菌、修護黏膜的功能。

● 其精油具有消炎、止痛效果，並紓緩噁心。自亞里斯多德時代（曾任亞歷山大帝的老師），辣薄荷的屬性，一直被歸屬於具有溫暖或涼爽的特質，涼時暖身，暖時涼身，有很好的退燒效果。

● 1100磅的辣薄荷葉，可萃取1磅的精油。

酯 Esters

苯基酯 Phenyl esters

單萜醛 Aldehydes

酮 Ketones

倍半萜醇 Sesquiterpenols

倍半萜烯 Sesquiterpenes

內酯+香豆素 Lactones & Coumarins

氧化物 Oxides

單萜烯 Monoterpenes

單萜醇 Monoterpenols

酚+醚 Phenols & Ethers

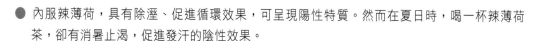

## 傳統使用

● 內服辣薄荷，具有除溼、促進循環效果，可呈現陽性特質。然而在夏日時，喝一杯辣薄荷茶，卻有消暑止渴，促進發汗的陰性效果。

● 辣薄荷是救急良方，為居家芳療玩家必備的單品精油之一，鼻塞、頭暈、頭痛、肩膀、下腰部緊繃疼痛、發燒、蚊蟲咬傷，都可透過嗅聞、塗抹改善。

● 辣薄荷運用在人體五臟六腑，包括滋補心、血管、改善循環、提升血壓、消化脹氣，刺激肝臟、膽汁分泌，抗帶狀疱疹病毒、治療神經痛、肌肉痛、月經痛、疥癬、皮膚炎、痛風、氣喘、支氣管炎、乾咳、鼻竇炎，有助提神醒腦及口腔衛生等效果。

● 辣薄荷精油的重要活性成分－薄荷腦，占了全成分的43%，提煉出單體－薄荷腦，是民間外用成藥的重要成分之一，在虎標萬金油、萬應白花油、面速力達母、綠油精等的成分表中，都可以找到。

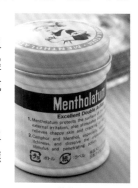

Menthol是薄荷腦

## 症狀及緩解

● **消化脹氣：** 3滴辣薄荷 + 5滴薑 + 2滴甜橙，於5cc的植物油，飯後以順時針方向，塗抹於肚臍周圍。

● **鼻竇炎：** 2滴辣薄荷 + 2滴檸檬 + 2滴尤加利 + 2滴迷迭香（CT2）+ 8滴薰衣草。每次取2滴於熱水一杯，深度吸入。

● **提神醒腦：** 3滴辣薄荷 + 3滴檸檬 + 2滴羅勒 + 2滴迷迭香（CT2）。以水氧機薰香或置於溢香瓶內，隨時嗅吸。

· 低劑量使用(1%)
· 避免使用在敏感皮膚。
· 薰香法較泡澡法安全。
· 癲癇、小孩、懷孕及哺乳避免使用。
· 夜晚使用可能導致失眠。

練習區 *Homework 2*　　寫下你/妳使用此精油7天後的身心感受。

練習區 *Homework 3*　　找出令你/妳心生歡喜的香氣處方。

辣薄荷 ＿＿＿＿ 滴 ＋ ＿＿＿＿＿＿＿ ＋ ＿＿＿＿＿＿＿

用處：

用法：

效果：

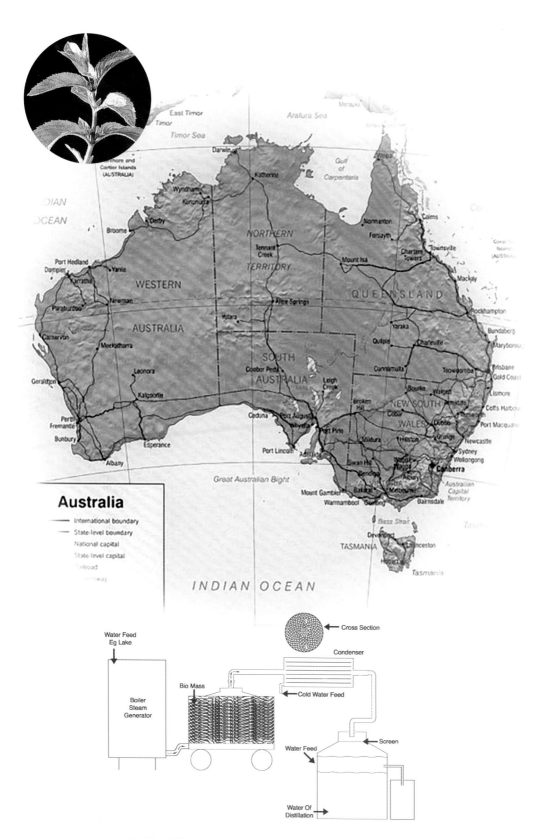

酯
Esters

苯基酯
Phenyl esters

單萜醛
Aldehydes

酮
Ketones

倍半萜醇
Sesquiterpenols

倍半萜烯
Sesquiterpenes

內酯+香豆素
Lactones &
Coumarins

氧化物
Oxides

單萜烯
Monoterpenes

單萜醇
Monoterpenols

酚+醚
Phenols & Ethers

澳洲南方的第一大島，塔斯馬尼亞島盛產極優良的辣薄荷精油

# 大馬士革玫瑰
## Damask Rose

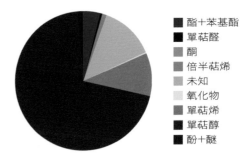

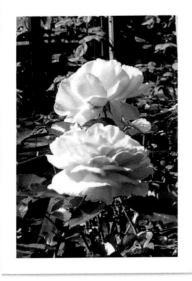

主要的5大化學成分 *Major 5 active constituents*

| | |
|---|---|
| **Citronellol** | **<35%** |
| **Stearopten waxes** | **<24%** |
| **Geraniol** | **<18%** |
| **Nerol** | **<6%** |
| **Linalool** | **<3%** |

### Rose, "The power of Love"
給予愛的力量

| | |
|---|---|
| 拉丁學名 | Rosa damascena |
| 又　名 | 奧圖玫瑰、保加利亞玫瑰 |
| 萃取部位 | 花瓣 |
| 香　調 | 中音～低音階；柔美、鎮定、安撫、滋養心靈 |
| 香氣濃度 | 7 |
| 精油顏色 | 水晶黃 |
| 速配香氣 | 佛手柑、羅馬洋甘菊、馬丁香、花梨木、快樂鼠尾草、薰衣草、甜橙 |
| 藥學特質 | 抗炎、抗菌、回春、滋養心靈 |
| 脈輪相合 | 心輪、海底輪、頂輪 |

圖例（圓餅圖）：
- 酯＋苯基酯
- 單萜醛
- 酮
- 倍半萜烯
- 未知
- 氧化物
- 單萜烯
- 單萜醇
- 酚＋醚

練習區 *Homework*　請描述你/妳閉眼嗅聞此精油香氣10秒後，察覺的香調心得。

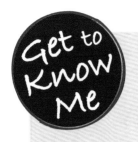

● 60,000朵（57Kg）的玫瑰約可獲得28G的玫瑰精油。玫瑰約有250種品種及10,000種亞種（hybrid），但只有大馬士革玫瑰（R. damascena）、摩洛哥玫瑰（R. centifolia）才是芳療常用、真正的玫瑰精油，其它只是有玫瑰香，而無玫瑰的癒性。

● 玫瑰精油含有paraffin wax，易在室溫16度凝結，以手溫即可還原成液態。

● 源於東方，盛行於波斯，首先被阿維西納在11世紀水蒸餾萃取的香草植物，土耳其在17世紀將玫瑰帶回保加利亞。

● St. Dominic（1170～1221）在異象中見到聖母瑪莉亞，並獲得祈禱念珠一串，每一顆念珠都散發出玫瑰的甜美香氣。

● 玫瑰的甜美香氣，被認為是神聖的香氣，是神愛世人的象徵，也是天使（守護靈）最喜歡的香氣。一直以來，玫瑰就是愛與純潔的象徵。

● 保羅闡揚論述愛的極端重要，哥林多前書13章1—13節：
愛是恆久忍耐，又有恩慈，愛是不嫉妒，愛是不自誇，不張狂，不作害羞的事，不求自己的益處，不輕易發怒，不計算人的惡，不喜歡不義，只喜歡真理，凡事包容，凡事相信，凡事盼望，凡事忍耐，愛是永不止息。
「如今常存的有信，有望，有愛；這三樣其中最大的是愛。」

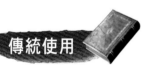

傳統使用

● 玫瑰象徵完美，歸屬於心，心是情感的表達中心，是人的愛恨情愁的中樞，柔性的情緒容易滯留在心區，如憂傷、悲痛、憤怒、渴望、遺憾、沮喪、心碎。當心愛的人離你遠去，令你難以接受、身心俱創、失去平衡，脆弱的心易罹患疾病。玫瑰精油能溫柔地彌補你的失望、遺憾的情緒，療癒情緒傷口，給予愛及幸福感，消融阻塞的能量，重新調順身心。

● 回春、細胞再生、抗皺紋，舒緩乾性、老化、敏感、濕疹、微血管擴張的皮膚情況。

● 淨化子宮、月經量多、遲經、痛經、冷感、不孕，甚至精蟲數過少及產後憂鬱症。

● 舒緩肝膽充血、阻塞、便秘、降肝火、治口瘡、鼻血、刺激膽汁分泌、抑制胃酸。

● 內服玫瑰蜂蜜，可改善齒肉炎。

酯 Esters

苯基酯 Phenyl esters

單萜醛 Aldehydes

酮 Ketones

倍半萜醇 Sesquiterpenols

倍半萜烯 Sesquiterpenes

內酯+香豆素 Lactones & Coumarins

氧化物 Oxides

單萜烯 Monoterpenes

單萜醇 Monoterpenols

酚+醚 Phenols & Ethers

## 症狀及緩解

● **產後憂鬱症：**6滴玫瑰於10cc的荷荷芭油，抹於心輪、海底輪及臍輪。或請富愛心的按摩師，為妳以玫瑰精油按摩。

● **規律月經週期：**每日30cc保加利亞玫瑰精露 ＋ 1500cc純淨水，喝完連續21日。

● **經血過多：**2滴玫瑰 ＋ 3滴絲柏 ＋ 3滴天竺葵。精油浴或與15cc的植物油調合，塗抹於下腹，月經後開始使用，直到下一次月經來時。

● **遺憾／悲傷（與愛人道別）：**2滴玫瑰 ＋ 4滴乳香 ＋ 4滴甜馬鬱蘭調入30cc的精油專用乳，早晚抹於臉、前頸及前胸。或調製成3%的按摩油，取25cc作全身按摩，每週一次，直至感覺身心好轉。

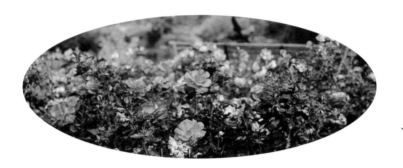

注　意

・安全油品，但孕婦小心使用。

練習區 *Homework* 寫下你/妳使用此精油7天後的身心感受。

練習區 *Homework* 找出令你/妳心生歡喜的香氣處方。

大馬士革玫瑰　滴 ＋ ＿＿＿＿＿＿ ＋ ＿＿＿＿＿＿

用處：

用法：

效果：

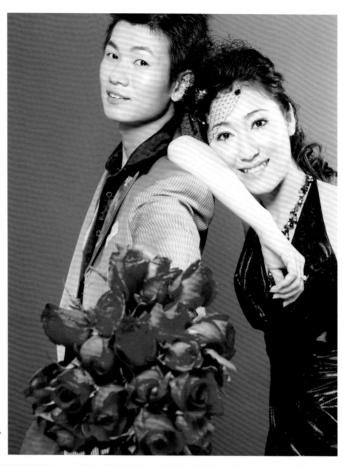

古今中外，新人經常選擇玫瑰作為捧花，因為玫瑰象徵愛、純潔與完美

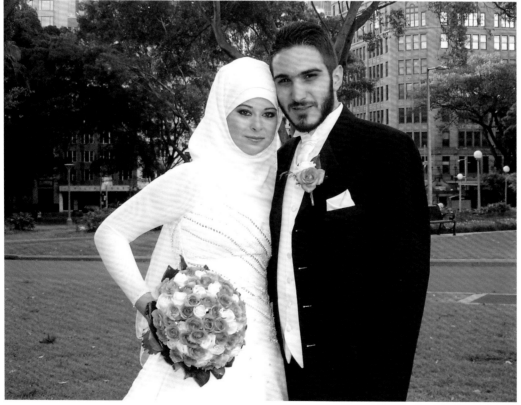

酯
Esters

苯基酯
Phenyl esters

單萜醛
Aldehydes

酮
Ketones

倍半萜醇
Sesquiterpenols

倍半萜烯
Sesquiterpenes

內酯+香豆素
Lactones &
Coumarins

氧化物
Oxides

單萜烯
Monoterpenes

單萜醇
Monoterpenols

酚+醚
Phenols & Ethers

# 花梨木

## Rosewood / Bois de Rose

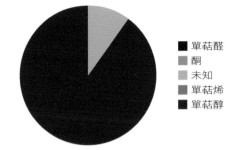

| | |
|---|---|
| ■ | 單萜醛 |
| ■ | 酮 |
| ■ | 未知 |
| ■ | 單萜烯 |
| ■ | 單萜醇 |

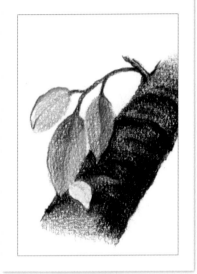

## 主要的3大化學成分 Major 3 active constituents

| Linalool | <86% |
|---|---|
| Alpha-terpineol | <4% |
| Cis-linalool oxide | <2% |

### Rosewood, "the Wood of Amazon"
### 亞馬遜之良木

| | |
|---|---|
| 拉丁學名 | Aniba rosaeodora |
| 萃取部位 | 木心 |
| 香　　調 | 中音；甜甜的木質花香調，帶有淡淡香料味 |
| 香氣濃度 | 7 |
| 精油顏色 | 淡黃 |
| 速配香氣 | 佛手柑、香柏木、乳香、天竺葵、橘子、馬丁香、廣藿香、玫瑰、檀香、岩蘭草、香水樹 |
| 藥學特質 | 抗憂鬱、滋補、激勵、止痛、消毒殺菌 |
| 脈輪相合 | 喉輪 |

## Get to Know Me

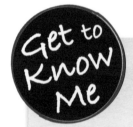

- 花梨木產於南美熱帶雨林的亞馬遜河流域，萃取自顏色偏紅的木心。與芳樟葉一樣含有高量的沈香醇（85%），對刺激細胞組織新生有很大的效果。適用各種皮膚，亦可處理青春痘、皮膚炎。

- 由於香氣揉合了木質調、花香調的甜蜜氣息，適合運用在各種高級的護膚保養品中。

- 近年來花梨木的木質需求用量大，使熱帶雨林（稱為地球的肺）的保育與維護瀕臨危險，於是巴西政府嚴格管控亂砍盜伐，規定每砍一棵樹，即必須種上一棵花梨木樹。但仍呼籲減少對花梨木的使用（不管是木材或精油），以維護生態的平衡。

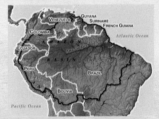

亞馬遜河流域

## 傳統使用

● 亞馬遜人取花梨木屑以水煮過後，其木可作為消毒殺菌用，處理皮膚創傷。

● 冥想打坐者，需先薰花梨木精油，作為靜心前的準備，此香氣甜美能提振情緒，不致使打坐者沉悶入睡。

## 症狀及緩解

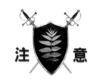

● **情緒失調：** 3滴花梨木外加佛手柑或橘子或橙花共10滴，以水氧機薰香作為提振情緒、安撫神經。

● **皮膚保養：** 適合給夜晚修道或禪坐人士的夜間護膚保養；5滴花梨木 ＋ 10cc的荷荷芭油，每次取5滴於手掌心上，可使用40天。

· 安全油品，但孕婦小心使用。

*練習區 Homework 1* 　請描述你/妳閉眼嗅聞此精油香氣10秒後，察覺的香調心得。

*練習區 Homework 2* 　寫下你/妳使用此精油7天後的身心感受。

*練習區 Homework 3* 　找出令你/妳心生歡喜的香氣處方。

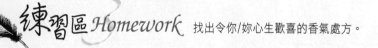

花梨木 ＿＿＿＿ 滴 ＋ ＿＿＿＿＿＿＿ ＋ ＿＿＿＿＿＿＿

用處：

用法：

效果：

酯 Esters

苯基酯 Phenyl esters

單萜醛 Aldehydes

酮 Ketones

倍半萜醇 Sesquiterpenols

倍半萜烯 Sesquiterpenes

內酯+香豆素 Lactones & Coumarins

氧化物 Oxides

單萜烯 Monoterpenes

單萜醇 Monoterpenols

酚+醚 Phenols & Ethers

# 茶樹
## Tea tree

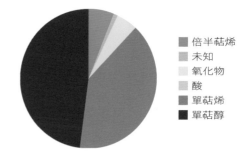

| | |
|---|---|
| ■ | 倍半萜烯 |
| ■ | 未知 |
| ■ | 氧化物 |
| ■ | 酸 |
| ■ | 單萜烯 |
| ■ | 單萜醇 |

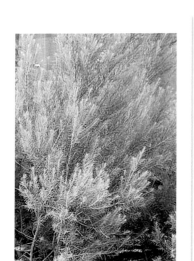

## 主要的3大化學成分 *Major 3 active constituents*

| | |
|---|---|
| **Terpinen-4-ol** | **<46%** |
| **Gamma-terpinene** | **<16%** |
| **Alpha-terpinene** | **<8%** |
| **1, 8 Cineole** | **<4%** |

### Tea Tree, "Captain Cook's Great Discovery"
### 庫克船長的大發現

| | |
|---|---|
| 拉丁學名 | Melaleuca alternifolia |
| 萃取部位 | 葉及嫩枝 |
| 香　　調 | 高音；乾淨、清新有如消毒藥水、樟腦味 |
| 香氣濃度 | 6 |
| 精油顏色 | 透明無色至淡黃色 |
| 速配香氣 | 白千層、丁香、尤加利、百里香、香料、松 |
| 藥學特質 | 抗菌、抗病毒、抗真菌、提升免疫、祛痰、抗感染、修護組織 |
| 脈輪相合 | 眉心輪 |

## 練習區 *Homework*
請描述你/妳閉眼嗅聞此精油香氣10秒後，察覺的香調心得。

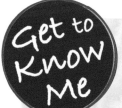

酯
Esters

苯基酯
Phenyl esters

單萜醛
Aldehydes

酮
Ketones

倍半萜醇
Sesquiterpenols

倍半萜烯
Sesquiterpenes

內酯+香豆素
Lactones & Coumarins

氧化物
Oxides

單萜烯
Monoterpenes

單萜醇
Monoterpenols

酚+醚
Phenols & Ethers

● 澳洲原住民及早期的殖民者的茶樹用途：處理傷口、預防感染、改善膿包、驅退水蛭。

● 科學性的研究及臨床的應用，是在第一世界大戰以後，Penfold及Grand在1923年發表茶樹（M. alternifolia）的消毒殺菌效力，遠勝於當時所用的石碳酸（強13倍），而沙威隆的殺菌力是石碳酸的4倍強。第二次世界大戰時，由於對茶樹需求旺盛，從事茶樹精油種植及萃取的澳洲人，可以免除國家義務，專職生產精油；後來因為全世界需求量太大，開始有化工合成的茶樹精油，但是效力還是沒有天然的好。

● 全澳洲有300種不同品種的茶樹，但是只有少數具有醫療價值。根據澳洲標準（AS2782-1985）的規定，天然的茶樹精油必須含有terpinen-4-o1 30%以上，而1,8 cine-ole含量必須低於15%，否則易引起皮膚過敏。茶樹油的品種很多，但符合以上條件的卻不多。在科學及臨床研究中，多以高品質的茶樹精油，作為研究醫療效果的標的物。也許大多數的買賣者，並未瞭解品質好壞的箇中差別。

● 相關研究多著重在改善各種炎症的效能上，如尿道炎、陰道炎、扁桃腺炎、耳炎、竇炎、齒肉炎、蕁麻疹、麻疹、帶狀疱疹、癬、放射治療灼傷、糖尿病的弱質皮膚、青春痘。

● 而一般品質的茶樹也經常用於環境清潔，如抑制空氣中的害菌，或加入清潔用品如沐浴精、洗髮精、洗面乳、肥皂、洗衣精、牙膏及止汗劑。

## 傳統使用

● 茶樹是澳洲原住民的民俗草藥之一，原住民曾以茶樹葉泡茶，請庫克船長（Captain Cook, 1770）飲用。庫克船長將此樹命名為茶樹，並請隨團的Sir Joseph Bank將樣品帶回英國，進一步研究。

● 新南威爾斯區的原住民將茶樹葉搗碎，敷在皮膚的割傷、創傷處，並敷上糊狀泥膏（Mud Clay）以治療或預防感染。

● 臨床研究治療念珠菌、癤病（furuncnlosis）、癬（Tinea pedis）皆有超過9成的痊癒率。

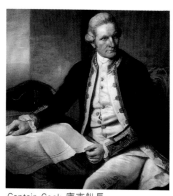

Captain Cook 庫克船長

● 台北的恩主公醫院護理師高碧月，曾將茶樹＋檸檬＋沒藥酊劑及生理食鹽水混合後，作為惡病體質的癌末病人照護口腔潰瘍之用，在4天內，5個人中有4個人明顯改善，而第5人對清潔口腔的配合度較差，效果因此大打折扣。

## 症狀及緩解

● **喉嚨痛、防治感冒**：2滴茶樹 ＋ 100cc純水或生理食鹽水，深度漱口數次。

● **泌尿生殖器的感染**：3滴茶樹 ＋ 250cc純水，清洗泌尿道，再以3滴 ＋ 5cc的植物油，抹於搔癢處，若效能不佳，酌量提高劑量；若3天內沒有明顯的改善，應立即請求醫師幫助，在醫師治療期間，依然可以持續使用茶樹精油。有時必須考慮失效原因，是否使用非為醫療等級的茶樹精油。

**注意**

· 茶樹精油的顏色應為清澈透明。顏色偏黃，應是氧化現象，易引起皮膚及黏膜過敏。
· 大白鼠單次內服致死率1.9～2.6ml/kg，對於指導內服茶樹油，在澳洲是違法的行為。
· 根據澳洲TGA醫療用的茶樹，其2大主要成分：terpinen-4-o1必須大於30%，而1,8-cineole必須小於15%。
· 長期使用可能引起皮膚炎。有些人會對茶樹油過敏。

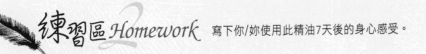

練習區 *Homework* 寫下你/妳使用此精油7天後的身心感受。

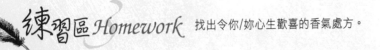

練習區 *Homework* 找出令你/妳心生歡喜的香氣處方。

茶樹 ＿＿＿＿ 滴 ＋ ＿＿＿＿＿＿＿ ＋ ＿＿＿＿＿＿＿

用處：

用法：

效果：

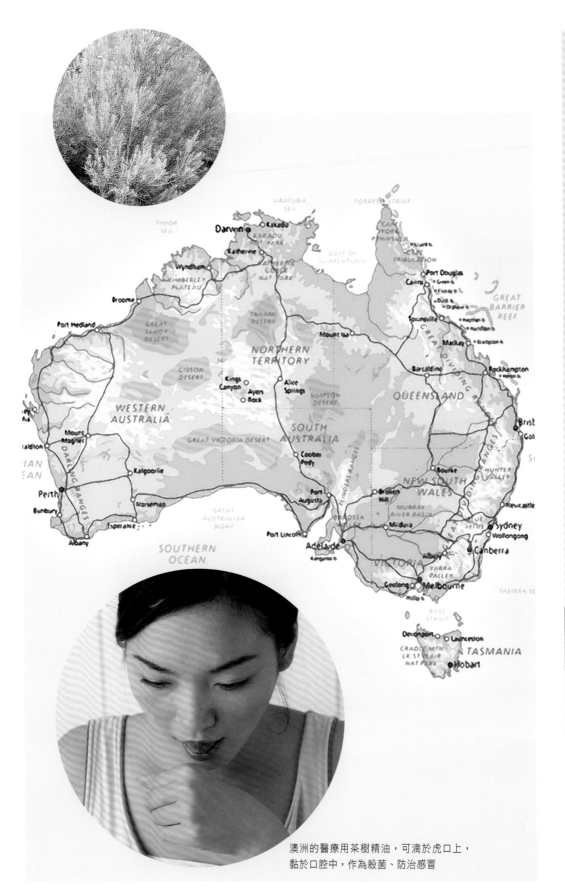

澳洲的醫療用茶樹精油，可滴於虎口上，
黏於口腔中，作為殺菌、防治感冒

酯
Esters

苯基酯
Phenyl esters

單萜醛
Aldehydes

酮
Ketones

倍半萜醇
Sesquiterpenols

倍半萜烯
Sesquiterpenes

內酯+香豆素
Lactones &
Coumarins

氧化物
Oxides

單萜烯
Monoterpenes

單萜醇
Monoterpenols

酚+醚
Phenols & Ethers

# 沈香醇百里香
## Thyme CT2 linalool

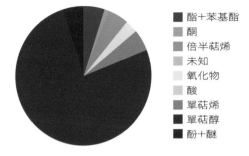

- 酯＋苯基酯
- 酮
- 倍半萜烯
- 未知
- 氧化物
- 酸
- 單萜烯
- 單萜醇
- 酚＋醚

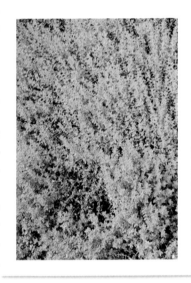

## 主要的3大化學成分 Major 3 active constituents

| | |
|---|---|
| **Linalool** | **<77%** |
| **Linalyl acetate** | **<8%** |
| **Terpinen-4-ol** | **<4%** |

### Thyme, "strong immunostimulant"
### 抗病毒高、免疫佳的武器

| | |
|---|---|
| 拉丁學名 | Thymus vulgaris |
| 萃取部位 | 葉及花 |
| 香　　調 | 高音～中音；乾淨、清新有如消毒藥水 |
| 香氣濃度 | 6 |
| 精油顏色 | 透明無色至淡黃色 |
| 速配香氣 | 白千層、尤加利、百里香、松、茶樹、迷迭香、檸檬 |
| 藥學特質 | 抗菌、抗病毒、抗真菌、提升免疫、祛痰、抗感染、修護組織 |
| 脈輪相合 | 眉心輪及太陽神經叢 |

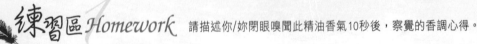

## 練習區 Homework
請描述你/妳閉眼嗅聞此精油香氣10秒後，察覺的香調心得。

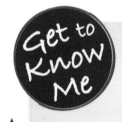

Get to Know Me

- 沈香醇百里香又稱為甜百里香（Thymus vulgaris CT linalool），生長在法國普羅旺斯的高海拔山區，含酚量較少，因此對於皮膚、黏膜較不刺激。生長在低海拔的另2個品種（CT thymol及CT carvacrol）又稱為紅百里香，對於皮膚、黏膜較刺激，適合內服、薰香或抹於腳掌及手掌。

- 沈香醇百里香是芳療師愛用的品種，因為對皮膚較溫合。

## 傳統使用

- 沈香醇百里香的抗菌力、抗炎性高，親膚性優，經常用於按摩油處方中，可改善青春痘及各種問題皮膚。

- 甜百里香最著名的特質是廣泛的抗菌、抗真菌、抗病毒、抗寄生蟲。適用在呼吸、腸胃、生殖泌尿、皮膚及口腔的組織器官中，防治流行性感冒的必備保健精油。

## 症狀及緩解

- **喉嚨痛或尿道感染：**以2滴的甜百里香在一杯純水中（最好精油先稀釋在內服調和劑—Disper，以避免黏膜敏感），可漱口或灌洗，一日3～5回。

- **耳炎：** 2ml甜百里香 + 2ml穗狀薰衣草於10ml椰子油中，塗抹於耳區及淋巴涎腺區。一日2～4回，連續4～7日。

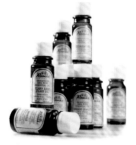

各種可抗菌精油

- **癬（Ringworm）或香港腳（Athlets's）：** 8滴穗狀薰衣草 + 24滴茶樹 + 8滴甜百里香共40滴。每次1滴於患部，一日3次，連續10天，應足以改善。再取10滴於15cc的椰子油中，抹於患部，連續一週，可修護組織，預防再度發生。

- 甜百里香的好處也經常被用在化妝保養品上，幫助皮膚調理青春痘、感染、牛皮癬、疥瘡、叮咬、瘀傷等，並可添加在洗髮精中用以改善落髮、頭皮屑的問題。

- 孕婦避免使用。
- 高血壓避免使用。
- 精油浴可能引起皮膚敏感。

---

練習區 *Homework* 　寫下你/妳使用此精油7天後的身心感受。

練習區 *Homework* 　找出令你/妳心生歡喜的香氣處方。

百里香 ＿＿＿＿ 滴 ＋ ＿＿＿＿＿＿ ＋ ＿＿＿＿＿＿

用處：

用法：

效果：

酯 Esters

苯基酯 Phenyl esters

單萜醛 Aldehydes

酮 Ketones

倍半萜醇 Sesquiterpenols

倍半萜烯 Sesquiterpenes

內酯+香豆素 Lactones & Coumarins

氧化物 Oxides

單萜烯 Monoterpenes

單萜醇 Monoterpenols

酚+醚 Phenols & Ethers

# 酚精油
## Phenols

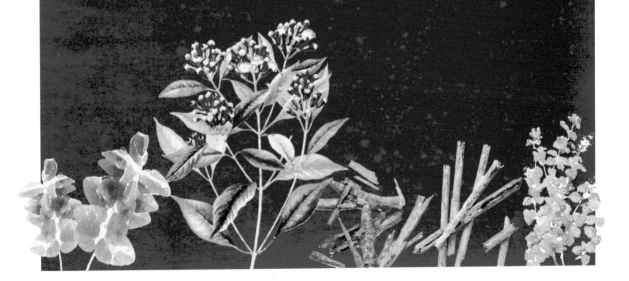

# 常見的酚及含較高量酚的精油

## Thymol (C$_{10}$H$_{12}$OH)

百里香 Thyme 40% ▇▇▇▇

## Carvacrol (C$_{10}$H$_{12}$OH)

野馬鬱蘭 Oregano 60% ▇▇▇▇▇▇

## Eugenol (C$_9$H$_8$OCH$_3$OH)

丁香花 Clove Bud 70% ▇▇▇▇▇▇▇

## Chavicol (C$_9$H$_9$OH)

西印月桂 Wes Indian Bay 20% ▇▇

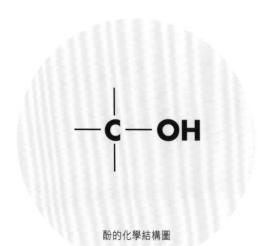

酚的化學結構圖

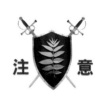
注 意

· 易刺激黏膜，造成皮膚敏感，避免高劑量使用。內服易引起肝毒。

# 肉桂皮
## Cinnamon Bark

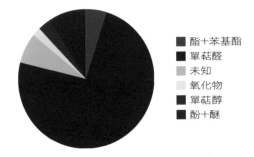

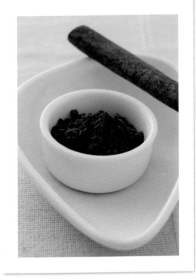

主要的3大化學成分 Major 3 active constituents

| | |
|---|---|
| *Cinnamaldehyde* | **<74%** |
| *Eugenol* | **<9%** |
| *Cinnamyl acetate* | **<6%** |

### cinnamon bark, "powerful anti-infectious agent"
### 高抗感染力

| | |
|---|---|
| 拉丁學名 | Cinnomomum zeylanicum；C.cassia |
| 萃取部位 | 樹皮 |
| 香　　調 | 中板～慢板或基調；甜、溫暖、刺激的辛香味 |
| 香氣濃度 | 7 |
| 精油顏色 | 樹皮油為淡黃色；樹葉油為黃棕色 |
| 速配香氣 | 辛香料類，百里香、黑胡椒、薑、迷迭香、檸檬、丁香、尤加利、甜橙、葡萄柚 |
| 藥學特質 | 抗感染、抗菌、抗病毒、抗真菌、滋補、通經、催情、刺激交感神經 |
| 脈輪相合 | 生殖輪、海底輪、喉輪 |

練習區 *Homework* 請描述你/妳閉眼嗅聞此精油香氣10秒後，察覺的香調心得。

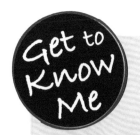

樹脂及沒藥精油

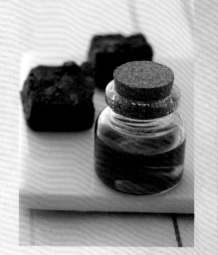

酯
Esters

苯基酯
Phenyl esters

單萜醛
Aldehydes

酮
Ketones

倍半萜醇
Sesquiterpenols

倍半萜烯
Sesquiterpenes

內酯+香豆素
Lactones &
Coumarins

氧化物
Oxides

單萜烯
Monoterpenes

單萜醇
Monoterpenols

酚+醚
Phenols & Ethers

● 中國肉桂原產在南印度、中南半島、馬達加斯加島及斯里蘭卡，是世界上最古老的辛香料之一。其樹皮外層是深灰色，內層為紅褐色，與質地較細、色澤較淡的肉桂明顯不同。中國肉桂（Cinnamon cassia）與肉桂皮（Cinnamon zeylanicum）功能類似，一直以來被用於東方料理及醫學。含有高量的芳香肉桂醛，適用內服殺菌、抗感染。

● 猶太人、印度人及埃及人常將肉桂與沒藥、穗甘松一起焚香，藉以驅邪辟穢及祝禱神明。

● 中國肉桂與肉桂皮以水蒸餾法萃取，經常混合，以肉桂油名義出售。這情形如同台灣的檜木精油，經常混合了紅柏與黃柏一齊萃取。肉桂皮製作的精油易使皮膚敏感，最好以薰香法運用之；肉桂葉精油引起的過敏程度較溫和些，可稀釋成低劑量，抹於手掌或腳掌，但使用前最好先作過敏測試。

● 肉桂（皮）精油聞起來較像辛香料，肉桂葉則較像丁香味。如果你手中的肉桂精油不知是由皮或葉萃取，則最好不要買。因為二者的差異，可以自化學組成看出很大的差別。肉桂（皮）精油含有高量的肉桂醛＜74%，只有約9%以下的丁香酚；而肉桂葉精油含有高量的丁香酚＜87%，只有2%以下的肉桂醛。肉桂（皮）精油較貴。

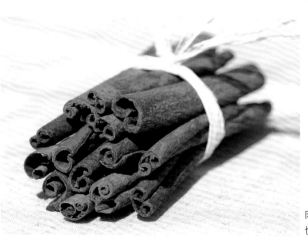

肉桂經常用於牙科醫學，有極佳的抗菌效能，也添加於保健的牙膏中

289

● 溫暖、刺激、活絡、抗菌、抗感染、祛風寒，提昇免疫系統，活化免疫細胞的功能。肉桂（皮）精油適用於冬季，促進血液循環以維護健康，避免傳染疾病如流行性感冒或傷風感冒。

● 舒緩肌肉痛及關節疼痛。久站腳酸或女性穿高跟鞋後，所產生的小腿酸痛、腳底酸麻；可取0.5%的肉桂精油與其他精油如丁香、辣薄荷、冬綠樹或檸檬草，調成軟膏，抹於其上。有點類似萬金油的功能與效能。除了紓解酸痛，平時使用，更可強化體質，促進康復期的保健。但必須注意皮膚的過敏問題，劑量以3%～5%以下為佳。使用3週後，應休息一週，更換處方。

● 肉桂的廣效抗菌力及抗痙攣效果，適用於處理消化不良、脹氣、腹瀉、噁心、腸胃痙攣。與羅勒、辣薄荷、薑或橘子合用，調製成消化順暢的軟膏。5%的軟膏劑量，可於飯後抹在肚臍周圍。

● 精神、意志虛弱，活力不足時，與紅百里香合用，稀釋後抹於手掌、腳掌及薰香，可重燃生命活力與熱情。

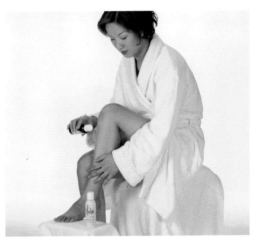

## 症狀及緩解

● **殺菌、除臭、抗感染：**肉桂、丁香、甜柳橙精油，共8滴於水氧機散香，可預防流行性感冒的傳染或二次感冒。

● **脹氣／腹瀉：**肉桂2滴 ＋ 橘子6滴 ＋ 辣薄荷2滴與10ml植物油調和，抹於肚臍下部。

肉桂可紓緩腳部酸痛

· 肉桂皮與肉桂葉同種，但化學及效能不同，不應混淆。
· 以吸入法或薰香法運用為佳，避免入浴。
· 易使皮膚敏感。
· 易通經、引產。
· 高劑量易引起抽搐。

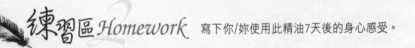
練習區 Homework  寫下你/妳使用此精油7天後的身心感受。

練習區 *Homework* 找出令你/妳心生歡喜的香氣處方。

肉桂 ＿＿＿＿ 滴 ＋ ＿＿＿＿＿＿ ＋ ＿＿＿＿＿＿

用處：

用法：

效果：

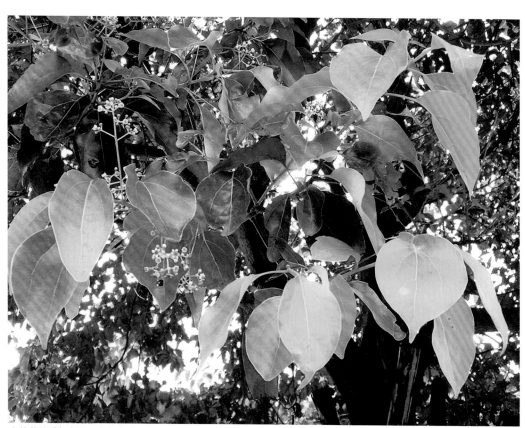

肉桂葉的香氣主張：走入人群，拋開孤獨

酯 Esters

苯基酯 Phenyl esters

單萜醛 Aldehydes

酮 Ketones

倍半萜醇 Sesquiterpenols

倍半萜烯 Sesquiterpenes

內酯+香豆素 Lactones & Coumarins

氧化物 Oxides

單萜烯 Monoterpenes

單萜醇 Monoterpenols

酚+醚 Phenols & Ethers

# 丁香花
## Clove Bud

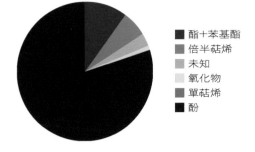

**主要的3大化學成分** *Major 3 active constituents*

| | |
|---|---|
| *Eugenol* | *<77%* |
| *beta-caryophyllene* | *<10%* |
| *Eugenyl acetate* | *<8%* |

圖例：
- 酯＋苯基酯
- 倍半萜烯
- 未知
- 氧化物
- 單萜烯
- 酚

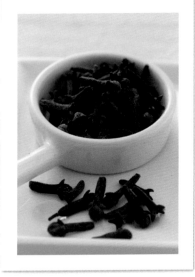

### Clove bud, "strong aniseptic quality"
### 強效的消毒殺菌劑

| | |
|---|---|
| 拉丁學名 | Eugenia caryophyllus |
| 萃取部位 | 乾的花蕾 |
| 香　　調 | 中板～慢板；強烈，穿透性的辛香味 |
| 香氣濃度 | 8 |
| 精油顏色 | 丁香花是淡黃色；丁香葉是棕黃色 |
| 速配香氣 | 辛香料類精油，如肉桂、百里香、肉豆蔻、羅勒、月桂、薑、迷迭香。不與花香調調合 |
| 藥學特質 | 抗感染、抗菌、抗病毒、抗真菌、抗寄生蟲 |
| 脈輪相合 | 太陽神經叢 |

**練習區** *Homework* 請描述你/妳閉眼嗅聞此精油香氣10秒後，察覺的香調心得。

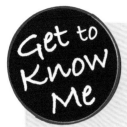

原生長於印尼，使用歷史超過2000年之久，自古希臘起，就是貿易交換中最重要的食材之一。古希臘學者就曾提及丁香之辛料及藥學用途。歐洲人也曾為丁香及肉豆蔻的商業價值，展開香料的爭奪戰。

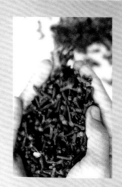

丁香的用途是取其濃厚的香味及消毒殺菌的效果，其天然的丁香酚及丁香酯為主要的活性成分。18世紀，為法國醫生的常用藥品。至今仍有牙醫以丁香酚作為病人牙齒護理的止痛、消炎、殺菌之用。

丁香樹的花苞、莖及葉部皆可萃取出精油。但是芳療常用的丁香精油，是以丁香花苞萃取為主，含丁香酊量較少，少於77%，受其他化學如丁香酯及Beta-丁香油烴所平衡，較不會引起皮膚的刺激與敏感，但還是應小心使用。以1%劑量較為安全（丁香花精油的抗菌效果是酚的4倍）。

天然丁香酚主要的萃取來源是丁香葉。芳療較常用丁香花所萃取的精油，因為花的化學組成較葉豐富、完整，品質較佳，較溫和。

丁香花含有3%的精油量。每100Kg可提煉3Kg的精油。

## 傳統使用

牙醫師常用丁香酚處理牙痛所引起的頭及臉部的神經痛、牙齒感染，塗抹於牙齦處，可減輕牙痛，是很好的消毒殺菌劑、止痛劑。丁香（花苞）精油效能較丁香酚更強，但不適用於長牙的幼兒，易引起灼傷。幼兒應改用穗狀薰衣草、迷迭香CT2抹於臉頰處，處理長牙痛。

丁香精油的生理特質，使其效用多在處理身體的疾病與症狀，對於喜愛吃紅肉、乳酪而引起的胃腸道腐敗、發酵等現象的朋友，可運用丁香與羅文莎葉、月桂及肉桂（皮），來刺激、清潔淨化胃腸道機能，是很好的保養。

丁香花的穿透香氣，對於心智上的暈眩或提振精神有很大的幫助。可在腦力疲憊時，以丁香混合辣薄荷作嗅吸。

珍‧瓦涅（Dr. Jean Valnet）在第一世界大戰服役於南洋，曾提到一段殖民歷史─當荷蘭人殖民印尼的德那島（Ternate）時，砍光島上的丁香樹，結果就發生數次的傳染病，這是以前從未發生過的。

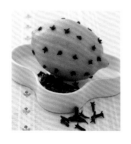

丁香屬於桃金孃科植物，與茶樹、尤加利同一科，同樣具有抗感染，提升免疫力及驅退蟲、蛾（傳染媒）之效；在歐洲的黑死病大流行時，丁香是抗傳染的重要香料植物。可將丁香花刺入甜橙或檸檬作成芳香防疫劑。

亞熱帶的台灣，傳染源多，菌種易突變，抗菌劑及抗生素應付不暇，甚至菌種都具有抗藥性。在醫院、安養院及疾病、傳染病高危險的區域，應多使用丁香混合肉桂及甜橙的精油，可發揮預防傳染及除臭、振奮人心的效果。

酯 Esters
苯基酯 Phenyl esters
單萜醛 Aldehydes
酮 Ketones
倍半萜醇 Sesquiterpenols
倍半萜烯 Sesquiterpenes
內酯+香豆素 Lactones & Coumarins
氧化物 Oxides
單萜烯 Monoterpenes
單萜醇 Monoterpenols
酚+醚 Phenols & Ethers

## 症狀及緩解

● **風溼關節炎**：發作原因不明，可能與情緒或身體失衡有關，屬於自體免疫性疾病，沒有標準的治癒模式，形成的原因也不明朗。發炎時，必須在短期內獲得控制，較不會造成身體組織太大的危害，皮下的發炎纖維有突起現象。若為慢性發炎，長期將影響包覆骨骼的肌肉，促使肌肉僵硬，軟骨受損。

運用精油的抗炎、止痛、平衡的特質，可幫助身體長期與風溼症關節炎和平共處，預防損害加劇。丁香7滴 + 黑胡椒7滴 + 辣薄荷7滴，每次取6滴於滿手的瀉利鹽混合後，倒入浴盆中，浸泡10分鐘，放鬆身心、活絡筋骨、提升免疫。浴後再取6滴於10ml的植物油中，調勻後，抹於四肢末稍、腹部。

● **韌帶扭傷**：當纖維及結締組織扭傷，雖未傷及骨頭時，仍會造成部分腫脹、疼痛。扭傷的前3日應冷敷，可搭配綠泥隔著紗布貼敷患處20分鐘，或塗敷蘆薈膠，具止痛、消炎、退腫之功效。3日後再以熱敷及按摩，幫助循環、退腫。丁香2滴 + 肉豆蔻2滴 + 薑4滴於10ml山金車療癒油，於晚間睡前使用。白天可改用活力四射隨身油，內含25%精油：德國甘菊、辣薄荷、迷迭香、尤加利、薰衣草，作為止痛、消炎用，每日使用3～4次。

● **空氣中的腐臭味**：病房內有腐臭味時，以丁香、肉桂、甜橙共8滴，可散香、除臭、消毒、去菌、抗傳染、舒緩醫護人員長期對臭味的無力、不悅感。勿用化學香料除臭！因為人工芳香劑（例如廁所用的香料）採用各種化學物，可能含有人工化學酚、甲酚、乙醇、二甲苯，無法真正改善空氣品質，只是以強烈香味掩蓋住空間的異味，並使神經麻木，使嗅覺與情感反應變得遲鈍，對於體質敏感或有呼吸問題者，會出現不舒服的感受，如頭暈、噁心、呼吸加快、心悸更為嚴重。

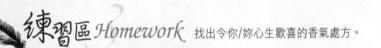

**注　意**

· 孕期避免使用，產後可預防感染、強化身心機能。

· 皮膚及黏膜，易被灼傷或引起敏感。

· 避免按摩及入浴，可局部塗抹。入浴需先與調和劑稀釋。

· 高量、長期內服有肝毒性。

· 低量1%外用。應作皮膚敏感測試。

· 薰香較安全。

*練習區 Homework* 寫下你/妳使用此精油7天後的身心感受。

*練習區 Homework* 找出令你/妳心生歡喜的香氣處方。

丁香花　　　滴 **+** _____ **+** _____

用處：

用法：

效果：

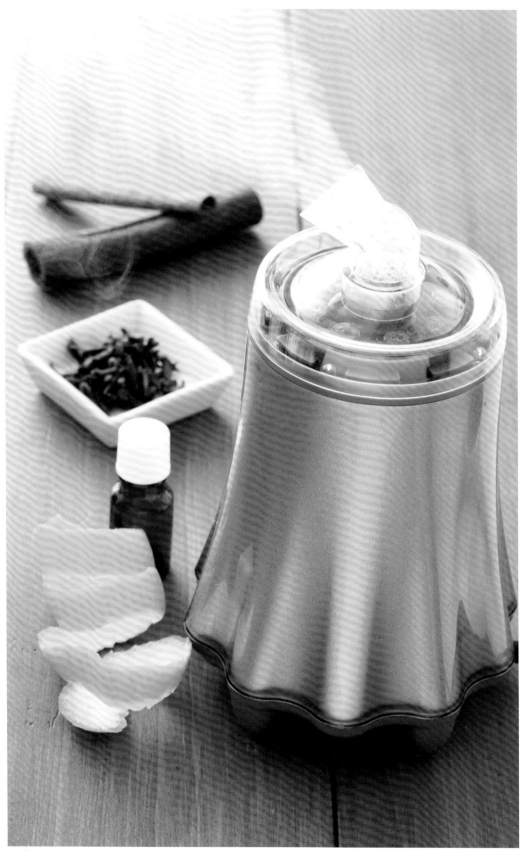

酯
Esters

苯基酯
Phenyl Esters

醛
Aldehydes

酮
Ketones

倍半萜醇
Sesquiterpenols

倍半萜烯
Sesquiterpenes

內酯+香豆素
Lactones &
Coumarins

氧化物
Oxides

單萜烯
Monoterpenes

單萜醇
Monoterpenols

酚+醚
Phenols & Ethers

冬季香品：肉桂、丁香、甜橙。相混後，以水氧機散香。氣氛溫暖且有絕佳的抗菌、抗傳染功能。

# 野馬鬱蘭
## Oregano

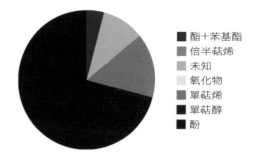

**圖例：**
- ■ 酯+苯基酯
- ■ 倍半萜烯
- ■ 未知
- ■ 氧化物
- ■ 單萜烯
- ■ 單萜醇
- ■ 酚

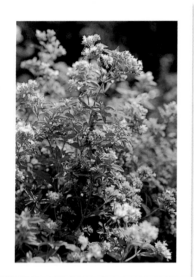

**主要的3大化學成分** Major 3 active constituents

| | |
|---|---|
| *thymol* | <4% |
| *carvacrol* | <66% |
| *gamma-terpinene* | <11% |

---

**Oregano, "Very fiery, Culinary & Medicinal Herb"**
烹飪及藥用的刺激性香草

| | |
|---|---|
| 拉丁學名 | Driganum compacturn |
| 萃取部位 | 開花的部分 |
| 香　　調 | 中板；與紅百里香的辛味類似，有如新鮮的開胃菜；與甜馬鬱蘭的香味相像，但少了甜味 |
| 香氣濃度 | 6 |
| 精油顏色 | 水色 |
| 速配香氣 | 紅百里香及其他酚精油如丁香、肉桂、神聖羅勒 |
| 藥學特質 | 抗菌、抗感染、止痛、抗寄生蟲、抗痙攣、通經、滋補、提振免疫 |
| 脈輪相合 | 心輪、太陽神經叢、生殖輪 |

---

*練習區Homework* 請描述你/妳閉眼嗅聞此精油香氣10秒後，察覺的香調心得。

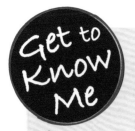

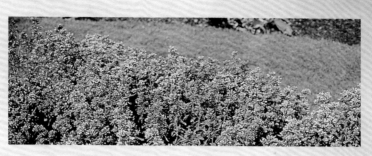

酯
Esters

苯基酯
Phenyl esters

單萜醛
Aldehydes

酮
Ketones

倍半萜醇
Sesquiterpenols

倍半萜烯
Sesquiterpenes

內酯+香豆素
Lactones &
Coumarins

氧化物
Oxides

單萜烯
Monoterpenes

單萜醇
Monoterpenols

酚+醚
Phenols & Ethers

● 原生長於地中海區域的植物，含有豐富的香荊芥酚及百里酚，自古便以烹飪及醫療的用途為主，具有廣效的抗菌力，抗感染性佳。

● 野馬鬱蘭植株約高90公分，葉深綠色，具濃郁的辛辣味；夏末開淡紫色花朵，主要產區在法國、西班牙、前南斯拉夫及土耳其。

● 野馬鬱蘭俗稱「牛至」，是唇形科牛至屬，是甜馬鬱蘭的近親，但後者的化學組成以單萜醇為主，功效不甚相同。

● 馬鬱蘭具強力殺菌、抗病毒、消腫、舒緩風濕、落枕、抗感染、止痛，如肌肉痙攣、經痛、神經性頭痛等功效。

## 傳統使用

野馬鬱蘭刺激
腦下垂體，活
化生命體

● 野馬鬱蘭與其他酚類精油一樣，具有絕佳的抗菌、消毒、抗炎效果。療效廣，例如處理疥瘡、潰瘍、牛皮癬、氣喘、咳嗽、肺炎、喉嚨痛、鼻竇炎、肌肉痛、感冒、流感、發燒、腺體腫脹、牙痛、消化不良、腹瀉、月經不規律、神經刺激、偏頭痛，都有顯著效用。

● 由於禁忌多且易傷害皮膚及黏膜，不適用塗抹，也不適合用作芳香療法的薰香用，較適合內服（但必須透過合格的芳療師指導，因此較不普及）。

● 陽性、刺激性高的野馬鬱蘭，可刺激腦下垂體（全身內分泌的總指揮），也刺激循環系統，對於疲倦、康復期的衰弱、慢性疲倦、腦力衰退、低血壓、性慾低弱的個案幫助最大。

● 野馬鬱蘭是很好的補氣良品，較紅百里香更強。在古希臘，野馬鬱蘭曾經是很重要的芳香藥草，對於呼吸道及生殖系統具有刺激、溫暖兼具放鬆的作用。

● 對於氣滯造成的經血不順，效能顯著，藥草師得以使用野馬鬱蘭幫助病人改善氣血不暢的疾病，不需使用極貴的沈香來防治疾病。

## 症狀及緩解

● **橘皮組織：** 女性較男性易有橘皮組織的現象，且不限於肥胖人士。好發於大腿、臀部甚至手臂，其皮膚看來有點像橘子外皮，凹凹凸凸不平滑。通常便祕、淋巴循環失衡、血循差或肝腎功能弱的人，也就是排毒器官較差，易有橘皮組織的困擾。

● 精油處方可以幫助身體代謝脂肪、廢水、毒素的堆積，配合飲食調整及運動處方，效果更能提升。
杜松子2滴 ＋ 絲柏2滴 ＋ 廣藿香2滴 ＋ 野馬鬱蘭2滴，泡15分鐘半身浴，讓精油可充分進入皮下組織，進行瓦解橘皮組織的動作。同樣劑量的精油，調入10ml的椰子油中，輔以淋巴引流手套，刷橘皮組織，效果優於徒手按摩。

橘皮組織

● **疲倦：** 精油可以幫助人消除疲勞，重新獲得能量。有提升能量、調順生理機能或協助患者獲得足夠的睡眠及休息之效，可以選擇含有興奮劑類的精油，如野馬鬱蘭、紅百里香、迷迭香、丁香、肉豆蔻。想重燃身心內在力量，可以選擇平衡類的精油，如絲柏、天竺葵、香柏木、薰衣草。有時我們也需要安撫類的精油，如羅馬洋甘菊、香水樹、橘子、橙花、甜馬鬱蘭。

● 以上三類的精油，應運用在適合的人及情況下。當睡眠不足，則選安撫或平衡類。當心力不及，但睡眠充足時，則應選興奮類精油。若長期疲倦，則應找專家如營養師、醫師或心理師，共同探討原因。

● 憂鬱症、念珠菌感染、病毒感染、飲食失衡、放射治療及其他重症的生理病症者，都會呈現疲倦（Fatigue）症狀，可配帶精油項鍊、嗅吸野馬鬱蘭 ＋ 羅馬甘菊，連續一週，看看情緒、態度是否改變。

**注意**
· 低量使用，2%以下局部使用，較為安全，避免刺激敏感肌膚。
· 孕婦避免使用。
· 甲狀腺機能亢進者，避免使用。
· 精油浴，應低量或調入調合劑，避免灼傷皮膚。
· 7歲以下幼童避免使用。

練習區 *Homework* 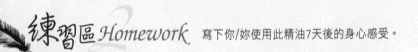 寫下你/妳使用此精油7天後的身心感受。

酯
Esters

苯基酯
Phenyl esters

單萜醛
Aldehydes

酮
Ketones

倍半萜醇
Sesquiterpenols

倍半萜烯
Sesquiterpenes

內酯+香豆素
Lactones &
Coumarins

氧化物
Oxides

單萜烯
Monoterpenes

單萜醇
Monoterpenols

酚+醚
Phenols & Ethers

## 練習區 *Homework*　找出令你/妳心生歡喜的香氣處方。

野馬鬱蘭　　滴 ✚ ＿＿＿＿＿ ✚ ＿＿＿＿＿

用處：

用法：

效果：

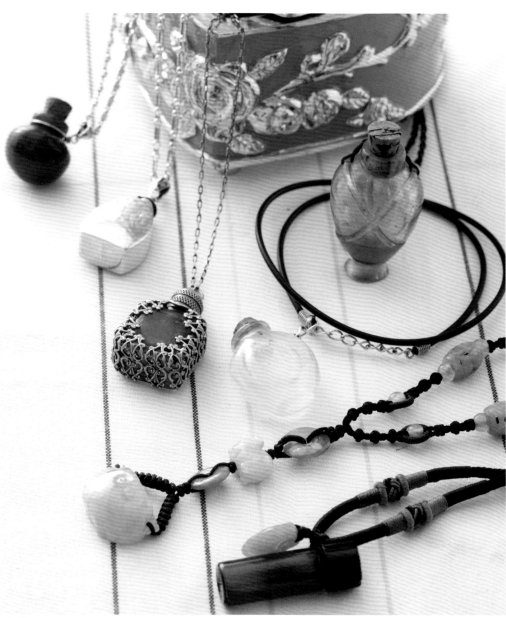

各式材質的溢香瓶，以天然水晶搭配精油，最適合

# 醚精油
# Phenyl methyl ethers

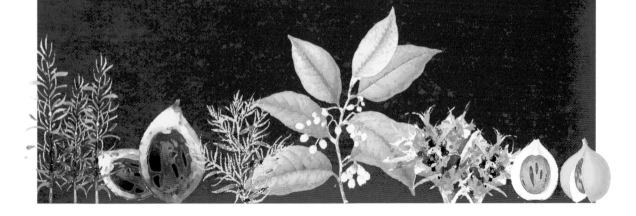

# 常見的醚及含較高量醚的精油

## Methyl Chavicol ($C_9H_9OCH_3$)

| | |
|---|---|
| 羅勒 Basil | 85% |
| 龍艾 Tarragon | 60% |
| 茴香 Fennel | 55% |

## Eugenol ($C_9H_9OHOCH_3$)

| | |
|---|---|
| 丁香 Clove bud | 75% |
| 大馬士革玫瑰 Rose damascena | 1% |

## Trans-anethole ($C_9H_9OCH_3$)

| | |
|---|---|
| 洋茴香 Aniseed | 93% |
| 茴香 Fennel | 70% |
| 八角茴香 Star anise | 70% |

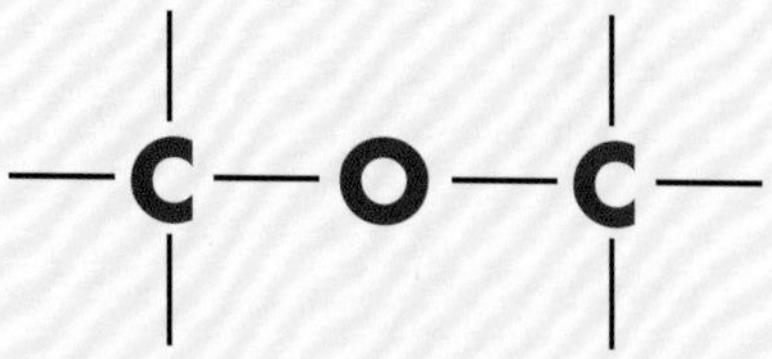
醚的化學結構圖

## 藥學特質

抗痙攣、抗感染、麻醉、鎮定、抗發炎、抗微生物、激勵免疫系統、止痛、有迷醉效果等。

## 生理癒性

鎮靜平滑肌，特別是腸道及生殖泌尿道的肌肉。麻醉神經衝動。低劑量即有抗菌、抗感染的功能。

## 心理癒性

提升洞見。

## 注意

· 使人反應遲鈍呆滯。造成肝毒。

# 神聖羅勒

## Exotic Basil

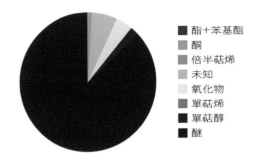

**圖例：**
- 酯+苯基酯
- 酮
- 倍半萜烯
- 未知
- 氧化物
- 單萜烯
- 單萜醇
- 醚

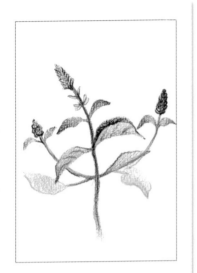

## 主要的3大化學成分 *Major 3 active constituents*

| | |
|---|---|
| *Ocimum basilicum Var Methyl chavicol* | **85%** |
| *1,8- cineole* | **4%** |
| *Para-cymene* | **3%** |

### Exotic Basil, "Cooking & Medicinal Herb"
### 廚房的香藥草

| | |
|---|---|
| 拉丁學名 | Ocimum basilicum Var Methyl charicol |
| 萃取部位 | 葉及花 |
| 香　　調 | 高音，沙士糖香味 |
| 香氣濃度 | 7 |
| 精油顏色 | 水色 |
| 速配香氣 | 香蜂草、橘子及香料類精油 |
| 藥學特質 | 止痛、抗痙攣、通經、消毒殺菌、利消化 |
| 脈輪相合 | 喉輪、太陽神經叢 |

練習區 *Homework*　請描述你/妳閉眼嗅聞此精油香氣10秒後，察覺的香調心得。

Get to Know Me

● 羅勒是皇家藥草之一，最好的藥用羅勒產自Comoros Islands，靠近馬達加斯加島的印度群島。別名「神聖羅勒」，富含醚類（約85～88％的Methylchavico），香氣有如洋茴香，與另一種甜羅勒的香氣、化學、功能完全不同，不可混淆。

● 原產地為熱帶亞洲地區。希臘文Okimon代表「快速生長」；Basilicum源於希臘文的"Basilicos"意指「皇家」；拉丁文的"Basilicus"則意指「魔鬼或邪惡的人」。

● 在印度教被認為是「神聖」的香草。又因其長出的花瓣層層排疊，因此在台灣被稱為「九層塔」。

● 埃及人將羅勒及沒藥調和後，焚香敬神；波斯是用在宗教及喪禮上；希臘人則認為是「悲傷」的花語；另外，希臘人也將羅勒油放瓦罐中，置於大門作為祛魔避邪之用；在羅馬的傳統被視為「愛」的象徵。

● 在中國，羅勒用於胃及腎的不適，藥草學家建議用在痙攣、嘔吐及消化性便秘問題，也用於搔癢的皮膚、青春痘或寄生蟲，若與黑胡椒合用，可舒緩虐疾的熱病。

● 芳療常用的羅勒分為二種，一是O. basilicum Linnaeus，被稱為歐洲羅勒、法國羅勒或甜羅勒；另一種是富含醚類（約85～88％的Methylchavicol），香氣有如洋茴香的皇家羅勒，又稱為神聖羅勒，主要產區在留尼旺及科摩斯。

● 此二種羅勒的香氣、化學完全不同，不可混淆，最大的差別是前者具有較高量的linalool，而後者的estragole（<80％）較多（龍艾tarragon也有70～85％的estagole）。

● 科學家作了許多有關Estragole致癌可能性的動物實驗，以羅勒的成分之一雌激素腦（Estragole）高劑量的餵食及塗抹實驗鼠，結果引發致癌物質的代謝物在體內累積或造成組織的傷害。然而人的組織及代謝的路徑與鼠輩畢竟不同，且芳療的用法是以低劑量外用為主，因此有必要進一步研究—以正常劑量嗅吸或塗抹羅勒，是否會造成致癌物質的生成？而低劑量使用，羅勒的代謝就如$CO_2$排出一樣容易（Anthony et al. 1987）。

● 同一份研究資料顯示，口服的LD50是介於0.56～3.5mg/kg；而外用的LD50是5ml/Kg。而Kligman發現在4%的劑量，抹於手臂內側48小時，並無過敏反應。

● 1965年FEMA（Flavoring Extract Manufacturing's Association）認為羅勒是安全性的油品（GRAS），在美國FDA也認為羅勒是以食用為目的。

● 羅勒雜交多，因此品種的情況多而複雜，有超過50種以上的Ocimum。因此化學成分、比例也相當不一，故選用羅勒時，必須特別參考其化學組成及產地。

● 根據臨床及動物實驗，羅勒有許多正面及負面的評價，兼具善惡一體的特質，相當矛盾。但也是羅勒的雌激素腦成分，促使羅勒有優良的療癒價值。因此，羅勒有如水一樣，能載舟也能覆舟；故使用羅勒精油前，必須熟悉羅勒特質，以趨利避害。

酯 Esters
苯基酯 Phenyl esters
單萜醛 Aldehydes
酮 Ketones
倍半萜醇 Sesquiterpenols
倍半萜烯 Sesquiterpenes
內酯+香豆素 Lactones & Coumarins
氧化物 Oxides
單萜烯 Monoterpenes
單萜醇 Monoterpenols
酚+醚 Phenols & Ethers

● 羅勒精油，抗痙攣效果之冠，主要用於呼吸系統的咳嗽，及各種平滑肌、骨骼肌的緊繃痙攣，能平衡強化神經系統並滋補腎上腺素及生殖系統，活化衰弱、阻滯的靜脈，有利循環機能。

● 疲勞、久病初癒的身心衰弱、靜脈循環差、中風、昏迷、四肢麻痺、焦慮、憂鬱、都可選用羅勒滋補及強化腎上腺的機能。

● 陽性又放鬆的羅勒可改善性冷感、陽萎、不孕或經期的痙攣，有助於遲經及經少的現象。清新滋補的羅勒並能活化阻塞的皮膚，幫助處理青春痘。

## 芳療大師如是說：

● Gatefosse（1937）提及羅勒具有良好的通經、利尿、利消化、呼吸及利神經的功效。

● Wren（1988）對羅勒殺蟯蟲的藥性是肯定的，於印度作青春痘抗菌的臨床研究，也肯定羅勒具紓解化療引起的反胃、嘔心。

● Price（1993）認為羅勒是全方位的藥油，可改善心血管循環性的疾病，包括多發性硬化症、低血壓、心搏過速、心悸、靜脈曲張及各種痙攣現象。

● Sellar（1993）評論羅勒的效用時，特別強調可舒緩鼻腔息肉及耳痛，並可降低壓力所引起的過敏現象，因為羅勒作用在腎上腺。

● Ody（1993）建議以5～10滴羅勒精油，改善壓力對神經、情緒的耗損，如心腎疲弱、害怕。以2.5%的劑量抹於前胸，改善支氣管炎及氣喘。

● Lawless（1994）進一步建議將羅勒用於蚊蟲咬、循環問題，如肌肉痛、痛風、風溼性關節炎、脹氣、暈眩、抽筋、經量少及感染性的疾病。

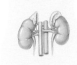

腎上腺

## 症狀及緩解

● **抗痙攣：**羅勒含有高量的醚，具有明顯的抗痙攣能力，能處理難癒的咳嗽、慢性支氣管炎、氣喘。以3滴羅勒精油薰香或5滴羅勒在15ml植物油中混合，按摩於前胸、後背及腳底的肺反射區。對於各種平滑肌或骨骼肌的緊繃、痙攣，可搭配熱敷羅勒於患處（5滴精油於2公升的水，並以吸水棉布吸取浮在水面上的精油，擰乾後，敷布在患處）。熱敷用於改善腸脹氣及壓力性便秘問題，最好再搭配按摩腸區及腰椎區。

● **長期偏頭痛：**羅勒5滴 ＋ 辣薄荷5滴 ＋ 馬鬱蘭5滴 ＋ 羅馬洋甘菊5滴共5%調於蘆薈膠，抹於前額後頸，發生偏頭痛時，一日使用2～3次，最好搭配冷敷及精油浴。

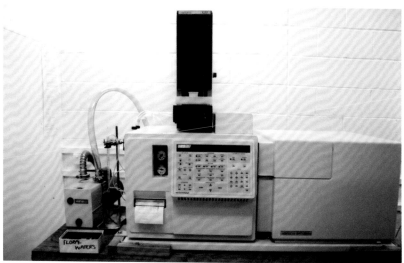

GC-MS設備判定精油品質

注意

· 可能引起皮膚敏感，需低劑量使用。

· 孕婦小心使用。

· 高量使用，可能引起頭腦遲鈍。

· 羅勒是從頭到腳的全方位補藥，皇家必備藥草之一，但是羅勒精油經常被留尼望產的羅勒及沉香醇單體所混雜，因此必須透過 GC-MS才能分辨真偽。

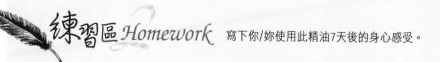

練習區 Homework　寫下你/妳使用此精油7天後的身心感受。

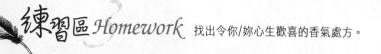

練習區 Homework　找出令你/妳心生歡喜的香氣處方。

神聖羅勒　　滴 ✚ ＿＿＿＿＿＿ ✚ ＿＿＿＿＿＿＿

用處：

用法：

效果：

酯
Esters

苯基酯
Phenyl esters

單萜醛
Aldehydes

酮
Ketones

倍半萜醇
Sesquiterpenols

倍半萜烯
Sesquiterpenes

內酯+香豆素
Lactones &
Coumarins

氧化物
Oxides

單萜烯
Monoterpenes

單萜醇
Monoterpenols

酚+醚
Phenols & Ethers

# 茴香
## Fennel

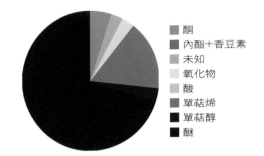

| | |
|---|---|
| ■ | 酮 |
| ■ | 內酯＋香豆素 |
| ■ | 未知 |
| ■ | 氧化物 |
| ■ | 酸 |
| ■ | 單萜烯 |
| ■ | 單萜醇 |
| ■ | 醚 |

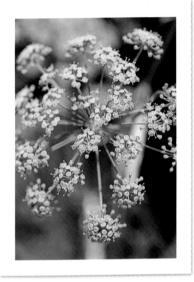

## 主要的3大化學成分 Major 3 active constituents

| | |
|---|---|
| *trans-anethole* | *<80%* |
| *Limonene* | *<6%* |
| *Methyl chavicol* | *<5%* |
| *Fenchone* | *<11%* |

### Fennel, "grow thin"
### 瘦身芳草

| | |
|---|---|
| 拉丁學名 | Foeniculum vulgaris var. dulce |
| 萃取部位 | 種籽 |
| 香　　調 | 高音～中音；甜甜的溫暖香料味，帶點八角茴香的滋味 |
| 香氣濃度 | 6 |
| 精油顏色 | 水色或淺黃色 |
| 速配香氣 | 香料類精油，羅勒、杜松子、迷迭香、葡萄柚 |
| 藥學特質 | 止痛、抗痙攣、通經、消毒殺菌、利消化、排毒、利尿 |
| 脈輪相合 | 生殖輪 |

練習區 *Homework*　請描述你/妳閉眼嗅聞此精油香氣10秒後，察覺的香調心得。

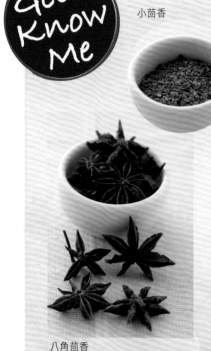

小茴香

八角茴香

● 茴香的屬名：Foeniculum，源自羅馬人的命名，意思是 "Hay-like"，因為茴香的香氣有如甜的乾草。

● 茴香是繖形科的植物，與洋茴香（Aniseed）、八角茴香Star anise、藏茴香（Caraway）一樣，有明顯的洋茴香味。

● 茴香約高2公尺，有如鹿茸角狀的葉子，仲夏開金黃色的花，全株均有香味。遍布歐洲、北美、印度、日本。

● 古時的埃及、希臘、羅馬、印度，重視茴香的烹飪及醫療價值。希臘人認為茴香有利尿、瘦身的效果，也有強健體魄及長壽的功能，因此此奧林匹克的運動員在受訓期，會食用茴香茶或茴香的料理。

● 羅馬人在餐後享受茴香糕點，可幫助消化，對腸胃脹氣、腹瀉也有舒緩療效。

## 傳統使用

● 茴香有分甜茴香（Foeniculum vulgare var. dulce）及苦茴香（Foeniculum vulgare var. amara）二種，又以甜茴香較好，毒性較低，含茴香酮較少。甜茴香最常被用在泌尿生殖系統的疏通及活化，處理水腫及泌尿道感染；改善消化系統的機能，處理脹氣、腹絞痛、反胃、便秘（促進腸蠕動）；服用茴香茶，可以降低食慾。

● 甜茴香茶及精油是傳統的瘦身處方，疏通腎經、脾經，用在尿失禁或尿路阻塞、水腫、肥胖或橘皮組織，搭配泡澡或進入遠紅外線能量屋前塗抹在身上，可幫助利尿、排汗、代謝尿酸、排出毒素。

● 甜茴香會刺激腎上腺分泌雌激素，對更年期困擾有很大幫助，甜茴香的似雌激素成分，可運用在改善月經不順、閉經、痙攣及經期前症狀，如水腫。

● 鎮靜、利尿、滋補的特質，作用在肝、心、脾、肺、腎的五大經絡上，讓甜茴香廣泛地運用在各種生理機能失調，如視力及耳力減退的症狀。

● 印度餐廳常見茴香種子置於櫃台上，提供客人餐後咀嚼，可幫助消化及清新口腔。

● 漱口水或牙膏添加茴香精油，能舒緩牙齦發炎。

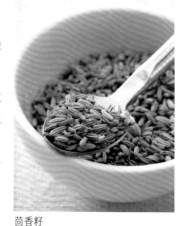

茴香籽

酯 Esters

苯基酯 Phenyl esters

單萜醛 Aldehydes

酮 Ketones

倍半萜醇 Sesquiterpenols

倍半萜烯 Sesquiterpenes

內酯+香豆素 Lactones & Coumarins

氧化物 Oxides

單萜烯 Monoterpenes

單萜醇 Monoterpenols

酚+醚 Phenols & Ethers

**症狀及緩解**

● **漱口水：**1滴茴香 + 10滴調合劑 + 50ml礦泉水，餐後使用。

● **減肥利尿：**攝取過多的卡路里，運動不足，代謝機能減緩時用的處方，10滴葡萄柚 + 8滴茴香 + 6滴杜松子，取15滴調入15ml的植物油作為按摩用，全身按摩，每10天1次，平日自己塗抹，搭配按摩手套或瘦身的器具效果更佳；9滴的複方精油，入盆浴使用，每週泡澡3～5次。

**注意**
· 可能促使皮膚過敏，小心使用。
· 孕期、哺乳期、幼童、癲癇患者避免使用。
· 與雌激素有關的癌症避免使用。
· 避免內服。

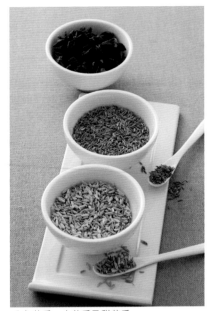

八角茴香、小茴香及甜茴香

**練習區 Homework** 寫下你/妳使用此精油7天後的身心感受。

**練習區 Homework** 找出令你/妳心生歡喜的香氣處方。

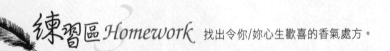

甜茴香 _____ 滴 ✚ _____ ✚ _____

用處：

用法：

效果：

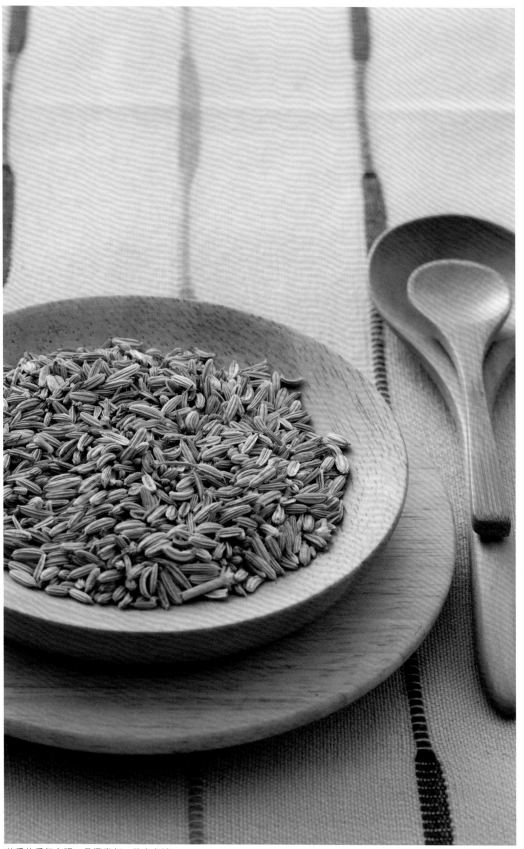

酯
Esters

苯基酯
Phenyl esters

單萜醛
Aldehydes

酮
Ketones

倍半萜醇
Sesquiterpenols

倍半萜烯
Sesquiterpenes

內酯+香豆素
Lactones &
Coumarins

氧化物
Oxides

單萜烯
Monoterpenes

單萜醇
Monoterpenols

酚+醚
Phenols & Ethers

茴香的香氣主張：承攬責任，使命必達

# 肉豆蔻
## Nutmeg

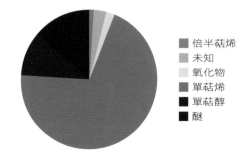

| | |
|---|---|
| ■ | 倍半萜烯 |
| ■ | 未知 |
| ■ | 氧化物 |
| ■ | 單萜烯 |
| ■ | 單萜醇 |
| ■ | 醚 |

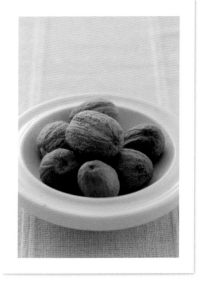

## 主要的3大化學成分 Major 3 active constituents

| | |
|---|---|
| *alpha-pinene* | **<25%** |
| *sabinene* | **<18%** |
| *limonene* | **<3%** |

### Nutmeg, "General tonic for fatigue"
### 舒緩身心疲憊

| | |
|---|---|
| 拉丁學名 | Myristica fragrans |
| 萃取部位 | 乾燥後的種籽 |
| 香　　調 | 高音，甜甜的溫暖強烈香料味，帶點麝香氣息 |
| 香氣濃度 | 7 |
| 精油顏色 | 水色或淺黃色 |
| 速配香氣 | 月桂、肉桂、香蜂草、橘子、香水樹及香料類精油 |
| 藥學特質 | 止痛、抗痙攣、通經、消毒殺菌、利消化、抑制<br>前列腺素 |
| 脈輪相合 | 生殖輪 |

練習區 *Homework*　請描述你/妳閉眼嗅聞此精油香氣10秒後，察覺的香調心得。

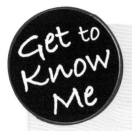

- 肉豆蔻為熱帶地區的常綠喬木，主要產區在印尼，也是具經濟價值的辛香料之一。

- 傳統用於防治風溼關節炎，還能抑制前列腺素的合成、消毒殺菌、抗寄生蟲及鎮定等功能，對於脂肪及澱粉消化力差的問題，痙攣性的大腸或大小腸的感染發炎、寄生蟲（＋＋）都具有防治效果。

- 止痛力佳（＋＋＋），溫暖、活絡的功能，用於急性或慢性的風溼症、扭傷及僵硬的肩頸酸痛。

- 對於婦女有滋補子宮、滋補神經，適用於助產、安眠及一般性的疲倦。

## 傳統使用

- 肉豆蔻對於提振身心能量（疲倦）、消化失調、肌肉關節失調幫助很大。

- 有著清新風味的肉豆蔻，不適用於肌膚保養，易使皮膚敏感。

- 香氣迷人，作用在海底輪，重新點燃你對生命的熱情與活力，適用於長期壓力、工作量大，偶有疾病穿插的職業婦女。

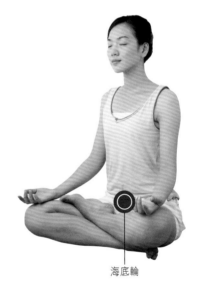

海底輪

## 症狀及緩解

- **戰鬥後的疲倦：** 人生是一場馬拉松賽。在中場時，會有疲倦及「我累了」那種想放棄的感覺，或是提不起勁，無法再往前走了。這情形讓我想起〈大長今〉的其中一段劇情。長今被自己的工作伙伴遺棄在瘟疫大流行的城市中，當地的居民及受瘟疫感染的病人被留下、隔離，不可擅自出城，當下，長今灰心喪志，掉下眼淚，她看不到前方的道路，不知以前的努力、認真學習是為了什麼？今年1月，我也曾有這種感受，提不起勁；理智告訴我，應該要開始準備大學教學的教材，但是當下一點心力及想法都沒有。後來抽了一張精油洞悉卡，是「肉豆蔻」。便開始以肉豆蔻作香氣冥想及以5%的劑量按摩在下腹，結果當夜睡覺到2點時，就起床把許多的創意教學計劃寫下。

  次日，則開始準備2月份即將開學的教材，我個人只能說效果「太神奇了」。由於心有所感，連續7日使用，讓我樂於面對明天，嘗試新事物。體驗真正的活著的快感而不是只有軀體存在。

酯 Esters
苯基酯 Phenyl esters
單萜醛 Aldehydes
酮 Ketones
倍半萜醇 Sesquiterpenols
倍半萜烯 Sesquiterpenes
內酯+香豆素 Lactones & Coumarins
氧化物 Oxides
單萜烯 Monoterpenes
單萜醇 Monoterpenols
酚+醚 Phenols & Ethers

## 香氣冥想的步驟：

● 將含有精油的水晶溢香瓶舉至鼻子處，深呼吸4次。吸氣時，腹部漲大，吐氣時，腹部逐漸內縮，以「448」的規則進行，也就是吸氣4秒鐘，停止呼吸4秒鐘，吐氣8秒鐘。

● 閉上眼睛，轉入內在，想像你的意識與香氣碰觸，合而為一。讓自己與各感官的知覺分離，只剩嗅覺與你同在。

● 讓深入內在的香氣精髓，為你召來美好的事物與印象。

· 孕期避免內服使用。
· 避免護膚。
· 過度使用會刺激運動神經，導致抽搐、麻痺或過度刺激心臟。
· 含迷幻劑─肉豆蔻酸，大劑量使用有毒，會使人呆滯，反應遲鈍。

練習區 *Homework* 2　寫下你/妳使用此精油7天後的身心感受。

練習區 *Homework* 3　找出令你/妳心生歡喜的香氣處方。

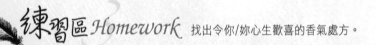

肉豆蔻　　　滴 ✚ ＿＿＿＿＿＿ ✚ ＿＿＿＿＿＿

用處：

用法：

效果：

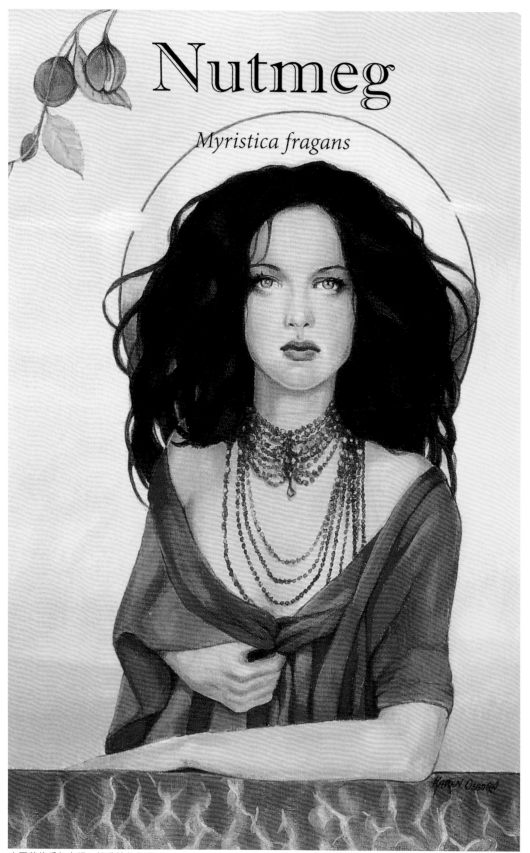

# Nutmeg

*Myristica fragans*

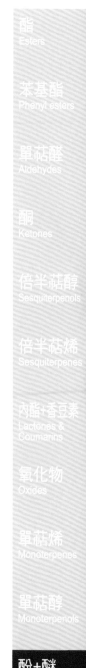

酯
Esters

苯基酯
Phenyl esters

單萜醛
Aldehydes

酮
Ketones

倍半萜醇
Sesquiterpenols

倍半萜烯
Sesquiterpenes

內酯+香豆素
Lactones &
Coumarins

氧化物
Oxides

單萜烯
Monoterpenes

單萜醇
Monoterpenols

酚+醚
Phenols & Ethers

肉豆蔻的香氣主張：提升情緒能量

# 龍艾
## Tarragon

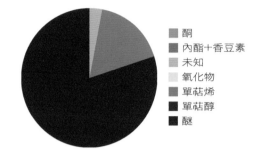

- 酮
- 內酯＋香豆素
- 未知
- 氧化物
- 單萜烯
- 單萜醇
- 醚

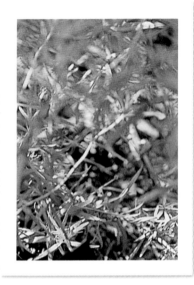

## 主要的3大化學成分 Major 3 active constituents

| | |
|---|---|
| *Methyl chavicol* | **<75%** |
| *beta-ocimenes* | **<14%** |
| *Limonene* | **<3%** |

### Tarragon, "Neuromuscular antispasmodic +++"
### 神經肌肉的抗痙攣

| | |
|---|---|
| 拉丁學名 | Artemesia dracunculus |
| 萃取部位 | 開花的部分 |
| 香　　調 | 高音；氣味芳香而迫人，灼熱感。有如辛香、甜甜的草藥味 |
| 香氣濃度 | 7 |
| 精油顏色 | 鵝黃色 |
| 速配香氣 | 酚及醚類精油 |
| 藥學特質 | 抗菌、抗感染、麻醉、抗痙攣、通經劑、抗腐敗、抗風溼 |
| 脈輪相合 | 生殖輪 |

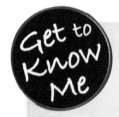

### Get to Know Me

- 醫療價值高，對腸胃疾病的舒緩有很大的幫助，低量外用安全，但內服危險高，恐有肝臟致癌危險。

- 法國的芳療醫生認為，龍艾與神聖羅勒皆因含有高量的methyl chavicol（甲基醚蔞葉酚），具有很好的醫療價值，適當使用而非濫用，方可幫助病人。

### 練習區 Homework
請描述你/妳閉眼嗅聞此精油香氣10秒後，察覺的香調心得。

酯
Esters

苯基酯
Phenyl esters

單萜醛
Aldehydes

酮
Ketones

倍半萜醇
Sesquiterpenols

倍半萜烯
Sesquiterpenes

內酯+香豆素
Lactones & Coumarins

氧化物
Oxides

單萜烯
Monoterpenes

單萜醇
Monoterpenols

酚+醚
Phenols & Ethers

## 傳統使用

● 香氣濃厚而提振持續力強，適用於焦慮（+++）、風溼性關節炎（+++）及過敏（+++）。

● 龍艾精油的高效能，表現在數個領域：神經肌肉的鎮痙攣（+++）、抗病毒（+++）、大腸的發炎（+++）及痙攣、月經痛（+++）。

● 健胃整腸，消脹氣、促發汗，抗肌肉痙攣，很適合下半身、消化系統按摩使用。

## 症狀及緩解

● **過敏性及緊張性氣喘：**氣喘發作的原因很多，例如冷空氣引發的過敏，壓力帶來的緊張、焦慮，甚至感冒也會引發氣喘。呼吸通道的肌肉痙攣，使得呼吸道變窄，以致呼吸困難。嚴重發作時，必須立即吸入抗痙攣的藥物。

若無醫生給的藥物，可立即在手掌心上滴入2滴薰衣草 ＋ 2滴甜馬鬱蘭 ＋ 1滴穗狀薰衣草 ＋ 1滴乳香，搓熱後，直接嗅吸。注意！不可滴入熱水杯中，吸入熱蒸汽，會使氣喘更嚴重。

作者之母親，亦有20幾年的氣喘病史，為了醫治氣喘，試過許多民俗療法，最後藉由游泳及飲用杏仁湯，才有明顯的改善。平時按摩胸、背作為保養，預防氣喘發作。近5年沒有再發作過。

大人的按摩處方以10%為劑量，小朋友則以5%為劑量。每次取1～2ml（或1/2茶匙）抹於胸、背，連續5日，早晚各1次。

當你有重大事件將發生時，例如結婚、主持會議、出差、旅遊，都應作好抹油準備，大人：龍艾或神聖羅勒2ml ＋ 橘子2ml ＋ 迷迭香CT桉油醇1ml調入50～100cc的基底油中。小朋友的精油用量則需減半。

*練習區 Homework* 寫下你/妳使用此精油7天後的身心感受。

*練習區 Homework* 找出令你/妳心生歡喜的香氣處方。

龍艾＿＿＿＿＿滴 ＋ ＿＿＿＿＿ ＋ ＿＿＿＿＿

用處：

用法：

效果：

# 科屬索引
## Index

| 木樨科 | | |
|---|---|---|
| 聖巴克茉莉 | Jasmine（Sambac） | 80 |
| 摩洛哥玫瑰 | Jasmine（Moroc） | 84 |

| 番荔枝科 | | |
|---|---|---|
| 香水樹／伊蘭 | Ylang Ylang | 164 |

| 牻牛兒科 | Geraniaceae | |
|---|---|---|
| 玫瑰天竺葵 | Rose Geranium | 260 |
| 波旁天竺葵 | Burbon Geranium | 261 |
| 中國天竺葵 | China Geranium | 261 |

| 禾木科 | Poaceae | |
|---|---|---|
| 檸檬草 | Lemongrass | 94 |
| 馬丁香／玫瑰草 | Palmarosa | 268 |
| 岩蘭草 | Vetiver | 148 |

| 薑科 | Zingiberaceae | |
|---|---|---|
| 豆蔻 | Cardomon | 184 |
| 薑 | Ginger | 156 |

| 繖形科 | Apiaceae | |
|---|---|---|
| 歐白芷根 | Angelica Root | 214 |
| 胡蘿蔔籽 | Carrot Seed | 134 |
| 茴香 | Fennel | 306 |
| 白松香 | Galbanum | 226 |
| 歐洲當歸／獨活草 | Lovage | 180 |

| 芸香科 | Rutaceae | |
|---|---|---|
| 佛手柑 | Bergamot | 52 |
| 葡萄柚 | Grapefruit | 228 |
| 檸檬 | Lemon | 236 |

| 萊姆 | Lime | 240 |
|---|---|---|
| 橘子 | Mandarin | 242 |
| 橙花 | Neroli | 266 |
| 苦橙 | Bitter Orange | 244 |
| 甜橙 | Sweet Orange | 244 |
| 回青橙／苦橙葉 | Petitgrain | 70 |

| 椴科 | Tilaceae | |
|---|---|---|
| 菩提花 | Linden Blossom | 138 |

| 杜鵑花科 | Ericaceae | |
|---|---|---|
| 冬綠樹 | Wintergreen | 88 |

| 敗醬草科 | Valerianaceae | |
|---|---|---|
| 穗甘松 | Spikenard | 160 |

| 安息香科 | | |
|---|---|---|
| 安息香 | Benzoin | 74 |

| 半月花科 | | |
|---|---|---|
| 岩玫瑰 | Cistus | 218 |

| 肉豆蔻科 | | |
|---|---|---|
| 肉豆蔻 | Nutmeg | 310 |

| 黑胡椒科 | | |
|---|---|---|
| 黑胡椒 | Black pepper | 248 |

| 檀香科 | | |
|---|---|---|
| 澳洲檀香 | Sandalwood（Australia） | 144 |
| 東印檀香 | Sandalwood（East India） | 140 |

國家圖書館出版品預行編目資料

精油大全 圖說與應用 新修版 / 卓芷聿作
──初版──台北縣
中和市：大樹林　2011[民100]
面　：　公分──（Natural life；2）
ISBN　978-957-0403-93-0 (平裝)
1.芳香療法　2.植物精油療法
418.995　　　　　　　99023970

系　列：Natural Life 02
書　名：精油大全 圖說與應用 新修版
作者：卓芷聿
出版者：大樹林出版社
地　　址：新北市中和區中正路872號6樓之2
電　話：(02) 2222-7270　傳真：(02) 2222-1270

發 行 人 / 彭文富
美術編輯 / 張慕怡
執行編輯 / 王義馨
情境攝影 / 詹健華
特別感謝：
植物攝影 / 許茂盛、卓芷聿
洞悉卡提供 / Jennifer Jefferies ND (www.jenniferjefferies.com)
模特兒 / 尤立貝拉工作室 Sherry（02-22032472）

■劃撥帳號：18746459　■戶名：大樹林出版社
■總經銷：知遠文化事業有限公司
■地　　址：台北縣深坑鄉北深路三段155巷23號5樓
電　話：(02)2664-8800・傳真：(02)2664-0490
法律顧問：盧錦芬　律師
本版印刷：2020 年 3 月
行政院新聞局局版台省業字第618號
本書如有缺頁、破損、裝訂錯誤，請寄回本公司更換

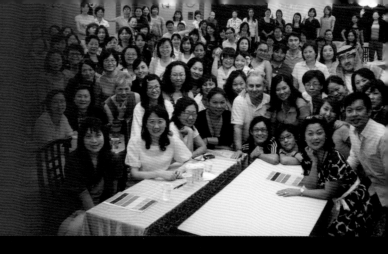

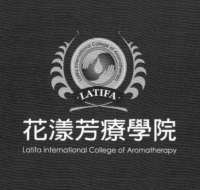

# 芳療產業大未來～
# 澳洲國際芳療師的養成之路

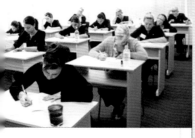

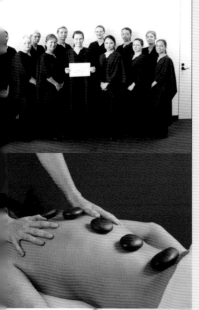

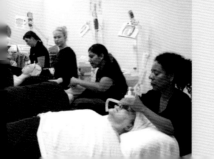

隨著現代人生活形態及飲食習慣改變，壓力症候群成為現今流行的文明病之一，許多人有失眠、肩頸酸痛、偏頭痛、便秘等壓力症狀，人們渴望能夠找到自然的紓壓放鬆方法，這就是芳療紓壓產業崛起盛行的原因，透過精油香氣的放鬆與按摩師熟練的按摩技巧，能讓人們在短時間內以最舒服的方式找到紓解壓力的有力出口。

近年來芳療師成為三高行業之一，芳香療法成為新興產業，國內興起許多芳療教育中心，其教育學制多以引進歐美民間協會系統為主，例如澳洲芳療師協會、美國芳療師協會等等，除了傳統美容沙龍及個人工作室積極學習芳療專業增加其服務的附加價值外，保健相關產業人員（例如護理人員、共同照護師及社工師.....等）也樂於學習芳療做為輔助治療的選擇。不僅在執業準備的需求提升，『治病靠醫生，保健靠自己』的觀念越來越普及。芳香療法遂發展為專業人士或一般民眾都適合學習的一門專業與生活藝術。花漾芳療學院為國內首創與澳洲政府認證的私立專科學校合作，推出在台即可入學就讀澳洲AAOWT的正式芳療證照及文憑課程，特別針對台灣同學多為在職進修的特性，分段授課。修業通過可隨時親至澳洲或在台灣於特定時間完成核心課程(Core subject)即可拿到Certificate IV的澳洲政府及國際認證的芳療學歷證書。

# 臺澳芳療師培訓 精英計畫
## Certificate I in Aromatherapy

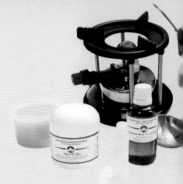

### ■ 培訓單位

1. Latifa International School of Aromatherapy
   花漾國際芳療學院

2. Australasian Academy of Wellness Therapies
   (AAOWT) 澳亞健康治療學院

### ■ 課程特色

1. 培養學員熟悉芳療的精神及芳香文化的發展，並能一對一及一對多的自信溝通，介紹芳療科學之保健養生優點。

2. 透過各種調劑製備，正確計量及不同濃度的精油身心處方，運用在皮膚、呼吸、神經、免疫及淋巴系統，幫助自己及個案增進健康、維護安適幸福。

3. 三個月的芳療學習，足以讓畢業學員有能力進入芳療專業市場或相關領域工作。

4. 學員在輕鬆的學習、訓練過程，掌握芳療學的整體療癒觀，並能與其它保健醫療專業合作，提供專業又良善的芳療服務，充份發揮芳療之輔助治療及美容養生之特長。

### ■ 課程辦法

上課時數共60小時(採隔週上課，含校外教學、口試及筆試)，另有 Home Study120小時，Case Study14件。(依授課老師及學校規定)。

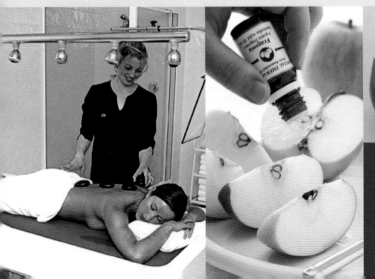

### ■ 特別說明：

亦接受12-16人 小班教學、專班開課，包班價格另優惠，請洽詢花漾芳療學院。

花漾芳療學院網址（http://www.latifa.com.tw）

諮詢專線：（03）284-1700

聯絡Email：latifa.mail@msa.hinet.net